LAW

公共衛生

法規與倫理

Public Health Law and Ethics

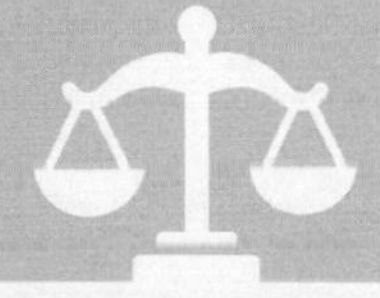

吳秀玲 許君強 著

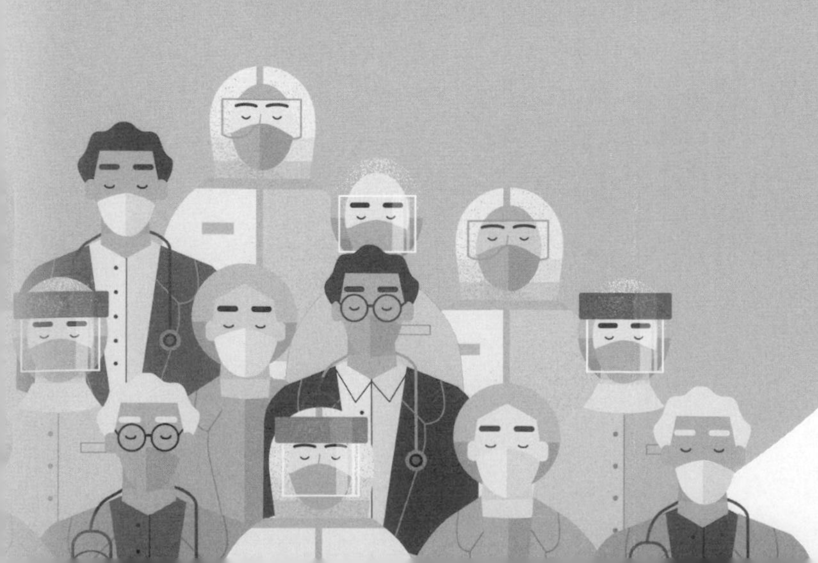

三民書局

吳序

健康係「基本人權」，人人有權享有最高的健康水準，以利實現有尊嚴的生活。聯合國指出，享受最高健康標準，是每一個人的基本權利，不應有歧視或不公平的待遇；確保健康權之實現為國家責任。2018 年 3 月底，我國 65 歲以上人口比例已達 14.1%，邁入「高齡社會」，而 2021 年 4 月的生育率，臺灣以 1.07 人排名世界之末，少子化已成國安問題。**高齡化的社會，如何使民眾「活得健康、老得慢、病得輕、走得快」，是重要議題**。1997 年 7 月印尼雅加達 (Jakarta) 宣言強調，**健康促進是一項重要投資**，可提升民眾健康，亦可縮減健康之落差。

公共衛生的發展歷史，可視為是人類社會追求健康與福祉的發展史。公共衛生集合教育、經濟、社會與環境等面向之社會力量，確保民眾的健康權益，著重於流行病預防和管控、病人安全、食品安全、藥物安全等；國際層面上，應包含：健康權及全球衛生正義，以及公衛議題之國際合作和全球規範。**公共衛生法律之制定，規範公共衛生部門的相關任務、功能及運作，與人民之權益息息相關**；政府應制定健康的公共政策，展現靈活與彈性，消弭健康的不平等，更應建立公民參與行政決策機制，以符合時代趨勢。

醫療資源之分配，本質為政治經濟學問題，全民健保的資源，受到總額預算及其分配、部分負擔等制度影響，易忽視弱勢族群之需要，故須兼顧效率與公平正義。現代醫學為鞏固其利益與權力，侵入許多非醫療的生活領域，造成「社會的醫療化現象」(medicalization of society)，越來越多的生活經驗，被重新界定為需要醫學干預的健康議題；凸顯了醫師界定疾病的權力，以及對於醫療照顧的壟斷力。故應建立醫療科技評估 (HTA) 機制，**改善不當耗用醫療資源問題；在有限的健保總額下，搭配健康照顧政策引導資源有效利用，將資源用於投資健康，降低醫療使用**。

2020 年 1 月起截至 2021 年 9 月中，全球面臨「新型冠狀病毒」引發大

規模傳染性肺炎 (COVID-19) 之威脅，確診人數超過 2 億人，民眾健康承受極端的風險；**有限的疫苗如何分配、接種，使「效益最大化，危害最小化」、「促進公平正義、透明度」，值得深思**。我國為推廣三段五級之公共衛生策略，2020 年 6 月 3 日制定公布「公共衛生師法」，成為亞洲第一個完成公共衛生師立法的國家。公共衛生師定位為非醫事人員，其服務對象以社區、場域之群體為主；協助政府、社會做好公共衛生準備及群體健康管理的角色，業務包含：社區場域的環境健康風險方案、疫調防治、民眾健康調查、食品安全風險調查等規劃，並有接受政府指定辦理突發緊急或重大公共衛生事件義務。**公共衛生師未來與專業醫事人員共同守護國人健康，且在健康照護機構亦有其得扮演之角色與功能，故對於公共衛生領域之相關法律，必須有所瞭解及掌握**。

本書介紹最新公共衛生法規與倫理，共分六篇，第一篇總論：簡介國外與國內公共衛生法規之建置、健康基本人權、健康促進定義及核心策略；衛生法規之基本原理原則、衛生行政機關、衛生法規類別。**第二篇至第六篇各論計二十章，共介紹二十六種公共衛生法規，範圍深且廣，適合多元科系的師生使用**：第二篇醫事人員與公共衛生師相關法規；第三篇醫藥業務相關法規；第四篇公共衛生相關法規；第五篇自主權益保障相關法規；第六篇健保長照相關法規。各章除簡介不同法規重點內容、罰則，**一併探討各法之倫理議題或法規之缺失探討，或論述相關法律；且就各論相關之大法官解釋，併予介紹。另，為加深學習印象，各章章末「想一想」，附有國考相關考題**，或就法規概念、意涵或要件等提出問題，提供學生、讀者思考與練習。

筆者前於地方及中央衛生機關服務多年，碩士、博士論文鑽研醫師工作權、日本長期照護保險制度，並有《醫事護理法規概論（2020 年 9 月，第 14 版，三民）》、《醫護健保與長照法規（2019 年 6 月，三民）》，《日本介護保險制度與生存權保障（2017 年 7 月，翰蘆）》等專書，發表多篇醫療、健保、長照議題相關論文刊載於大學法學期刊，並陸續於多所大學兼任助理教授、副教授，講授醫護健保法規、藥事法規、公共衛生法規等。**學術路上，感恩**

師長與先進的教導和提攜！本書得以付梓，感謝第二作者前臺北市政府衛生局許副局長君強之提議（筆者與許副局長曾多次分別代表為高雄、臺北市政府前往行政院參加全民健康保險法草案等法規審查會議)、研商架構、分工，以及定期來電關切進度 ， 使筆者自 2020 年 11 月至 2021 年 7 月在極度忙碌中，終於如期完稿。考量篇幅，嗣經大幅度精簡，並於 2021 年 9 月校對時，更新各國疫情最新統計數據。**由衷感謝三民書局長期以來對筆者更版的鞭策，以及支持與協助本書的出版！本書如有疏漏不周之處，懇請師長及讀者不吝賜正！**

吳秀玲　謹誌

於國立科學工藝博物館廣場（四龍渾天儀）

2021 年 9 月

許序

由於傳染病的流行、醫療生物科技的急速發展、全民健保制度的影響、消費主義的興起，在在影響公共衛生的倫理觀點。21 世紀初，基因倫理學、輔助生殖倫理學、器官移植倫理學等代表著醫學新技術倫理學的建立。隨著全球人口老齡化以及疾病的變遷，人們對於健康的追求開始提升，公共衛生倫理學乃應運而生。

以國際新興傳染病流行為例，隨著都市化、全球化、交通便捷與全球氣候變遷等影響，近幾年世界各國新興傳染病層出不窮，2003 年出現嚴重急性呼吸道症候群 (SARS) ；2012 年爆發中東冠狀病毒呼吸道症候群 (MERS-CoV)；2013 年中國大陸 H7N9 流感；2014 至 2016 年西非伊波拉病毒感染；2015 年南韓中東冠狀病毒呼吸道症候群 (MERS-CoV) 疫情；世界衛生組前後於 2016 年 2 月 1 日宣布茲卡病毒感染症疫情、2019 年 7 月 18 日宣布剛果民主共和國伊波拉病毒感染疫情 、2020 年 1 月 30 日宣布 COVID-19 疫情等為國際關注公共衛生緊急事件。上述新公共衛生威脅下，公共衛生的策略，從篩檢、疾病監測、檢疫、隔離、醫療資源分配、疫苗的優先分配順序等，如何從權衡公益、基本權之限制觀點來看國家公權力的合法性與正當性，以回應多元社會的民主法治與人權的要求，逐漸成為公共衛生倫理逐漸成為探討的焦點。

為了使倫理守則真正可用性，必須由公共衛生機構廣為傳播與採用，並增加國家與地方機構採用與運用的可能性。一旦政府機構或專業組織採用該守則，就需要將這些倫理原則納入其政策與程序中，並對其員工進行培訓，以確保原則得以實施。2002 年美國公共衛生學會正式採用「公共衛生倫理實踐準則」。許多專業機構如疾病管制署、全國市與郡衛生人員協會、國家與地區衛生人員協會、公共衛生學院協會等接受了公共衛生倫理實踐準則的內容。由於公共衛生法規與倫理的實踐，有賴公共衛生與醫療組織的整合與運作。

而公共衛生法規與倫理的探討須兼顧政府、各類專業人員、病人與社會大眾等層面，充分考量公共衛生所追求的價值、公益與負擔的平衡、組織倫理、專業倫理等，積極進行倫理和法律價值的取捨與平衡。

本書的總論與各論的章節中，對於公共衛生實務上可能面臨的倫理議題進行探討，大致上有防疫措施與人權保護、新冠肺炎疫苗倫理探討、優生保健倫理、醫療資源分配與利益衝突、研究倫理、輔助生殖技術與倫理、人體器官移植與倫理、尊重病人自主權利、精神衛生倫理、長期照顧倫理、臨終生命尊嚴等。

吳秀玲女士具法律專業素養，從地方到中央政府擔任公職，從事法制工作數十年，並兼任國立臺灣師範大學健康促進與衛生教育學系副教授，勤於服務、教學與研究工作。2020 年「公共衛生師法」立法通過，是我國公共衛生發展史的重要里程碑，值此關鍵時刻，我們商議合作撰寫「公共衛生法規與倫理」乙書，經過這一年的筆耕，欣見新書得以在 2021 年下半年出版，謹提供醫護公共衛生人員參考，以及作為公共衛生師考試參考用書。尚請各位先進、讀者不吝指教。

許君強　謹誌

2021 年 9 月

公共衛生法規與倫理

目次

第二章　健康權與健康促進

第三章　衛生法規基本概念與體系

第二篇　醫事人員與公共衛生師相關法規

第四章　醫師法

第五章　護理人員法

第六章　公共衛生師法

第三篇　醫藥業務相關法規

第七章　醫療法

第八章　緊急醫療救護法

第十二章　人類免疫缺乏病毒傳染防治及感染者權益保障條例

第十三章　菸害防制法

第十四章　精神衛生法

第十五章　食品安全衛生管理法

第十六章 學校衛生法

第五篇 自主權益保障相關法規

第十七章 優生保健法

第十八章 人工生殖法

第十九章　人體器官移植條例

第二十章　病人自主權利法

第二十一章　安寧緩和醫療條例

第六篇　健保長照相關法規

第二十二章　全民健康保險法

第二十三章　長期照顧服務法

前言

全球高齡化早已成為國際關注的焦點，許多指標性的國家都面臨人口老化的危機；日本與我國人口老化程度，皆極為嚴重。我國截至 2018 年 3 月底，65 歲以上人口已達 331 萬人佔 14.1%，邁入「高齡社會」，2025 年更可能達 20%，邁入「超高齡社會」；2020 年死亡人數首次超過出生人數，並創下新生兒數量新低紀錄 。2021 年 4 月美國中情局發布預測全球 227 個國家（地區）的生育率，臺灣僅 1.07 人排名世界之末，少子化已成國安問題❶。高齡化的社會，國家對於民眾醫療及照護需求，必需妥為處理，而如何使民眾「活得健康、老得慢、病得輕、走得快」，更是重要議題。

每個人都希望生活在有保障的健康環境中，政府所有的政策應納入健康元素，行政機關亦應朝此目標而努力，合理分派醫療資源、促進民眾健康。為達此目的，公共衛生法規之新擬、制定、增修，必須以維護民眾的健康權為首要，行政機關應依法行政，謹守比例原則、禁止過當與恣意，保障民眾與醫事人員之醫療人權、保護食安、藥物安全；對於傳染病之防治措施，應周延、迅速有效，阻絕傳染病之傳染蔓延，維護國民生命與身體健康。尤其對於傳染病之「強制隔離」、精神衛生法規範之嚴重病人「強制住院」等，涉及人身自由之限制，可能帶來公權力恣意行使強制隔離權力，而侵犯人民的各種基本人權，因此，其規定是否合憲有加以檢視之必要。

另，菸害對於民眾所造成健康的嚴重危害，如何有效的防治，以及正視電子煙之禍害與納管；優生保健配偶同意權之爭議、胚胎保護週期是否過於寬鬆；人工生殖代理孕母之適法性；病人自主權允許院方片面不執行、護理

---

❶ 2021 年 4 月美國中情局發布預測全球 227 個國家（地區）的生育率，生育率最高的前 10 名皆為非洲國家；倒數 5 名都是亞洲國家（地區），排名依序為：香港 1.22 人、澳門 1.21 人、新加坡 1.15 人、南韓 1.09 人及臺灣 1.07 人，我國總生育率再次成為世界之末。〈台灣生育率全球倒數第一　專家揭脫不了二大原因〉，經濟日報，2021 年 4 月 28 日。

之家的住民在法之適用上的困境;醫師法未規範實習醫師的實習年限之缺失;醫療體系大型化和社會化，造成醫療浪費、品質的忽視與僵化，如何去醫療化、去除醫療不平等，皆應予以重視和改進。

本書分六篇，第二篇至第六篇計二十章，共介紹二十六種公共衛生法規:

第一篇總論：簡介國外與國內公共衛生法規之建置、健康基本人權、健康促進定義及核心策略、醫療人權；公共衛生政策與倫理議題；衛生法規之基本原理原則、依法行政原則、比例原則、平等原則；衛生行政機關、衛生法規類別及統合醫事法。

第二篇醫事人員與公共衛生師相關法規：本篇介紹主要醫事人員相關之醫師法、護理人員法，以及 2020 年 6 月制定公布定位為非醫事人員之公共衛生師法，計三章共三種法律。

第三篇醫藥業務相關法規：本篇介紹的醫藥業務法規包括：醫療法、緊急醫療救護法、藥事法（相關法律：藥害救濟法）、罕見疾病防治及藥物法，計四章共五種法律。

第四篇公共衛生相關法規：本篇介紹傳染病防治法（相關法律：嚴重特殊傳染性肺炎防治及紓困振興特別條例）、人類免疫缺乏病毒傳染防治及感染者權益保障條例、菸害防制法、精神衛生法、食品安全衛生管理法（相關法律：健康食品管理法）、學校衛生法（相關法律：口腔健康法），計六章共九種法律。

第五篇自主權益保障相關法規：本篇介紹與民眾自主權益保障相關之優生保健法、人工生殖法、人體器官移植條例、病人自主權利法、安寧緩和醫療條例（相關法律：癌症防治法），計五章共六種法律。

第六篇健保長照相關法規：本篇介紹全民健康保險法、長期照顧服務法（相關法律：長期照顧服務機構法人條例），計二章共三種法律。

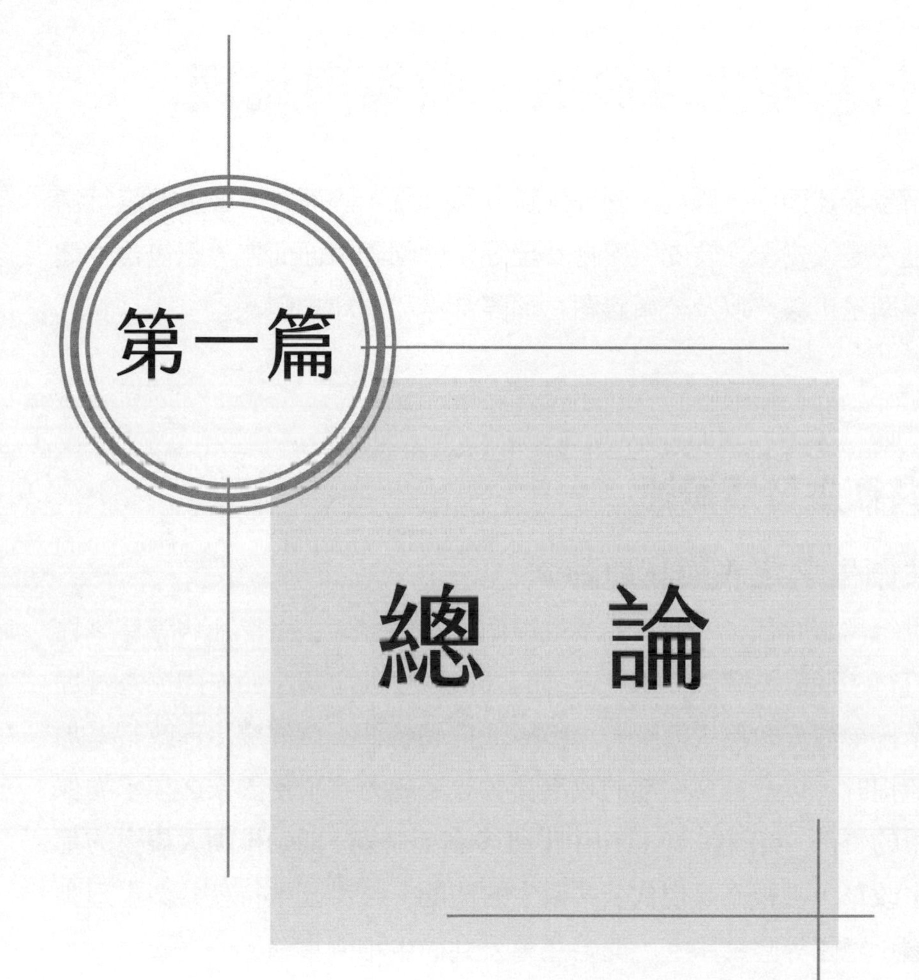

第一篇

總　論

第一章

公共衛生之發展、政策與倫理

公共衛生涉及面向，國內、國外議題分殊，就一國而言，著重於流行病預防和管控、病人安全、食安、藥物安全等；就國際層面而言，應包含：健康權及全球衛生正義，以及公衛議題之國際合作和全球規範。

壹、公共衛生發展概述

一、公共衛生之定義與議題勃興

中古世紀黑暗時代，一般人並不重視個人及環境衛生；黑死病等傳染性疾病的大流行，使歐洲驟減2千5百萬的人口，令人心驚！西方國家為管理社會秩序、拓展海外政治經濟勢力，積極地推動各種人口健康治理政策；加以人權意識提升，以及社會內部的政治社會改革壓力，迫使國家必須承擔保護民眾健康的責任。**英國在19世紀中葉維多利亞時期，開始推動大規模的都市環境衛生改革，被視為是現代公共衛生的濫觴**。繼英國推行公共衛生運動之後，美國、德國等陸續跟進，開始注重公共衛生相關事務。

㈠公共衛生定義

1920年，Winslow, Charles-Edward Amory將公共衛生定義為：「預防疾病、延長壽命以及促進身體健康與效能的科學和藝術，透過有組織的社會力量，從事環境衛生、社區傳染病防治、個人衛生教育、組織醫療與護理服務，以對於疾病的早期診斷與治療並發展社會機制，以確保個人的健康與生活品質。」❷時隔近70年後，1988年醫學研究所(Institute of Medicine)發布《公

共衛生的未來》報告，亦將公共衛生定義為：「一種有組織的社區力量，通過運用科學與技術知識以預防疾病與促進健康。」❸

根據 2011 年世界衛生組織的定義：「公共衛生係指所有的有組織的措施（無論公共措施或私人措施），以預防疾病、促進健康，並延長整個人群的壽命。活動目的在於，為人們提供健康的條件並關注整個人群，而不是個別患者或疾病。因此，公共衛生關注於整個系統，非僅根除特定疾病而已。」❹

美國公共衛生協會 (American Public Health Association) 則將公共衛生定義為：「公共衛生是一種預防疾病，促進從小社區到整個國家的人群健康的實踐。」❺加強公共衛生能力和服務的目的，主要為人們提供維護健康、改善其健康或預防其健康惡化。這些服務包括：疫苗接種、行為諮詢或健康指導等❻。

㈡公共衛生議題的興盛

自人類文明存在以來，公共衛生議題有三次的勃興。第一次在 18～19 世紀，源於鼠疫、天花和霍亂三大傳統流行病的大流行，造成人類公共衛生歷史上的首次全球公共衛生治理機制集體大進步。第二次的勃興，則是各自為政的發展，形成對全球公共衛生推動的共同合力，各國政府已經看到國際公共衛生合作的重要性，並成立相關國際組織和推出一定數量的國際機制。基此，第三次的勃興，乃以各國的合作為主題，以追求風險控制為任務，致力

---

❷ Winslow, Charles-Edward Amory (1920). *The Untilled Fields of Public Health*. New York, NY: Health Service, New York County Chapter of the American Red Cross.

❸ Institute of Medicine (1988). *The Future of Public Health*. Washington, DC: National Academies Press.

❹ World Health Organization (2011). Glossary of globalization, trade and health terms. http://www.who.-int/trade/glossary/en/.

❺ Capital Area Public Health Network (2021). What is Public Health? http://www.capitalareaphn.org/-about/what-is-public-health.

❻ Regional Office for Europe, World Health Organization. Public health services. https://www.euro.-who.int/en/health-topics/Health-systems/public-health-services/public-health-services.

於全球公共衛生安全為使命[7]。

二、國外公共衛生發展

㈠英　國

1. 1601 年濟貧法

公共衛生的發展歷史，可視為是人類社會追求健康與福祉的發展史；對於公共衛生的發展，可從衛生立法中窺其端倪。由於貧窮、飢餓、疾病以及貧民的居住區問題遂趨嚴重，因此，1601 年英國女皇伊莉沙白一世頒布「濟貧法案」(Poverty Relief Act)，規定個別教區有義務向民眾提供包括醫療在內的救濟。

2. 1848 年公共衛生法

18 世紀歐洲社會進入快速工業化時期，由於都市人口暴增，英國環境衛生日益惡化，加上貧窮與戰亂，群聚性的傳染病霍亂、傷寒等快速蔓延。為有效處理霍亂疫情，英國政府官員埃德溫．查德威克 (Edwin Chadwick) 奉派至貧民窟進行調查，在 1842 年出版《勞動人口衛生狀況報告》(*Report on the Sanitary Condition of the Laboring Population*)，報告書指出，髒穢的環境包括：污水、瘴氣、排泄物、垃圾等，乃造成疾病蔓延的主因，建議應建立下水道來排除污水、建立上水道確保飲水衛生、建立廢棄物處理機制等。

1831～1865 年間，英國發生四次霍亂大流行，每次皆有成千上萬的市民死亡，引起社會極度恐慌。1848 年通過「公共衛生法」(The Public Health Act)，成為世界**第一部以公共衛生命名，明定由國家強制力介入公共衛生領域的法律**。「公共衛生法」以查德威克的報告書為本，透過中央政府強力推動：在中央設立「國家衛生委員會」；在死亡率超過千分之 23 的地方，強制設立「衛生委員會」，以推動衛生改革 (sanitary reform)。「公共衛生法」促成

[7] 曾瑞聲、林雄輝，〈論全球公共衛生治理機制的演變〉，《治未指錄：健康政策與法律論叢》，中華民國健康政策與法律學會，第 2 期，2014 年 1 月，第 9–19 頁。

19 世紀中後期歐美國家大規模的都市衛生改革，因此，**查德威克也被視為是現代公共衛生之父**[8]。

3. 貝弗里奇報告書

1942 年 11 月英國著名經濟學家威廉·貝弗里奇提出「社會保險及其相關服務」報告 (Social Insurance and Allied Services)，乃順應社會改革發展的結果（Hills, John and Howard, 1994；林萬億，1994）。**《貝弗里奇報告書》(*Beveridge Report*) 強調全面社會安全改革的必要性**，在倡導之後，社會保險有了新風貌[9]。此報告在第二次世界大戰期間工黨和保守黨達成「貴族義務」和「共識政治」背景下應運而生，**設計一整套「從搖籃到墳墓」的公民社會福利制度，為全英國所有公民提供醫療、就業、養老和其他福利保障**。報告所提出的建議遵循指導性原則略以：社會面臨「貧困、疾病、無知、骯髒和懶惰」5 個重大問題[10]；社會保險僅是「促進社會進步的綜合政策體系」中的一部分。社會保障政策「必須透過國家和個人的合作來實現」，由國家負責確保服務的供給和運行。為避免妨礙個人尋找機會、承擔責任，國家應僅提供最低限度的生活保障。

4. 1946 年國家衛生服務法

英國工黨採納「貝弗里奇」的提案，在 1945 年勝選後實施許多社會政策，使英國成為福利國家。此些社會政策法案包括：1945 年「家庭補助法」(Family Subsidy Act)、1946 年「國民保險法」(National Insurance Act) 及「國家衛生服務法」(National Health Service Act)、1947 年「養老金（增加）法」(Pension (Increase) Act)、1948 年「國家保險（工傷）法」(The National

---

[8] 鄭雅文，〈公共衛生的興起〉，http://www.ihp.sinica.edu.tw/~medicine/medical/read/read_11.htm（2021 年 3 月 13 日瀏覽）。

[9] 楊靜利，〈社會保險的意義與社會福利體系〉，《臺灣社會福利學刊電子期刊》，中正大學社會福利研究所，2000 年 9 月 15 日，第 1 期，第 164 頁。

[10] Pete Alcok 著、李易駿譯，〈社會政策的主題〉，《解讀社會政策》，國立編譯館主譯，2006 年 12 月，第 8 頁。

Insurance (Work Injury) Act)、1949 年「房東與租客（租金管制）法」(Landlord and Tenant (Rent Control) Act) 及「國家保險法」(The National Insurance Act) 等。其中，**「國家衛生服務法」(National Health Services, NHS) 規定，凡英國居民均享受免費醫療服務**，其衛生服務經費全部或大部分從國家稅收中支出⓫。

此後的英國公共衛生系統，可謂發展健全，然而在「新型冠狀病毒」引發的肺炎 (COVID-19) 致全世界大流行之及時應對上，卻顯現英國政府的決策者和官方衛生顧問最初提出的是「群體免疫」防疫戰略失靈。2020 年當全球疫情險峻，各國紛紛採取邊境閉鎖、封城等防堵因應措施，英國幾乎是西歐最後一個宣布封城的國家；疫情已發生數月之後英國才想要建立檢測和追蹤系統，疫情檢測、監控與追蹤網絡七零八落，而且對老人院等弱勢群體聚居區保障措施匱乏等⓬。截至 2021 年 9 月 13 日止，疫情已導致英國確診病例達 722.6 萬人（13.4 萬人死亡）⓭。

㈡美　國

1. 1924 年移民法

1913 年至 1945 年，發生了兩次世界大戰，造成大量人員傷亡，也帶來甚多的公共衛生問題。1918 年第一次世界大戰剛結束，即發生流感的世界大流行，在美國流感致死率達 5%，導致國人平均壽命下降 10 年；流感傳播至西班牙，造成 8 百萬人死亡。第二次世界大戰，則造成 3 千 4 百萬平民及 1 千 7 百萬名士兵死亡，其死亡原因，大多由於戰爭致生活環境品質急遽下降，

⓫ 〈貝弗里奇報告〉，維基百科，https://zh.wikipedia.org/wiki/%E8%B4%9D%E5%BC%97%E9%87%8C%E5%A5%87%E6%8A%A5%E5%91%8A（2021 年 3 月 16 日瀏覽）。

⓬ 〈公衛系統健全的富裕國家　英國為何防疫失靈？〉，天下雜誌，2021 年 1 月 27 日，https://www.cw.com.tw/article/5107256（2021 年 3 月 16 日瀏覽）。

⓭ 〈各國疫情統計〉，2021 年 9 月 13 日，PRIDE 政策研究指標資料庫，https://pride.stpi.narl.org.tw/-index/graph-world/detail/4b1141ad70bfda5f0170e64424db3fa3（2021 年 9 月 13 日瀏覽）。

導致食物缺乏、不能獲得乾淨的飲水、沒有合格的醫療保障等。

流感大流行與國家的財政狀況極相關，涉及防控資源的獲得與否。歷經兩次世界大戰，全球的公共衛生面對強大挑戰，公共衛生成為各國戰後復甦優先處理的問題之一，因此，**各國相繼加強公共衛生處理，並頒布一系列的管理措施。1920 年代，美國各著名大學紛紛成立公共衛生學院，公共衛生學逐漸成為一門專門學科**⓮。1924 年美國新定「移民法」，管理和篩選移民，並展開新移民的公共衛生管理。

2. 1935 年社會安全法

美國憲法賦予的公共衛生相關權限，由立法、行政與司法機關三大體系分別從事公共衛生工作：立法機關制定衛生政策並分配必要的資源；行政機關執行衛生政策、發布衛生法規，並加強管理標準；司法機關解釋法律之爭議⓯。美國社會保障制度深受英國影響，獨立後仍大致沿用 1601 年英國「濟貧法」等制度應對社會需求；惟美國基於個人主義思維，對失能或死亡導致所得中斷的社會問題，主要由慈善事業與雇主責任承擔，以避免人民對政府政策過度依賴並促其自立。**1878 年頒布「全國檢疫法」(National Quarantine Law) 執行港口檢疫**，美國社會性的立法，多半是在聯邦政府與州政府合作的基礎上制定，如 **1921 年頒布的「產婦與嬰兒法」(Maternity and Infant Law)、1935 年通過「社會安全法」(Social Security Act)、1946 年總統杜魯門簽署頒布長達 81 頁的「全國學校午餐法」(National School Lunch Act)**、1965 年始實施退休者與貧窮者的醫療保險、1966 年頒布「兒童營養法」(Child Nutrition Law) 等聯邦法律，以確保民眾的健康。

1935 年通過的社會安全法，係因美國對社會保險的消極態度，在經濟大恐慌時深受考驗；當時眾多私人保險公司倒閉，使人民因所得中斷的經濟不安全更加惡化，為解決此等問題，國會爰通過本法案。換言之，社會安全的

⓮ 曾瑞聲、林雄輝，〈論全球公共衛生治理機制的演變〉，《治未指錄：健康政策與法律論叢》，中華民國健康政策與法律學會，第 2 期，2014 年 1 月，第 12–13 頁。

⓯ 許君強，《醫療衛生制度與法規》，巨流，2007 年 9 月，第 2 頁。

概念主要源自美國於1935年所制定的社會安全法，但美國的社會安全法除了社會保險之外，還包括其他針對低收入者之救助（社會救助）；社會安全係社會保險，而社會救助稱為「社會福利 (Social Welfare)」⑯。

3. 2014年患者保護與平價醫療法案

1915年，美國勞動團體想仿效德國首相俾斯麥 (Otto von Bismarck) 的社會安全體系，推動美國的全民健保；二次世界大戰後，美國總統杜魯門、詹森都曾想推動全民健保，阻礙因素包括種族隔離。為使更多人民獲得醫療保障，柯林頓總統以推行健康保險為其施政目標，但終未實現；歐巴馬總統上任後，繼續推動此一政策，並於2014年開始實施病患保護與可負擔的健保法，即「患者保護與平價醫療法案」(Patient Protection and Affordable Care Act, PPACA)，亦稱為「平價醫療法案」(Affordable Care Act, ACA)，俗稱Obamacare（歐巴馬健保或歐記健保），是美國第111屆國會制定的聯邦法規，使經濟弱勢者得負擔健保費用，獲得一定水準的醫療服務⑰。

㈢德　國

1. 1883年法定健康保險制度

德國1871年設置中央「衛生辦事處」等，相較於英國工程科技取向的衛生改革，歐陸國家的公衛發展，比較傾向於政治層面的社會制度改革。德國在俾斯麥首相的主導下，於1881年頒布「社會保險大憲章」(Sozialversicherung Magna Carta)，首創世界第一個全面性的疾病、殘廢、勞動災害的社會保險制度。1883年德國進行社會福利體質大改革，**1883年6月15日頒布「勞工疾病保險法」(Gesetzbetreffend die Krankenversicherung der Arbeiter)**，是自助互助組織傳統的彙總，**於1884年12月1日實施，建**

---

⑯ 雷文玫，〈全民健保合憲性之探討——從美國社會安全法制之合憲性基礎看我國大法官釋字第472號解釋〉，《政大法學評論》，政治大學法學院，2006年6月，第63期，第107–110頁。

⑰ 〈社會保險〉，維基百科，https://zh.wikipedia.org/wiki/%E7%A4%BE%E4%BC%9A%E4%BF%9D%E9%99%A9（2021年3月16日瀏覽）。

立世界上第一個醫療保險制度，並以藍領工人為對象實施的健康保險。原則上，以法定企業、薪資所得在一定範圍內之受僱者為對象；**依法分別納入區域、企業等七大類疾病保險基金會**[18]。

之後，德國在1884年制定勞災保險，以礦工為主要保障對象，樹立社會保險制度最早之雛形；並於1889年實施年金保險；保險制度不斷完善、涵蓋社會生活，成為德國社會不可或缺的重要部分。德國的社會安全制度在架構上，以社會保險、社會補償及福利服務與社會救助作為三大支柱[19]。

2.法定健康保險制度之重大改革

德國社會保險體系社會保障的核心，為社會保險；**社會保險是法律規定的義務性保險，包括醫療保險、養老保險、失業保險和事故保險四個項目，**但高昂的費用對於國家財政、企業和職工，都是很大的經濟負擔。因此，德國法定健康保險制度近20多年來，歷經多次重大改革，現行制度已不同於以往以保障受薪階級為主，採多元複數之社會自治組織形式、強調階級認同與社會互助等圖像，取而代之者，為**全民強制保險配合商業保險社會法化**、導入保險人間競爭機制、一般保費費率單一化搭配附加保費，由各保險人再自主決定等制度特徵。2003年之改革，再次擴大被保險人範圍，提高無投保義務之薪資上限，將更多的高薪受僱者納入強制投保對象範圍，以改善健保財務與風險結構。另有兩項突破性改革：其一、**明定政府應每年編列預算，給予法定健保一定額度之財務補助，變更健保財務完全由勞資雙方以保費分擔之規定**；其二、打破被保險人與雇主各依50%比例共同分擔保費之傳統，改由被保險人負擔略高於雇主之保費，分擔比例為1.09 : 1等[20]。

---

[18] 林志鴻，〈德國健康保險制度：社會保險制度鼻祖〉，《健康保險制度——日、德、法、荷的經驗與啟示》，劉紀琼主編，巨流，2006年3月，第87-88頁。

[19] 謝榮堂，〈社會法治國之理想與實踐〉，《法治社會國基礎問題與權利救濟》，元照，2008年11月，第3頁。

[20] 孫迺翊，〈揮別俾斯麥模式社會保險制度？從德國聯邦憲法法院幾則判決評析　德國近二十年健保制度改革方向〉，《歐美研究》，第46卷第3期，2016年9月，第373、385頁。

㈣日　本

1.救護法與新憲法

日本之社會安全制度，緣起於第二次世界大戰前之救貧法律及社會保險法，而在第二次世界大戰後正式的擴展。戰前 1929 年世界發生大恐慌，日本經濟進入破局狀態，企業紛紛倒閉，失業擴大，原來以「家」為基礎的互相原則，已不足以支應社會的貧困問題，故於 1929 年制定「救護法」，確認「補足性原則」、「最低限度原則」公部門的救濟義務原則[21]。依據 1946 年日本新憲法第 25 條第 1 項規定：「國民，皆有健康且文化的最低限度之權利生活。」同條第 2 項復規定：「**國家應就一切生活部門，努力提高及增進社會福祉、社會保障及公共衛生。**」此即社會安全立法政策之憲法基礎。根據 1950 年 10 月社會安全制度審議會之建議書，日本以社會保險為核心，發展其社會安全制度；在 1961 年實現「全民皆年金、皆保險」之目標[22]。

2.社會保障法體系

日本的社會保障法體系與公共衛生相關者：⑴醫療保險法類：國民健康保險法、健康保險法、船員保險法、國家公務員等共濟組合法、地方公務員等共濟組合法、私立學校教職員共濟組合法、老人保健法。**⑵公費負擔醫療法：**結核預防法、精神保健及精神障礙者福祉相關法律、對於感染症的預防及感染症的患者醫療相關法律、麻藥及精神藥取締法、兒童福祉法、母子保健法、身體障礙者福祉法。**⑶特定原因事故被害者救濟法：**公害被害者救濟法——公害健康被害的補償相關法律；預防接種事故被害者救濟法——預防接種法、結核預防法；醫藥品副作用被害者救濟法——獨立行政法人醫藥品醫療機器總合機構法等[23]。

---

[21] 周世珍，〈日本介護保障法制及其基本理念之發展〉，《明新學報》，明新科技大學，2007 年 7 月，第 33 卷，第 108 頁。

[22] 吳秀玲，《國家照顧義務與國家財政能力之均衡——以長期照護之法律體系為中心》，國立中山大學中國與亞太區域研究所博士論文，2011 年 7 月，第 284 頁。

[23] 吳秀玲，同上註，第 271 頁。

3.健康保險法

1922 年日本國會通過施行「健康保險法」，在防貧、社會保障知識未開年代，可謂驚人之舉，「除立法未經嚴格審議，亦未見民眾反對，係不足月的早產兒」。健康保險法保險對象，為適用「工廠法」、「礦業法」的製造業、礦業勞工，但年薪超過 1 千 2 百日圓者，不包括在內。1942 年起導入被保險人的部分負擔規定；1947 年將年薪 1 千 2 百日圓除外規定廢止[24]。

㈤ WHO 頒布國際公共衛生規章

1951 年 WHO 頒布「國際公共衛生規章 (International Sanitary Regulations, ISR)」，乃對於世界衛生組織所有會員國具有約束力的國際法律文書；以國際法形式規制傳染病散播的法規，幫助會員國預防與管理可能跨越國界並影響全世界人民的公共衛生風險，同時，儘量減少對國際旅行與貿易的干擾。之後於 1969 年修訂為「國際衛生條例 (International Health Regulation, IHR)」，作為國際間防止疾病擴播之策略準則[25]，國際衛生條例於 2005 年 5 月 23 日第 58 屆世界衛生大會修正通過，2007 年 6 月 15 日生效及實施。國際衛生條例（2005 年）確定世界衛生組織與會員國在辨識與應對公共衛生事件中的作用；並共享有關信息。**要求會員國報告所有可能構成國際關注的突發公共衛生事件，尤其是某些嚴重疾病**——天花、野生型小兒麻痺病毒引起的小兒麻痺症、新亞型引起的人流感，以及**嚴重的急性呼吸道綜合症 (SARS)**；加強流行預警及應變[26]。

---

[24] 李光廷，〈日本健康保險制度：台灣主要師法對象〉，《健康保險制度——日、德、法、荷的經驗與啟示》，劉紀琼主編，巨流，2006 年 3 月，第 7–9 頁。

[25] 曾瑞聲、林雄輝，〈論全球公共衛生治理機制的演變〉，《治未指錄：健康政策與法律論叢》，中華民國健康政策與法律學會，第 2 期，2014 年 1 月，第 15–16 頁。

[26] Lawrence O. Gostin 著、翟紅麗、張立新主譯，《全球衛生法》，元照，2017 年 11 月，第 202–212 頁。

三、臺灣公共衛生發展概述

(一)日治前的臺灣醫療

臺灣的醫療經歷原住民時期、滿清時期、日治時期，乃至二次戰後，隨著時代的交替、世代的變遷、工商業的發展，以及民眾生活型態的改變，醫療科技百年來不斷的突破與進展。早期臺灣因地處亞熱帶，氣候炎熱潮濕、易滋生細菌、蚊蠅肆虐，影響健康，不適人居，故被稱為「瘴癘之地」。且當時，醫療設施簡陋，衛生狀況惡劣，民眾無知，深信疾病係冒犯鬼神，因而就醫方式仰賴求神問卦、偏方等民俗療法。

1865 年英國醫療傳教士馬雅各 (James L. Maxwell M.D.) 來臺宣揚福音，將現代醫療帶入臺灣，揭開西洋醫學神秘面紗，開拓臺灣醫療邁向現代化之路。馬雅各來臺 30 年間，英國教會共派遣 21 位男性宣教士，其中 8 位醫師傳教士；馬雅各、馬偕、蘭大衛 3 人，分別以臺灣南、北、中部為據點設立教會與醫院，重視醫療服務甚於傳教，民眾由最初的強烈反抗、武力驅趕，逐漸轉為信任與愛戴，這一段由「西方傳教士開啟臺灣醫療現代化之門」時期，可稱為臺灣的醫療萌芽期㉗。

(二)日治時期醫療衛生狀況

1895 年日本統治臺灣，初期由於戰爭導致因疾病死亡者眾多，因此，日本當局致力於醫療衛生設施，建醫院及開辦醫學教育，注重傳染病防治及鴉片戒斷工作。第二次世界大戰日本戰敗，1945 年離開統治 50 年的臺灣，而臺灣的總人口從日治初期 270 餘萬人，到離臺前 1943 年 9 月的統計數據，已增為 6,709,645 人，成長速度驚人。日本對於臺灣的醫療發展及公共衛生的貢獻，功不可沒㉘。

㉗ 陳永興，《台灣醫療發展史》，月旦，1998 年 1 月，第 43–49 頁。

㉘ 陳永興，同上註，第 49 頁；馬雅各、馬偕、蘭大衛三人對於臺灣醫療發展之功績，參第 55–61 頁。

1.衛生警察

日治初期臺灣局勢動盪不安，總督府藉由「**衛生警察**」與「**公醫制度**」，**達成完整治理臺灣與防疫疾病的功效**。臺灣現代衛生制度與醫學的開端，主要是伴隨著殖民地的拓殖，最早是荷蘭傳教士以宣教的方式，講述耶穌治病的神蹟，參入近代醫學知識幫助民眾解除病癘。日本殖民臺灣，也開啟臺灣進一步現代化的發展，然而卻帶有強烈的殖民色彩㉙。在統治初期，為了有效統治並建立威權的形象，特別集中力量建立權威的警察體制。然真正建立現代完整的衛生制度與醫學體制， 應以後藤新平擔任總督府民政長官期間（1898～1906 年）推動政務為起點。

日本統治臺灣初期，後藤新平受邀擔任臺灣總督府衛生顧問，隨團至臺灣考察，不久提出〈台灣統治急救方案〉，明確指出必須建立 19 世紀警察制度，而在**衛生行政方面則需設置公醫，協助衛生警察的工作**。因而，1896 年 6 月總督府頒布府令第 8 號〈台灣公醫規則〉，規定公醫執業的各項內容，除了作為醫療者治癒各地區居民疾病外，還必須進行防疫、檢查、種痘等許多衛生事務，**將公醫形塑一種特殊的社會角色，並與衛生警察結合，成為一種獨具性格的衛生行政系統**。後藤新平曾言：「**公醫制度**」和「**衛生警察**」，**是臺灣公共衛生行政得以推動的車之兩輪，在治理臺灣與防疫工作均獲得相當大的成效**，給予兩者極大的評價㉚。

醫生與警察成為臺灣社會具權威的代表，前者，代表知識上的權威；後者，則是政治上的權威，迄今臺灣醫生的社會角色，仍有較高的社會地位。後藤新平的著作──《國家衛生原理》㉛，在日本衛生行政史上獲得相當高的評價，不僅作為日本衛生行政與社會政策的理論的先驅，更提供推行衛生行政的理論基礎。從《國家衛生原理》的內容進行考察，事實上，可發現後

㉙ 林呈蓉，《近代台灣的醫療衛生》，暢談文化，2006 年，第 3 頁。

㉚ 劉士永，〈公共衛生〉，收錄於《健康與社會：華人衛生新史》，祝平一編，聯經，2013 年，第 9 頁。

㉛ 後藤新平，《國家衛生原理》，明治 22 年（1889 年）8 月 25 日，東京：創造出版，1978 年 11 月，復刻版。

藤新平採用許多生物學與行政學的觀點，目的是進一步說明人類之所以不同於其他生物，在於如何從「群生」組成「社會」繼續發展到「國家」[32]。

2. 確立醫療行政體系

後藤新平在兒玉源太郎擔任臺灣總督統治臺灣時代，**確立醫療行政體系，包括：醫療體制之建立、古老習慣之澈底調查，依充分的調查結果所採疾病預防撲滅策略等。後藤新平指出，國家因社會生活必要，頒布衛生的法律與命令，設置各級機關加以執行的政務，以實踐衛生學的要求，稱之為「衛生制度 (Lehre von Gesundheitswesen)」**[33]。

國家為使自身生存並且繼續發展，必須對其人民生活所附麗的社會，進行保衛生存與促進生長的行動，亦即**滿足各個人的「生理動機」**[34]。因此，國家必須具備滿足個人生理動機的功能，且**國家即為最大的衛生機關**，其運作須依照衛生制度，**廣義的國家衛生制度，稱為「行政」，是與立法和司法並立的國家行為；狹義的國家衛生制度，稱為「固有衛生行政」**，為一般認知的衛生行政制度。藉由兩種國家衛生的方式，幫助社會中不同階級、身分、地位的個別成員，**都能獲得生理圓滿的保障**[35]。

1895 年，在總督官房下設衛生事務課，主管臺灣衛生事務，但未設衛生事務總長；1896 年 3 月戰事停歇，於**民政局下設衛生課，主管衛生行政事務，為臺灣中央衛生行政機關**。然迄 1911 年因總督府官制數度變更，衛生課隸屬民政局或民政部，時有更動；1911 年以後，衛生課隸屬警務局，才不再變動。日治時期衛生課長官事務範圍極廣，包括：醫療衛生：傳染病衛生、

---

[32] 徐國慶、吳秀玲，〈日治初期台灣的衛生警察與公醫制度：後藤新平衛生行政理念的實踐〉，「第五屆海峽兩岸醫藥法學術研討會」，江蘇省南京市南京中醫藥大學經貿管理學院，中國大陸，2014 年 10 月 26 日。

[33] 後藤新平，《國家衛生原理》，明治 22 年（1889 年）8 月 25 日，東京：創造出版，1978 年 11 月，復刻版。

[34] 吳秀玲，《國家照顧義務與國家財政能力之均衡——以長期照護之法律體系為中心》，國立中山大學中國與亞太區域研究所博士論文，2011 年 7 月，第 13–14 頁。

[35] 後藤新平，《國家衛生原理》，第 97 頁。

保健衛生、海港檢疫、醫制與藥制、公立醫院等；環保：食用水、下水道規劃管理等；警務：取締鴉片等；另，有熱帶醫學研究。

3.建立醫學教育及醫業管理制度

1897 年設立臺灣土人醫師養成班、臺灣總督府醫學校、臺北醫專、臺北帝國大學醫學部及附屬醫學專門部（臺灣大學醫學院前身），截至日本離臺為止，共培育醫師 2,813 人（含臺灣人 1,888 人、日本人 924 人、韓國人 1 人）。西醫師總人數 3,422 人，其中，臺灣人 2,170 人，平均每 2 千人有一名醫生；牙醫執業人數 738 人。

在西醫管理方面，訂定「台灣醫業規則」，規定開業者須領取醫業開業執照；另，為普及山地偏遠醫療，頒布「限地開業醫規定」，對申請者審查其技術，限地域、時間，暫准其執行醫務。對於中醫管理則採自然淘汰制，訂定「台灣醫生免許規則」，只舉辦一次考試後即不再許可，到 1945 年僅存數十人而已[36]。

4.制定衛生法規

日本統治臺灣期間，在公共衛生的推展上，制定相關法規、設立傳染病醫院，加強防疫、檢疫工作，並設有「台灣地方病及傳染病調查委員會」專屬單位，負責衛生保健調查工作。最具成效的公共衛生成果，乃撲滅鼠疫、有效控制天花和霍亂[37]。

後藤新平認為：「**地方自治制度 (Selbstverwaltung)」對衛生行政的執行相當重要，可培養人民自治的良習和鞏固代議制度的基礎。衛生法令的制定，係根據上述有機體國家的意思為公眾生活秩序而進行規定，國家意思分成法律與命令，而為維護公眾健康形成衛生法律與衛生命令**。國家意思構成的國家行為，分成國政（中央行政）與地方自治；衛生法的實施構成的行為，也分成衛生國政與衛生自治。在公共衛生照顧的實施方面，後藤新平指出，欲

---

[36] 陳永興，《台灣醫療發展史》，月旦，1998 年 1 月，第 49–50 頁。

[37] 陳永興，同上註，第 51 頁。

使衛生行政組織達其成效，前提是儘可能清楚地制定衛生法規，包括：醫學與藥物學之間聯繫的運作；生活、飲食、需求的衛生警察的設置；工廠與營業場所的衛生管理；居住衛生、環境衛生、河川水源污染防治；傳染病防治；貧窮救助、殯葬管理、學校衛生等。

㈢臺灣光復後

我國憲法第 157 條：「國家為增進民族健康，應普遍推行衛生保健事業及公醫制度。」為政府制定衛生政策的最高指導原則。衛生法規，大多由中央立法機關制定，完成立法，總統公布頒行全國。地方政府根據憲法、地方制度法之規定，雖已有立法權，但為數不多，僅限於屬於地方自治之衛生事項。中央政府遷臺之初，臺灣的衛生業務，多由臺灣省政府衛生處主政，而對中央衛生法規之適用，每因時空變遷，常有窒礙；或因立法不足，執行業務缺乏依據，遂訂定發布諸多臺灣地區單行法規或以行政命令補充規定。

臺灣自 1945 年起，於各鄉鎮普設衛生所，積極推動各項防疫措施、改善環境衛生及婦幼衛生。1950 年實施勞工保險，係最早且有系統的社會保險。此後之制度建構，陸續制定新法或修正：1953 年陸海空軍軍人保險條例（1970 年修正名稱為軍人保險條例）、1958 年公務人員保險法、1958 年勞工保險條例。1980 年私立學校教職員保險條例、1981 年公務人員眷屬保險條例、1985 年依行政命令試辦農民健康保險，至 1990 年代為止，社會保險之改革集中在擴張保險對象。

1971 年設立行政院衛生署；1983 年實施「群體醫療執業中心計畫」和「基層保健服務中心計畫」，大大提升了偏遠地區醫療服務之方便性與品質。臺灣經濟急速起飛、人民生活水準大幅改善、不斷引進新的醫療科技、中大型綜合醫院蓬勃發展等，產生醫療資源分布不均和醫療品質參差不齊的現象。1986 年行政院核定「籌建醫療網計畫」，透過分區、分級和轉診的規劃，使醫療資源得以均勻分布。1977 年由行政院經濟建設委員會設立專責小組，開始全民健保總體規劃，於 1995 年 3 月實施全民健康保險，我國正式邁入社會安全制度之新紀元[38]。

1971 年至 1995 年間，臺灣衛生工作突飛猛進，發展迅速，對於衛生法規之修正、制定至為頻繁。例如：醫師法於 1967 年 6 月 2 日全文修正（1975 年 9 月 11 日施行），增訂第 28 條對於未具醫師資格擅自執行醫療業務者之刑責規定，以處理政府自大陸撤退來臺，密醫橫行問題，斯為該次修正之主要關鍵與精神。惟因而衍生出相關之管理爭議，爰又訂定國術損傷接骨技術員、齒模製造技術員等管理辦法，解決其執業問題。

護理人員是醫療保健服務最主要的人力，其人力素質及管理，影響醫療保健服務品質甚鉅，僅以 1936 年訂定之行政命令「護士管理規則」，甚難發揮規範之實效，因此，在 1991 年 5 月 17 日制定公布護理人員法，以提升專業水準，保障護理人員權益。之後，有鑑於醫療乃包括診斷、用藥、檢驗、護理及復健等專業團隊之協力，而物理治療為現代醫療中的一大環節，為樹立醫事專業權威，物理治療師法在 1995 年 2 月 3 日制定公布。

同時，在醫療機構及醫療業務管理方面，制定公布：醫療法（1986 年）、人體器官移植條例（1987 年）、醫療機構設置標準（1987 年）、精神衛生法（1990 年）、全民健康保險法（1994 年）、緊急醫療救護法（1995 年）、菸害防制法（1997 年）、健康食品管理法（1999 年）等。美國於 1981 年通報全球第一個愛滋病例，逾 30 年來，全世界超過 6 千萬人感染愛滋病毒。1984 年 12 月臺灣發現首例愛滋病個案，在一名外籍過境旅客身上驗出愛滋病毒，1986 年 2 月底首次發現臺灣人感染的案例。為緊急因應，防止感染、蔓延及維護國民健康，1990 年 12 月 17 日制定公布「後天免疫缺乏症候群防治條例」，作為防治愛滋病的法律依據；2007 年 7 月 11 日全文修正，並將法律名稱修正為「人類免疫缺乏病毒傳染防治及感染者權益保障條例」。

2000 年至 2020 年間，我國又陸續制定公布多種衛生法規：安寧緩和醫療條例（2000 年）、罕見疾病防治及藥物法（2000 年）、藥害救濟法（2000

[38] 李蘭等著，《健康促進：理論與實務》，巨流，2018 年 9 月，初版 3 刷，第 6–7 頁。

年）、口腔健康法（2003年）、癌症防治法（2003年）、嚴重急性呼吸道症候群防治條例及紓困暫行條例（2003年）、血液製劑條例（2005年）。醫事人員專法：職能治療師法（1997年）、醫事檢驗師法（2000年）、醫事放射師法（2000年）、心理師法（2001年）、呼吸治療師法（2002年）、語言治療師法（2008年）、聽力師法（2009年）、牙體技術師法（2009年）及驗光人員法（2016年）等，達成醫事人員身分法之全面性建置。

為了因應「新型冠狀病毒」所引發大規模傳染的肺炎(COVID-19)，立法院於2020年5月15日三讀通過「公共衛生師法」，2020年6月3日總統令制定公布，臺灣成為亞洲第一個完成公共衛生師立法的國家，為臺灣公共衛生發展之重要里程碑[39]。公共衛生師協助政府、社會作好公共衛生準備及群體健康管理的角色，業務範圍以社區、場域為主，跨領域專業整合流行病學、生物統計、環境及職業衛生、社會行為科學和衛生行政管理五大範疇；各個領域的未來業務，包含：社區場域的環境健康風險方案、疫調防治、民眾健康調查、食品安全風險調查等規劃，並有接受政府指定辦理突發緊急或重大公共衛生事件義務，未來與專業醫事人員共同守護國人健康。

貳、公共衛生法律之影響與特質

一、公共衛生法律之影響

法治國家憲法及法律之內容本身，即屬於一種公益的顯示，故**忠實執行憲法及法律，乃公益的重要手段**[40]。**公共衛生是集合社會的力量，確保民眾的健康狀態，包含：教育、經濟、社會與環境等面向，如果沒有完善的法律基礎，則公共衛生領域將無法長期存在**。公共衛生法律之制定，規範公共衛

[39] 〈台灣公共衛生新里程碑　立法院三讀通過「公共衛生師法」〉，2020年5月15日，衛生福利部醫事司，https://iph.ym.edu.tw/files/404-1236-43592.php（2021年3月14日瀏覽）。

[40] 吳庚，《行政法之理論與實用》，三民，2006年8月，第9版，第68頁。

生部門的相關任務、功能及運作方式；**法律可說是公共衛生的工具，藉以影響健康行為的常態模式、**找出對於健康的威脅據以應變，並設定及加強健康與安全標準。

法律在達成改善民眾健康的目標上，可以成為一項有效的工具；法規設計在不同的層面介入，可以確保民眾更安全、更健康。例如：對於民眾個人的行為方面，可藉由法律明定健康傳播宣導教育、或以稅捐增減提供誘因、或以對於衛生風險行為之處罰達到嚇阻作用。再者，法律從生產、製造源頭，加以規範，要求生產者提供更安全的產品檢驗、設計，促成生產、製造行為的改變。此外，法律也可以改變有關資訊，例如廣告內容之限制或強制標示，或為環境之稽查及人員證照之管控等。美國醫學研究所 (Institute of Medicine) 爰將公共衛生法律定義為：「國家的合法權利與義務，確保人民處於健康狀態。限制國家權力對於個人在自主、隱私、自由所作的限制，以達成社區健康保護與健康促進。」

二、公共衛生法律之特質與公民參與

公共衛生法律具有五項特質：1.政府 (Government)：公共衛生是政府基本的責任，政府負有確保民眾健康之責任。2.民眾 (Populations)：公共衛生的重點在於民眾健康，而非個別病人的臨床改善。3.關係 (Relationships)：公共衛生思考國家與人民之間的關係，而不是醫師與病人的關係。4.服務 (Services)：公共衛生處理公共衛生服務的提供，而不是個人的醫療服務。5.強制性 (Coercion)：為保護社區，公共衛生法律具有對個人強制的權力[41]。

此外，公共衛生法律之制定與執行，與人民之權益息息相關，行政決策之判斷，非僅限於專業知識的掌握，亦涉及調和利益衝突之價值判斷，建立公民參與行政決策機制，有其重要性。**因此，公共衛生法規之草擬、研修程序，必須事前讓民眾有參與表達意見的機會，並兼顧制度的財務規劃和調控，**

[41] 許君強，《醫療衛生制度與法規》，巨流，2007 年 9 月，第 1 頁。

以利制度的穩定和永續；制度的改革策略，更需呼應時代的趨勢，展現靈活與彈性。以全民健康保險法為例，第 5 條第 3 項明定：「全民健康保險會於審議、協議重要事項前，應先蒐集民意，必要時，並得辦理相關之公民參與活動。」俾容納更多的社會意見，減少政治因素干擾。

參、公共衛生政策

一、健康政策

(一)健康的公共政策

笛姆斯 (Titmuss) 指出，政策是支配或指引行動導向既定目標的原則。政府的政策，由許多因素所決定，政府醫療服務供給的方式、醫藥費用的上漲、民眾對於醫療服務的期待，以及醫療科技的發展等因素，均助長健康政策的發展形態。狹義的健康政策可界定為：政府透過醫療服務與醫治方式，改善民眾健康的努力成果與政策措施。廣義的健康政策，則界定為：任何影響健康與疾病的政府活動，不限於衛生部門、全民健康保險、醫療專業或其他醫療服務的活動。健康政策與其他政策，如空氣與水污染管制、食物安全、工作環境相關。健康政策的難題之一，是醫療專業對於個人問題醫療化漸增的要求，似無法適切發揮功能及回應問題[42]。自 1970 年以來，抑制公部門支出已變成較富裕國家日益重要的目標。

(二)健康的不平等

健康不平等，是公共衛生研究中的重要議題，在 1980 年前後，成為歐洲幾個國家關注的焦點，原因為：1.社會經濟狀況的惡化，歐洲由原來的 32 國

---

[42] 葉肅科，《健康、疾病與醫療：醫療社會學新論》，三民，2019 年 10 月，第 3 版 3 刷，第 371–373 頁。

增為51國，各國經濟蕭條、失業率提高、人口老化，影響整個醫療照護體系。2.健康趨勢的惡化，蘇聯解體後幾個小國的平均餘命急遽下降，社會階級之間的標準化死亡率差距加大。

WHO歐洲分部，在1985年訂定「歐洲全民健康」的政策目標，希望在2000年有效減少歐洲各國間及各國國內不同團體間的健康差距。為幫助各國擬定消除健康不平等的政策，WHO針對健康不平等的概念、重要性、政策與監控方式等，邀請專家學者寫成淺顯易懂的文字，並翻譯成各國語言；WHO歐洲部分，選定荷蘭為「歐洲全民健康」的實驗國。由於政府支持，在荷蘭研究健康不平等，既合法且十分熱門。

英國對於健康不平等的漠視，一直到柴契爾夫人下臺才稍有轉機，但政府對於問題視而不見，反而造成健康不平等研究的蓬勃發展。1985年勞工黨重新取得政權，政府與研究團體的長期抗爭才告一段落；消除健康的不平等正式成為英國健康政策的兩個重要目標之一。學者指出，平均餘命隨著收入的增加而增多；平均餘命的上限，隨著時代的差異，每十年上升。一個國家的收入差異越大，人口健康就越差㊸；較富裕社會的一般公民，會有較強的購買力，自然也有較佳的健康。對於同樣是健康狀況不佳的人來說，收入低者較收入高者，較快死亡。決定個人階級的變項，包括：收入、教育與職業地位，而教育對於健康特別有影響力；社會階級較低層者，其健康狀況最糟，死亡率也最高㊹。階級地位可說是影響健康與否的一個根本原因。健康的不平等同時也反映在種族上；健康不平等的原因，與經濟、政治制度息息相關。

二、醫療政策

㈠醫療資源分配

資源分配，是將物資及服務分配給不同計畫的人。在醫療照護情境中，

㊸ 李蘭等著，《健康促進：理論與實務》，巨流，2018年9月，初版3刷，第160–164頁。

㊹ 葉肅科，《健康、疾病與醫療：醫療社會學新論》，三民，2019年10月，第3版3刷，第117–121頁。

中央、直轄市、縣市政府層級所做的是巨觀的資源分配；醫療機構進行的是中級的資源分配，例如：醫院分配其資源給癌症中心、心臟科、血液透析中心等單位。至於在個別病患間，所做的是微觀的資源分配，此三個層次彼此息息相關。病患對於醫療資源本身，並無特別法律上之權利，病人應接受醫療機構的安排；病人所具有的權利，是要求醫療機構從事平等分配的權利。即病人雖無權直接要求享用特定的醫療資源，但可要求醫療機構從事分配時，不得違反平等。醫療機構分配醫療資源如違反平等致病人權益受損，病人可向醫療機構請求損害賠償，並追究刑事與行政責任。

資源分配倫理，可說與正義概念、醫師對於病人的信託責任，有密切的關係；以公平、公開、為大眾肯定的程序，進行資源分配極為重要。由於醫病關係雙方權利不對等，使得醫師對於病患負有促進其最佳利益的信託責任，此倫理責任和醫師在資源分配中所扮演的角色，有密切關係，但責任的界限卻不無爭議：即醫師應無視成本為病患造福；抑或醫師對病患的義務，非其唯一的努力目標，而需反映出與其他義務之間的平衡，故「醫師必須在病患的利益與其他病患、負擔醫療費用者、社會整體、與醫師的個人合理權益間作取捨」[45]。

美國奧勒岡州的公民委員會在醫師的參與之下，研擬治療項目的優先順序清單，根據醫療服務項目的有效性和已知對社會的益處，定其順序。由政府提撥公共經費，讓生活水準低於「貧窮基準線」(poverty line) 的公民，也能享受到費用高於「基本經費水準」(funding line) 的醫療服務。此項政策試驗經過多次的辯論和公共討論，發展出一套來自政府、醫療專業及社會大眾之利害關係人，共同參與醫藥衛生政策制定過程的有效模式。決策者如何平衡效果及公平性的考量？經調查結果，許多回覆者指出：寧可選擇對全部人口施行成本效益較小的檢查，而不願意只對半數人口進行成本效益較大的檢

---

[45] Peter A. Singer 編著、蔡甫昌編譯，《臨床生命倫理學》，財團法人醫院評鑑暨醫療品質策進會，2018 年 9 月，第 3 版，第 124–125、131 頁。

查。當施行「成本效益最大化」的政策造成公平性喪失，並且讓老人及改善健康機會有限的人士無法獲得照護服務時，只有極少數的人會支持這項政策。換言之，人們都認為公平性具有比成本效益更高的價值㊻。

㈡醫療科技評估 (Health Technology Assessment, HTA)

醫療資源之分配，本質屬政治經濟學問題，並無客觀或科學方法可循，各國所作決定，深受其社會價值及政治過程影響。學者指出，美國奧勒岡州因財政資源有限，進行「成本效用分析 (CUA)」及 3 次「民眾偏好與價值」調查，最後所訂的「給付項目優先順序表」推翻先前「成本效用分析」的結果，即以「過程」及「參與決定」為重的調查程序，縱使給付範圍不斷縮小，民眾仍可接受，凸顯醫療資源配置的本質，乃價值之判斷㊼。

醫療科技評估 (HTA) 屬跨專業領域的政策研究，分析醫療科技的研發、散播與使用，以及在醫療、社會、倫理、經濟的意涵㊽與最佳科學證據，提供政策決定者參考，以利對於醫療科技的研發、普及和使用，作出正確的決定。醫療科技評估需考量是否有效？須多少成本？以及對照治療比較結果如何等㊾？資源的分配受到總額預算及其分配、部分負擔等制度的影響，容易忽視弱勢族群的需要，故必須兼顧效率與公平正義。為建立健保合理的分配機制，提升護理人員之待遇福利，更應建立醫療科技評估機制，改善不當耗用醫療資源問題。健保法第 42 條第 2 項規定：保險人得先辦理醫療科技評估，並應考量人體健康、醫療倫理、醫療成本效益及本保險財務；藥物給付項目及支付標準之訂定，亦同。

㊻ Peter A. Singer 編著、蔡甫昌編譯，同上註，第 12–1287 頁。

㊼ 紀駿輝，〈全民健保資源配置專題演講〉，全民健康保險監理委員會，2011 年 8 月，第 1–3 頁。

㊽ 李玉春、陳珮青合著，〈醫療資源分配機制──世界經驗與省思〉，「醫療資源分配正義機制之建立──第三波健保改革」研討會，財團法人臺灣研究基金會、臺灣大學公共衛生學院，2012 年 3 月，第 10–15 頁。

㊾ 林孟蒨，〈全民健保醫療資源之公平性分析──以臺灣為例〉，中央大學哲學研究所碩士論文，2010 年，第 82–83 頁。

肆、公共衛生倫理議題

一、公共衛生倫理基本原則

2000 年，美國全國市縣衛生官員協會 (National Association of City and County Health Officers) 會議上，訂定準則的工作計畫；美國公共衛生學會 (American Public Health Association；APHA) 年會倫理規範工作組，審查其他組織編寫的規範，特別是公共衛生領域的組織，例如美國流行病學學院與公共衛生教育協會 (the American College of Epidemiology and the Society of Public Health Education) 等，目標為先通過讓少數人編寫初始準則，再廣泛邀請民眾對後續版本提供回饋意見，對象包括：⑴工作組本身；⑵由 19 名倫理學家與各個公共衛生機構的代表，齊聚堪薩斯市的健康科學大學，在會議上對準則進行評論；⑶美國公共衛生學會成員（含學會網站發布與徵求回饋意見及 2001 年年會會員意見）。

2002 年 2 月 26 日，美國公共衛生學會執行委員會正式通過該準則，使美國公共衛生學會成為第一個執行公共衛生倫理準則的國家組織。許多專業機構如疾病管制署 (Centers for Disease Control and Prevention)、全國市與郡衛生人員協會 (National Association of City and County Health Officers)、國家與地區衛生人員協會 (Association of State and Territorial Health Officials)、公共衛生學院協會 (Association of Schools of Public Health) 等，接受本公共衛生倫理實踐守則的內容。

公共衛生倫理實踐守則，包含以下內容： 1.公共衛生主要解決疾病的根本原因——健康需要，以防止不良健康後果。 2.公共衛生應以尊重社區中個人權利的方式，實現社區健康。 3.確保社區民眾有機會參與制定與評估公共衛生政策、計畫與優先順序的過程。 4.公共衛生應倡導或努力為社區民眾權力不被剝奪，或確保社區民眾都能獲得保健所必需的基本資源和條件。 5.公共衛生應尋求實施保護與促進健康的有效政策與計畫所需的訊息。 6.公共衛生機構應向社區提供決策或計畫所需的資訊，計畫的實施並應徵得社區的同意。7.公共衛生機構應對資源中所擁有的信息以及公眾賦予的任務及時採取行動。8.公共衛生計畫與政策應採用多種方法預期與尊重社區的多樣的價值觀念、信仰與文化。9.公共衛生計畫與政策的執行方式應能最大程度改善自然和社會環境。10.公共衛生機構對於如果因這些訊息公開可能會對個人或社區造成傷害，應保護訊息的保密性。除非有危害到個人或他人造成重大損害的正當理由。11.公共衛生機構應確保其職員的專業能力。12.公共衛生機構及其職員應以建立公眾信任與機構有效性的方式進行合作和結盟關係。

為使倫理守則真正可用性，必須由公共衛生機構廣為傳播與採用，並增加國家、地方機構採用與運用的可能性。一旦政府機構或專業組織採用該守則，就需要將這些倫理原則納入其政策與程序中，並對其員工進行培訓，以確保原則得以實施。由於許多公共衛生專業人員並未獲得公共衛生的正式學位，因此，需繼續進行倫理規範及其運用方法的繼續教育或推廣課程[50]。

二、緊急醫療資源分配倫理

一旦有大量的緊急醫療案例，需要重症照護與維生醫療的資源，僅有極低比例的人能夠從維生醫療中獲益或存活，此刻將面對一個困難的決定：誰能夠使用僅存的維生醫療設備？在災難或公共衛生健康緊急事件的現場，將運用檢傷分類的概念，將病人作區分，以利現場最符合倫理考量的資源分配決策。在緊急公共衛生健康事件中所面臨的生死決策，必須從絕對的尊重轉換為相對的尊重，當下最重要的考量，並非病人個體對於自我生命狀態的設定與追求，而是個體罹病狀態在現有資源系統下，能夠得到儘可能最適合的安排。**「讓最多的人得到最大的資源使用效益」，是緊急公共衛生健康事件，最被廣泛接受的黃金準則**，亦為效益主義的運用。惟可能與道德相關考量牴觸，不但破壞公平原則，更損失公眾的信任，致整個分配系統崩壞，因此，

---

[50] Thomas, J. C., Sage, M., Dillenberg, J., & Guillory, V. J. (2002). A Code of Ethics for Public Health. *Am J Public Health*. 92 (7): 1057–1059. DOI: 10.2105/ajph.92.7.1057.

與效益主義相對的平等主義，必須適時取得平衡。**緊急公共衛生健康事件有三個普遍性的倫理原則，必須兼顧：配給、限制及責任**。針對匱乏資源分配的策略處置：準備、保留、替代、調整、重複使用、重分配；分配的結果不應一次定案，而必須反覆的重新評估、盤點。中央主管機關更應提供臺灣的醫療照護人員及健康照護組織，明確的倫理指引及指標，以應挑戰[51]。

三、全球化如何推動公共衛生

「全球化」為促進健康及減少傳染病的國際合作，開啟新的契機，合作包括：強化資訊及溝通技術、改善全球管理及經驗分享機制。為朝向更健康的社會邁進，需要有效的策略，如政治行動、廣泛的參與、持續的策略等。為使健康促進策略大步進展，應採取下列行動：倡導「人權」和「團結」的策略；投資永續發展的政策、行動及基礎建設；培養與政策發展、領導力、健康促進實務、知識轉譯與研究等有關之能力；以法律或規範確立高規格的保護措施，讓人民能遠離危害因子，並享有同等機會獲得健康及幸福。另，與公私立機構、非政府組織、國際組織、公民社會等部門，建立夥伴及結盟關係，以創造永續的行動並設定目標；且每一個部門，都要有自己獨特的角色和責任，承諾推動行動，改善健康[52]。

想一想

1. 什麼是公共衛生？全球化對公共衛生有何影響？
2. 公共衛生政策與國家人口之消長有何關連？
3. 為何要作醫療科技評估 (HTA)？什麼是資源分配倫理？
4. 公共衛生倫理基本原則有哪些？

---

[51] 謝宛婷、林秀娟、林宏榮，〈COVID-19 大流行：匱乏醫療資源的分配倫理、臨終人道關懷和健康照護機構的法律責任〉，《臺灣醫界》，2020 年 7 月，第 51–52 頁。

[52] 李蘭等著，《健康促進：理論與實務》，巨流，2018 年 9 月，初版 3 刷，第 47–49 頁。

第二章

健康權與健康促進

壹、健康的意涵

健康是基本人權，社會與經濟發展的要素。健康的人民是國家永續發展的重要推動力；健康是人類的欲望及目標，也是一切事業的基礎，每個人應享有「健康權」❶。健康的定義有多種概念類型，例如：臨床的 (clinical) 沒有罹病症狀、或幸福的 (eudaimonistic)，被視為豐富的福祉或高度的幸福狀態；**健康的定義可能因年齡、性別、世代、職業、團體、族群、居住地區及社經地位之不同，而有差異**。觀點既有不同且複雜，故為單一、一致性的健康定義，誠有困難。

一、醫療模式對健康之定義

醫療模式 (Medical model) 對健康之定義，係指無疾病或失能的情況，但其限制是：比較不適用於心理或精神失常方面，以及忽略社會因素對疾病的影響。

另有定義健康為：快樂的面對生活，並愉悅地接受生命賦於個人之責任；或視健康與壓力是與環境互動 (The Environment model) 的結果。但以**環境模式來定義健康，定義模糊不清且深奧難解**❷。

---

❶ 吳秀玲，《醫護健保與長照法規》，三民，2019 年 6 月，第 1 頁。

❷ 黃偉堯、朱僑麗、林文德、劉嘉年，《醫療保健制度》，國立空中大學，2009 年 6 月，第 3–7 頁。

二、世界衛生組織 (WHO) 對健康之定義

根據聯合國世界衛生組織 (World Health Organization, WHO) 憲章之前言及第 1 條明示：**健康係指完全之肉體、精神及社會性良好狀態，不單是沒有疾病或孱弱；享受可能達到之最高健康水準，乃每個人之基本權利**，不因種族、宗教、政治信念、經濟或社會條件而受差別待遇❸。WHO 在健康領域提供世界性指引，訂立健康的全球性標準；並自 1980 年以來，辦理數次國際健康促進研討會，所發表的宣言與健康促進之發展，密不可分，包括：1978 年哈薩克阿拉木圖 (Alma-Ata) 宣言、1986 年加拿大渥太華 (Ottawa) 憲章、1988 年澳洲阿得雷德 (Adelaide) 建言、1991 年瑞典松茲瓦 (Sundsvall) 聲明，1997 年印尼雅加達 (Jakarta) 宣言、2005 年泰國曼谷 (Bangkok) 憲章等。預防乃健康的保證，根據世界衛生組織的調查，導致疾病的因素中，內因 15%、社會因素 10%、醫療因素 8%、氣候地理因素 7%，而個人生活方式之因素卻佔 60%，因此，世界衛生組織於 1992 年在加拿大發表著名的「維多利亞宣言 (Victoria Declaration)」，提出健康的四大基石：即「健康促進飲食習慣、戒菸生活型態、規律運動、支持的心理環境」(health promoting eating habits, smoking cessation lifestyle, regular exercise, and supportive mental environment)，強調健康是金，而預防是健康的保證❹。1978 年 9 月 12 日 WHO 召開「初級衛生保健國際會議」(The International Conference on Primary Health Care)，在哈薩克發表著名的**「阿拉木圖宣言」(Declaration of Alma-Ata)**，**即「健康是人類之基本權利」**，人民的健康基本上存在不平等的問題，獲得最高水準的健康，乃全世界共同追求之目標；**呼籲各國於 2000 年達成「人人有健康」之目標❺，政府應重視及解決民眾的健康問題，並提供資源**。

---

❸ 司法院大法官會議釋字第 767 號解釋許志雄大法官協同意見書。

❹ 〈《維多利亞宣言》：健康四基石〉，https://kknews.cc/health/n9xqp5.html（2021 年 5 月 10 日瀏覽）。

❺ 林伯殷，《論全民健康保險政策參與》，中央大學哲學研究所博士論文，2014 年，第 1–2 頁。

三、健康與醫療之關係

㈠健康與醫療之差異

影響個人或群體健康狀況的因素，包括：個人生活型態、基因表現、社會經濟因素、醫療服務的提供及環境等，複雜且多層次，人口或個人的健康，往往受到醫療可近性之影響。雖然**健康與醫療 (medicine) 關係密切，但仍存有差別**。醫療源自於物理、化學、生物學等自然科學的知識應用，提供科學診斷、醫治與疾病預防之制度化體系；**醫療通常被看作健康失調或反常**。以醫學的觀點來看，**健康的重點在於發現與減少疾病**；從預防醫學 (preventive medicine) 或公共衛生的角度以觀，**健康的重點則在於預防疾病**。

㈡社會醫療化現象

西方國家自 1950 年以來，將生育、性、死亡、焦慮緊張、老年問題、肥胖、酒癮、藥癮等，認為係醫療問題加以「治療」，1970 年代，**社會學學者佛瑞德森**，稱之為「**社會的醫療化現象」(medicalization of society)**❻。「醫療化」自健康與疾病角度，詮釋人類的某些行為和狀態；由於民眾並無能力討論醫療問題，**醫療取向逐漸成為社會控制的工具**。**透過「醫療化」的過程，日常生活的各領域被納入醫學範疇，越來越多的生活經驗，已被重新界定為需要醫學干預的健康議題**❼。

醫療化現象產生的理由，包括：**1.現代醫學為鞏固其利益與權力，逐漸擴張勢力範圍，侵入許多非醫療的生活領域**。2.醫療領域的擴張，必須說服民眾相信各類問題在本質上是醫療問題，需醫療諮詢和醫治處理，以**提升醫療專業地位及擴展醫療市場**。**3.傳染病控制成效與醫療服務壟斷**，使醫學成為主要的疾病醫治模式。**4.醫療問題轉移社會大眾注意力，模糊社會問題成**

---

❻ 張苙雲，《醫療與社會——醫療社會學的探索》，巨流，1998 年 3 月，第 31–35 頁。

❼ 葉肅科，《健康、疾病與醫療：醫療社會學新論》，三民，2019 年 10 月，第 3 版 3 刷，第 8–9 頁。

因及可能之衝擊[8]。

因「醫療標籤」之故，醫療化的現象使得許多社會邊緣人的命運，為之改觀，其人權問題也受到適度的關切。**醫療化凸顯醫師界定疾病的權力，以及對於醫療照顧的壟斷力**。美國的研究指出，黑人比白人更容易被精神科醫師診斷為精神病人，或病情較嚴重；疾病的界定，常受到醫病團體之結構特質所左右，反映疾病的相對性及醫療處理之非科學性[9]。

貳、健康權

國內有關健康權之研究不多[10]，日本亦然。健康權涉及三個層面：1.個人健康不受國家侵害的權利，屬於消極自由權、防禦權性質。2.國家應設相關法律制度，採取必要措施，保護個人健康權法益免受第三人侵害，為國家基本權保護義務。3.要求國家積極照護個人健康之權利，包含醫療費之給付請求權，具有社會權的性質[11]。健康權的倡議，深受國際人權法影響，**世界人權宣言第25條第1項首揭健康權保障：人人有權享受為維持他本人和家屬的健康和福利所需的生活水準，包括食物、衣著、住房、醫療和必要的社會服務**。經濟社會文化權利國際公約第12條第1項，要求會員國承認醫療人權之存在，預防、治療及控制流行病、職業病等疾病；確保罹病時之健康照護服務等。

---

[8] 葉肅科，同上註，第9–10頁。

[9] 張苙雲，《醫療與社會——醫療社會學的探索》，巨流，1998年3月，第37頁。

[10] 例如林明昕著，〈健康權——以「國家之保護義務」為中心〉，《公法學的開拓線——理論、實務與體系之建構》，元照，2006年，第33–47頁；李震山著，《多元、寬容與人權保障——以憲法未列舉權之保障為中心》，元照，2005年，第117–119頁；劉建宏著，〈吸菸者與非吸菸者之人權保障：「吸菸自由」？——兼論「健康權」之內涵〉，《台灣本土法學雜誌》，第94期，2007年5月，第62–66頁。

[11] 司法院大法官會議釋字第767號解釋許志雄大法官協同意見書。

一、健康是基本人權

健康係「基本人權」，人人有權享有最高的健康水準，以利實現有尊嚴的生活。2005 年 8 月在泰國曼谷 (Bangkok) 舉辦第六屆健康促進全球研討會，會後提出曼谷 (Bangkok) 憲章，將**健康促進的範圍界定為：透過健康促進行動，處理全球化世界中健康決定因子所需要的行動、承諾與保證；**曼谷 (Bangkok) 憲章同時確認健康促進的目的為：增能賦權社區，以及促進健康與健康平等所需之政策及夥伴關係，應置於全球極佳發展的核心。聯合國特別指出，享受最高健康標準，是每一個人的基本權利，不應有歧視或不公平的待遇。

二、確保健康權之實現為國家責任

「健康」依其定義或要件，與個人的尊嚴、生活方式及生活條件密切相關，「健康」的維繫和保障，為國際人權法所承認的基本人權之一。**公共衛生在國際法上的定性，具有兩個層次：**國家於公共衛生事務上，**對外具有主權的排他性且不受干擾的原則；對內可視為國家履行健康權保障義務之要求，**如歐盟基本權利憲章之「健康照護權」或菸草框架公約前言之國家的「保護公共健康權」等，此項結果可視為現代公共衛生中「健康促進」及「健康平等」等原則的理論根據⓬。

我國憲法第 157 條：「國家為增進民族健康，應普遍推行衛生保健事業及公醫制度。」為政府制定衛生政策的最高指導原則；第 155 條前段：「國家為謀社會福利，應實施社會保險制度。」其後**憲法增修條文第 10 條第 5 項進一步規定：「國家應推行全民健康保險，並促進現代和傳統醫藥之研究發展。」使人民得維持合乎人性尊嚴的起碼生活，以實現健康權**。且司法院大法官亦

⓬ 李柏翰，〈從國際人權法論「健康權」與「公共衛生」間之連結〉，東吳大學法學碩士論文，2013 年 7 月。

於諸多的解釋中提及：「維護國民健康」（釋字第 414 號解釋）、「維護國民身心健康」（釋字第 476 號解釋），以及「維護民族健康」（釋字第 472 號解釋）等，故**國家應有保障人民身體健康權之義務**⑬。為保障國民的健康權，我國自 1979 年起諸多的政策醞釀、1986 年「以 2000 年為目標實施全民健保」的宣示，經長期規劃⑭，於 1995 年 3 月 1 日提前實施全民健保制度，對於醫療衛生體制之發展與國人的生命醫護健康福祉，有重大影響⑮。

1997 年 7 月印尼雅加達 (Jakarta) 宣言，重申「健康係基本人權」，且為社會與經濟發展的要素；強調健康促進是一項重要投資。在健康促進上挹注資本與行動，顯著改善健康決定因素，為人類創造極大的健康效益，以及減少健康上的不平等、促進人權；換言之，投資健康促進，除可提升民眾之健康外，亦可縮減健康之落差⑯。

全球非傳染病的負擔越來越重，每年造成 360 萬人死亡（佔全部死因的 3 分之 2），其中主要有 4 大危險因子：**菸草使用、不當酒精使用、不健康飲食、運動缺乏**，其成因與控制，並非衛生醫療部門所能單獨負責，而與各部門政策息息相關，必須運用整個政府、整個社會的力量，才能解決；國家、全球必須採取「所有政策面向的健康工程 (Health in all policies, HiAP)」⑰來改善現況。

醫療系統是 HiAP 中的重要關鍵，臺灣採取「生命歷程措施」(Life course approach)，擬定全方面政策，在人生不同階段提供相應照護，包括 5

---

⑬ 李震山，〈論憲法未列舉之自由權利之保障——司法院大法官相關解釋之評析〉，第 3 屆憲法解釋之理論與實務學術研討會，中央研究院中山人文社會科學研究所主辦，2001 年 3 月 24 日，第 17 頁。

⑭ 張道義，〈全民健保與社會保險〉，《月旦法學雜誌》，第 179 期，2010 年 4 月，第 147 頁。

⑮ 鍾國彪，《建立全民健康保險業務重要監理指標之研究》，衛生福利部委託研究計畫，2013 年 5～12 月，第 5 頁。

⑯ 李蘭等著，《健康促進：理論與實務》，巨流，2018 年 9 月，初版 3 刷，第 41–42 頁。

⑰ 衛生福利部新聞稿，〈全球衛生領袖齊聚臺北　「2013 臺灣全球健康論壇」登場〉，2013 年 11 月 23 日。

大方向：策略性財政 (Strategic finance)、加強非傳染病的監控和研究、重新定位醫療系統和服務、創造健康促進環境，以及擬定健康的公共政策。在「策略性財政」部分，臺灣在 2002 年實施菸捐，將每年約 1.1 億美元稅金，分別使用在健保、低收入戶補助、非傳染病防治及控管，以及優良醫療品質計畫等；在「加強非傳染病的監控和研究」部分，利用國民健康訪問調查制度、國民營養健康狀況變遷調查等，為國民健康把關⓲。

參、健康促進

一、疾病之影響

㈠疾病對於個人的影響

疾病 (disease) 是所有生物共同的經驗，當個人的身體出現疾病的徵兆，往往直接衝擊及影響日常行為和生活型態，不但生理機制上有症狀、虛弱、痛苦，也引起心理上的變化，焦慮、憂慮、情緒低落、沮喪等。疾病更會造成個人的工作機會減少或喪失，導致失業、經濟上的困頓，更影響社會整體的生產力。個人因生病所導致的身體與心理的變化，常互為因果；然而個人的主觀感受，因客觀的生活背景條件不同，而有不同的容忍及耐受度，因此，身心變化的訊息在不同人的身上，未必皆被視為是生病的警訊而急需加以處理⓳。

㈡疾病對於社會的影響

疾病的種類有急性或慢性之別，但對於社會則必然造成影響，**可能使社會的成員喪失能力或降低其生產力**，尤其是傳染病或流行病，從個人傳染擴

⓲ 邱淑媞等，〈2013 年 6 月出席「第 8 屆健康促進全球會議會前會」等國際會議出國報告〉，衛生福利部國民健康署，2013 年 8 月 23 日，第 10–11 頁。

⓳ 張苙雲，《醫療與社會——醫療社會學的探索》，巨流，1998 年 3 月，第 116、120–121 頁。

及至家庭、社區及整個社會，影響數百萬人，**甚至可能使社會毀滅**。例如：1347 年起 5 年間的淋巴腺腫流行病，歐洲死亡人數達 7 千 5 百萬人；14 世紀歐洲爆發大規模的鼠疫，透過老鼠身上的跳蚤傳染給民眾，造成 3 分之 1 以上的人民死於此種「黑死病」(the Black Death)，動搖中世紀社會的經濟與政治。

近代醫療，固然帶來社會的進步，然而毀滅性的流行病仍然持續地威脅現代工業化國家。1918 年的流行性感冒即造成 2 千萬人死亡，而流行病毒一再變種，即使接種疫苗亦無效，致流行性感冒在全球循環或再現。2019 年 12 月中國湖北省武漢市爆發「新型冠狀病毒」引發的肺炎（俗稱「武漢肺炎」），確診病例暴增，並引發全世界大流行。WHO 於 2020 年 2 月 11 日將「新型冠狀病毒」，正式命名 "COVID-19" (corona virus disease)。截至 2021 年 9 月 13 日止，**疫情已導致全球超過 195 個國家以上 2 億 2,548 萬人確診，死亡人數超過 464.4 萬人**；美國確診病例達 4,185.3 萬人（67.7 萬人死亡）；臺灣確診人數 16,093 人（839 人死亡）[20]。

二、健康促進之發展

1974 年，加拿大衛生福利部部長提出影響健康的四大要素：環境因素 (environment)、人類生物因素 (human biology)、健康照護組織 (health care organization) 和生活型態 (lifestyle)，其中以「生活型態」對健康的影響最大。此後，**倡議「健康促進」的行動，取代以疾病治療為主的醫學模式**。1979 年，美國公共衛生署署長發表「健康人民」報告，將**健康促進視為初級預防的同義詞**，並且強調正向健康 (positive health) 的概念；該報告針對吸菸、營養、飲酒、用藥、駕駛、運動、性與懷孕、家庭成長、危機處理、壓力處理、調適與適應、自尊增強共 12 項行為，分別定出具體的目標。1986 年，世界

---

[20] 〈各國疫情統計〉，2021 年 9 月 13 日，PRIDE 政策研究指標資料庫，https://pride.stpi.narl.org.tw/-index/graph-world/detail/4b1141ad70bfda5f0170e64424db3fa3（2021 年 9 月 13 日瀏覽）。

衛生組織於加拿大渥太華以「健康促進」為主題，舉辦國際研討會，針對健康促進應採取的基本策略提出建議。1990 年代衍生出**新的公共衛生 (New Public Health) 概念，強調健康的不平等可經由社會、經濟、環境及社區參與等各方面的努力來改善**。自此，在歐洲、澳洲、美洲、加拿大，乃至許多開發中國家，積極展開健康城市 (healthy cities) 和綠色運動 (green movement) 等各式計畫[21]。

全球超過 950 家醫療機構加入世界衛生組織健康促進醫院國際網絡，期改善病患、員工、社區、及環境之健康情況。全球健康促進會議 (Global Conference on Health Promotion, GCHP)，由世界衛生組織 (WHO) 主辦，議題廣泛、有各國家之官員代表及衛生組織專家出席，針對相關政策經驗進行交流、形成建議，以利各國政府研議未來健康促進政策方針。

㈠健康促進之定義

1986 年 11 月 17 日於加拿大舉辦首次以「健康促進」為名之國際研討會，會後提出影響深遠的「渥太華憲章」(Ottawa Charter)，主要內容包括：1.制定健康的公共政策；2.創造支持性的環境；3.強化社區行動；4.發展個人技巧；5.重新定位健康服務，同時將**健康促進定義為：「使人們能強化其掌控並增進自身健康的過程」。而健康促進之目的，「在於達到生理、心理及社會完全安適的狀態」**，激發民眾的自主能力和群體意識，透過合作機制來解決共同的問題。健康應被視為日常生活的資源，不僅**政府相關部門應制定健康的公共政策，健康亦為人民之權利及義務，必須實行健康的生活**。

80% 病患幾乎皆因不健康的生活方式而就醫，或不正確的飲食習慣、缺乏運動而引起併發疾病。醫療機構的介入，可改善病患不良生活作息所引起之傷害，以及改善病情及預防其他疾病產生。**健康促進不應侷限於醫療場所，必須自家庭、學校、工作場所等實行健康促進，從根本達到改善**[22]。

---

[21] 李蘭等著，《健康促進：理論與實務》，巨流，2018 年 9 月，初版 3 刷，第 5–6 頁。

㈡健康促進之核心與策略

獲得健康的先決條件：和平、教育、食物、收入、安定的生態體系、足夠的資源、社會正義與公平等；制定健康的公共政策，藉由具體有效的「社區行動」，落實「健康促進」之工作。「健康促進」之核心，在於創造符合安全性、有激勵性、令人滿意之有趣生活及工作情境；有系統地評估快速變遷的環境對於健康之影響，極其重要。而健康促進所採取之策略，應重視健康照護、全人需求，並須兼顧自然環境和人為環境之互動與平衡。健康促進的行動，更需藉由媒體及教育管道之宣導，以利發展、達成促進之實效[23]。為了促進健康，應確認健康及其維護，是社會最主要的投資與挑戰；所有部門應將「健康」及「公平」的維護，視為其應盡之責。

肆、醫療人權

「人權」(Human Right) 係與生所具有，根源於「個人尊嚴」、每位人民均應該享有、不可讓與和侵犯、當然擁有的權利，人權的保障為憲法的主要部分。人權並隨著歷史而演進，在不同的時代，基於維護個人尊嚴的必要，乃有不同的人權類目出現。新人權包含：隱私權、環境權、日照權、拒菸權、健康權、資訊權、接近媒體使用權等。隱私權、自己決定權及環境權，可謂當代最重要的新人權，隱私權之保護於我國各種醫事人員專業法規中，皆有明文要求不得任意洩漏病患之病情資訊[24]。

---

[22] 邱淑媞等，〈2013 年 6 月出席「第 8 屆健康促進全球會議會前會」等國際會議出國報告〉，衛生福利部國民健康署，2013 年 8 月 23 日，第 9–10 頁。

[23] 李蘭等著，《健康促進：理論與實務》，巨流，2018 年 9 月，初版 3 刷，第 33–34 頁。

[24] 吳秀玲，《醫護健保與長照法規》，三民，2019 年 6 月，第 17 頁。

一、醫療人權的定義與發展

所謂醫療人權，意指人民有權要求政府增進國民健康，普遍推行保健事業及健全醫療制度，病人亦應有拒絕醫療之權利㉕；醫療人權主要探討基本權利應如何體現於病人身上，以及保障病人的人性尊嚴，不得無故強制治療、強制住院、病人對其身體的自主決定，或醫療資源平等分享權、人民得參與醫療資源的分配等。

醫療人權之觀念，係由社會基本權所發展出來：

㈠世界人權宣言

世界人權宣言第25條第1項：「人有權享受其本人及其家屬康樂所需之生活程度，舉凡衣、食、住、醫藥及必要之社會服務，均包括在內，且於失業、患病、殘廢、寡居、衰老或因不可抗力之事故致有他種喪失生活能力之情形時，有權享受保障。」

㈡經濟社會文化權利國際公約

1966年「經濟社會文化權利國際公約」(International Convention on Economic, Social and Culture Rights, ICESCR)第9條：確認人人有權享受社會保障，確保所有人享有最低限度的人權；第12條更細緻地規定：「本公約締約國確認人人有權享受可能達到之最高標準之身體與精神健康（第1項）。本公約締約國為求充分實現此種權利所採取之步驟，應包括為達成下列目的所必要之措施：一、設法減低死產率及嬰兒死亡率，並促進兒童之健康發育。二、改良環境及工業衛生之所有方面。三、預防、療治及撲滅各種傳染病、風土病、職業病及其他疾病。**四、創造環境，確保人人患病時均能享受醫藥服務與醫藥護理**（第2項）。」

㉕ 吳全峰，《全民健康保險制度與醫療人權相關之分析》，陽明大學衛生福利研究所碩士論文，1999年2月。

㈢消除對婦女一切形式歧視公約

1979 年 12 月聯合國大會通過「消除對婦女一切形式歧視公約」(Convention on the Elimination of All Forms of Discrimination Against Women, CEDAW)，確保婦女在保健、生育、健康方面的醫療人權。

二、醫療人權保護面向

醫療人權有三個面向：一般醫療人權、病患醫療人權及醫事人員的醫療人權。

㈠一般醫療人權

涉及國家對於國民生存之保護義務，以及國家財政能力之負擔，就整體國家資源之分配如何落實在保障人民之健康權，以及醫療資源適當及平等使用權，乃至於針對國家面臨人口急速老化問題，必須及早因應規劃老人醫療及長期照護相關制度[26]等，屬於廣義的醫療人權。

㈡病患醫療人權

應著重於緊急救護請求權、病人自主權、知情同意權、隱私權之保障。

㈢醫事人員醫療人權

核心在於獲得適當報酬、適宜工作時間、安全執業環境，以及醫療糾紛責任合理化[27]（如圖 2–1）。

---

[26] 吳秀玲，《國家照顧義務與國家財政能力之均衡——以長期照護之法律體系為中心》，中山大學中國與亞太區域研究所博士論文，2011 年 7 月。

[27] 吳秀玲，〈醫療人權與正義——以健保實施對醫療人權之影響為論述中心〉，《金陵法學評論》，2013 年春季卷，南京師範大學法學院編，法律出版社，2013 年 8 月，第 267 頁。

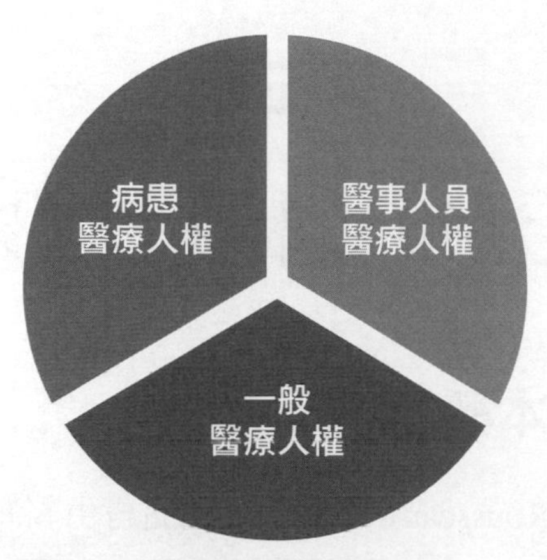

圖 2-1　醫療人權保護三面向

資料來源：作者自繪。

想一想

1.「健康」的定義為何？「醫療化」的社會意涵為何？
2.「健康促進」的目的與策略為何？有哪些重要的國際宣言？
3.「健康權」的意涵為何？為什麼健康權是基本人權？政府有什麼責任？
4.「醫療人權」的意涵為何？有哪些保護面向？

第三章

衛生法規基本概念與體系

壹、衛生法規基本概念

法國哲學家盧梭 (Rousseau) 曾言：「人生而自由，卻無處不在枷鎖之中」，現代人類社會中，法律是最嚴厲的枷鎖。但現代的社會，各種領域專業高度分化，對於許多新興現象或專業問題，訴諸傳統習俗、宗教、倫理規範，無法獲得明確合理解答。為彌補不足，制定具有強制力的法律規範，作為社會行為之標準及解決社會糾紛❶。在衛生醫療領域方面，人類社會初期，僅依倫理規範作為行為標準；衛生法規發展的主要動力，乃基於科技的發展、健康型態的注重與改變、人類壽命的延長與權利意識提升，以及醫療爭議訴訟頻生等❷，為保護民眾的健康醫療權益，衛生法規新定和修正之需求大增，然而比起民法、刑法之歷史悠久，乃屬於較晚發展的法領域。

一、法律的分類

㈠公法與私法

我國的法體系承襲歐陸法，主要分：公法及私法。「公法」係指規範國家與人民之間的法律，如：憲法、行政法、刑事訴訟法；刑法課予人民刑事責任，乃屬廣義的公法範圍。「私法」則係規範人民間私的權利義務關係的法律，如：民法、消費者保護法等。

---

❶ 何建志，《醫療法律與醫學倫理》，元照，2012 年 2 月，第 41 頁。

❷ 何建志，同上註，第 41–42 頁。

㈡強行法與任意法

強行法與任意法之區別，以法律之遵守，能否任由私人做選擇為標準。「強行法」之制定，大多基於公益上的理由，不許以個人之意思而選擇適用，例如：憲法、刑法等。「任意法」遵守與否，對於公益上不生直接影響，容許個人選擇，例如：民法等。

強行法可依其性質屬於積極或消極，再為區分命令法及禁止法。「命令法」，指法律命令強制當事人應為某種行為之規定；例如：依醫療法第 18 條第 2 項規定：「前項負責醫師，以在中央主管機關指定之醫院、診所接受 2 年以上之醫師訓練並取得證明文件者為限。」故對於醫療機構負責醫師「受訓年資」，係強制性規定為「命令法」。「禁止法」，指法律命令禁止當事人為某種行為之規定；例如：醫療法第 61 條第 1 項：「醫療機構，不得以中央主管機關公告禁止之不正當方法，招攬病人。」

㈢普通法與特別法❸

普通法與特別法之區別，係以法律效力所及之範圍為標準；其範圍因人、因事、因地、因時而有差異。 **1.因人：**例如：民法、刑法對於全體國民皆得適用，為普通法；但醫師法、護理人員法僅能適用於醫師、護理人員，為特別法。 **2.因事：**精神衛生法對於精神病患之醫療業務及其權利保護，相較於一般性之醫療法有特別之規定，故**精神衛生法為醫療法之特別法，自應優先適用**。

民事訴訟法為公法，但容許當事人以合意定訴訟管轄法院；刑法亦為公法，但有「告訴乃論」❹規定。民法為私法，但有強行規定，例如：「自由不得拋棄」（民法第 17 條第 1 項），當事人即不得以合意，訂立契約排除其適用。

---

❸ 吳秀玲、蘇嘉宏合著，《醫事護理法規概論》，三民，2020 年 9 月，第 14 版，第 70–75 頁。

❹ 「告訴乃論」係指該犯罪行為之訴追處罰，必須以合法之告訴為前提始具備訴追條件，否則法院應以其不合法裁定駁回。

摘除屍體器官移植於他人體內，可能構成刑法第 247 條「侵害屍體罪」；若摘除活體之器官，有可能構成刑法第 282 條「加工自傷罪」。人體器官移植條例明定移植之原則、時機、程序及可供移植之器官等，使屍體之人體器官或活體之特定器官，得以在符合一定之法律要件下，移植於病患體內而不至於觸法。故關於人體器官之移植，**人體器官移植條例為特別法，效力優先於刑法而適用**。

二、法律的制定、公布與施行

㈠法律的制定機關

法律的制定機關為立法機關，可分為中央立法機關、地方立法機關。我國中央立法機關為立法院；地方立法機關為各直轄市、縣、市政府議會。至於法律的制定程序，凡由中央立法機關審議之法案，必須由有權機關或立法委員一定人數之連署、或人民請願提出，並經過一定之議案審議程序：第一讀至第三讀討論通過。

㈡法律的公布

我國憲法第 37 條規定：「總統依法公布法律，發布命令……。」法律公布程序： **1.須經行政院長副署：**總統依法公布法律，發布命令，須經行政院院長之副署，或行政院院長及有關部會首長之副署（憲法第 37 條）。 **2.應於 10 日內公布：**立法院法律案通過後，移送總統及行政院，總統應於收到後 10 日內公布之（憲法第 72 條）。

㈢法律的施行

法律必須在立法機關通過、總統公布後，方能施行生效，且具有拘束機關及人民之效力。法律發生效力之程序要件：必須由有正當權限機關，依法定立法程序制定，並經公布施行；實質要件：內容不牴觸憲法或其他位階較高之法律。

1.以命令特定施行日期

法規應規定施行日期，或授權以命令規定施行日期（中央法規標準法第12 條）。全民健康保險法於 2011 年 1 月 26 日修正公布全文 104 條，末條明定：「本法施行日期，由行政院定之。」行政院於 2012 年 5 月 21 日令發布第27、28、35 條條文，定自 2012 年 7 月 1 日施行；2012 年 10 月 9 日再明令發布，並除已施行之條文（3 條）外，定自 2013 年 1 月 1 日施行。

2.法規明定自公布或發布日施行

法規明定自公布或發布日施行者，自公布或發布之日起算至第 3 日起發生效力（中央法規標準法第 13 條）。司法院大法官會議釋字第 161 號解釋明示：中央法規標準法第 13 條所定法規生效日期之起算，「應將法規公布或發布之當日算入。」即法規明定自公布或發布日施行者，乃自公布或發布日起算至第 3 日生效。

3.法規特定生效日期

法規特定有施行日期，或以命令特定施行日期者，自該特定日起發生效力（中央法規標準法第 14 條）。例如：病人自主權利法於 2016 年 1 月 6 日制定公布，第 19 條明定：「本法自公布後三年施行。」因此，病人自主權利法施行日期，已特定為 2019 年 1 月 6 日。

4.法規明定溯及既往之適用

行政法規僅能適用於生效後之事件，對於行政法規未公布、發布前發生的事實，不能適用，避免人民遭受無法預期之不利益，稱為「**法律不溯及既往原則**」。但此**原則僅為法規「適用」之原則，而非法規「制定」之原則**；若立法者考量立法目的之需，制定新的行政法規時，於條文明定溯及特定之日期生效，則應遵照其規定。例如：2000 年 2 月 3 日制定公布之「九二一震災重建暫行條例」，適用於 1999 年 9 月 21 日於臺灣中部地區發生之強烈地震，及其後各次餘震所造成之災害重建扶助等事宜，即屬法律明定溯及既往生效例子。

三、法律、道德與倫理

廣義的法律，包括：憲法、法律、行政命令、自治規章等；狹義的法律，依憲法第170條規定，僅指由立法院通過，總統公布的法律。所謂倫理、道德，乃為使社會群居生活和諧有秩序，經由約定俗成、長久演化而來的社會規範；倫理與道德二者時常混用，但有時也會加以區隔❺。

法律與倫理道德，為不同的概念，有各自的價值，彼此之間互有關聯（如圖3-1），對於個人具有約束力，對國家社會亦有相當的意義與功能。法律與倫理道德二者間，目的相同、內容相同，皆是用來保障群眾安寧，維持社會秩序。**法律較為客觀明確，倫理道德較為主觀；法律以倫理道德為內涵**❻。

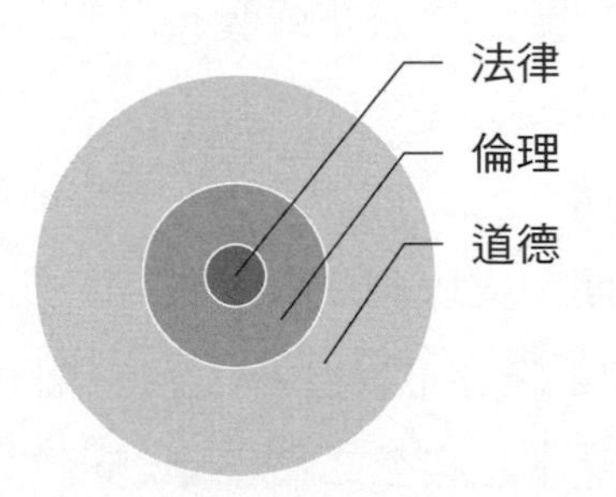

圖3-1　法律、倫理、道德關係圖
資料來源：作者自繪。

法律與道德之關係密切且關連，法律有時直接採取道德之內容作為條文內容。例如：民法第148條第2項規定：「行使權利，履行義務，應依誠實及信用方法。」而**法律與道德最大的差異，在於是否有「具體的條文」及「強制力」。道德未具有法條之形式，亦缺乏強制力**；法律則多以形式化的條文，制定公布施行，即具有強制效力。違反法律與道德，雖然均受「制裁」，但**法律的制裁主體為國家，以公權力為其後盾，透過一定程序來施以強制力，其**

❺ 劉昊洲，〈法律與倫理道德的關係〉，《司法周刊》，2005年10月13日，第3版。

❻ 吳秀玲、蘇嘉宏合著，《醫事護理法規概論》，三民，2020年9月，第14版，第33–34頁。

制裁力非常切實而有效；道德的制裁力薄弱，有其侷限性。

貳、衛生法律基本體系

「行政法」係指有關行政之組織、職權、任務、程序，以及國家和行政主體與人民之間，權利義務關係的法規總稱。我國並沒有一部成文法名稱為「行政法」，行政法只是學理上的名詞，可分為行政法總論及各論。行政法總論除一般性、共同性之原理或法則外，尚包含組織法、公務員法、行政程序法、行政罰法及行政爭訟法等；行政法各論包括：教育法、警察法、勞工法、財稅法、環保法、交通法、經濟暨衛生行政法等。

一、衛生法規定義

衛生法規，為關於衛生行政之組織、作用、程序及救濟之國內公法的總稱，由中央衛生主管機關主責部分，包括：醫事人員管理、醫療保健業務管理、醫事護理機構管理、食品安全衛生管理、傳染病防治、癌症防治法、菸害防制、優生保健、全民健保等。衛生法規之制定、施行，其目的在使衛生業務之推動、權責劃分，有法源依循，藉以提高醫療服務品質、提升醫事人員素質，合理分配醫療資源，並使醫事活動導向秩序化與合理化，杜絕弊端與增進國民健康。

二、衛生法規之類別

衛生法規規範之類別，可區分為以下幾類（如表 3–1）：

表 3-1 衛生法規類別

類別	項目	法規名稱
醫政類	業務管理	醫療法、人體器官移植條例、精神衛生法、安寧緩和醫療條例、緊急醫療救護法、人工生殖法、人體生物資料庫管理條例、人體研究法、生產事故救濟條例、病人自主權利法；醫療施行細則等；醫療機構設置標準等
	人員管理	醫師法、藥師法、護理人員法、助產人員法、營養師法、物理治療師法、職能治療師法、醫事放射師法、醫事檢驗師法、心理師法、呼吸治療師法、語言治療師法、聽力師法、牙體技術師法、驗光人員法、公共衛生師法；醫師法施行細則等；醫事人員執業登記及繼續教育辦法、齒模製造技術員從業管理辦法、鑲牙生管理辦法等
藥政類		藥事法、醫療器材管理法、管制藥品管理條例、化粧品衛生安全管理法、藥害救濟法、罕見疾病防治及藥物法；藥事法施行細則等；藥物優良製造準則等
食品衛生類		食品安全衛生管理法、健康食品管理法；食品安全衛生管理法施行細則等
防疫類		傳染病防治法、人類免疫缺乏病毒傳染防治及感染者權益保障條例；傳染病防治法施行細則等
保健類		癌症防治法、口腔健康法、菸害防制法、優生保健法、油症患者健康照護服務條例等
全民健保類		全民健康保險法；全民健康保險法施行細則；全民健康保險醫療辦法、全民健康保險扣取及繳納補充保險費辦法等
其他類	長期照顧、保障補償	長期照顧服務法、漢生病病患人權保障及補償條例

資料來源：作者製表。

另外，為了促進學生及教職員工健康，奠定國民健康基礎及提升生活品質，制定「學校衛生法」，規範學校餐飲衛生安全、健康促進等推動事宜，係由中央主管機關教育部主責。「職業安全衛生法」係為防止職業災害，保障工作者安全及健康而制定，由中央主管機關勞動部主責，本法有關衛生事項，中央主管機關應會商中央衛生主管機關辦理。因此，「學校衛生法」及「職業安全衛生法」，乃屬廣義的衛生法規之範疇。

三、統合的醫事法

衛生法規的體系，不只是醫師法、醫療法、護理人員法、助產人員法等衛生行政法規，亦兼及醫療保健案件裁判所涉及之法律，如：刑法、刑事訴訟法、民法、消費者保護法、民事訴訟法等，皆為司法機關依法裁判之法律依據。植木哲認為❼，醫事法之研究，應就全體相關學科，以二重或三重總合之觀點，彼此共同協助，檢討、調整矛盾與衝突，以解決醫療之問題。

1996 年 7 月 3 日至 5 日於德國拜恩州 Tegernsee 湖畔召開之「醫事法的將來」國際研討會，Eser 教授首倡「統合的醫事法」(Integratives Medizinrecht)，涉及四大法規領域；1.民法領域：醫師責任法、醫療契約、治療行為、承諾、說明、過失等問題。2.刑法領域：過失、承諾、說明、治療行為、妊娠中絕、臨死介助、證言拒絕權等問題。3.公法領域：許可、醫療、藥業、資料保護、規則、預算等問題。4.社會法領域：保護、年金、監護權等問題（如圖 3–2）。另有相關之社會醫療（福祉）、經濟學、職業倫理、醫學倫理、心理學、精神醫學、法醫學等。

❼ 植木哲，《医療の法律学》，有斐閣，1998 年 4 月。

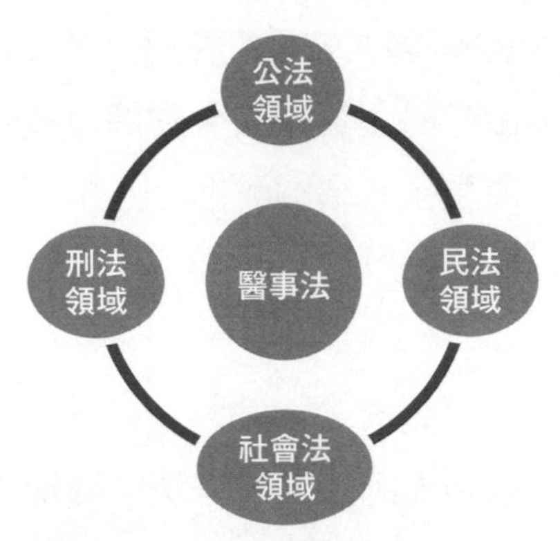

圖 3-2　統合的醫事法
資料來源：作者自繪。

參、衛生法律之原理原則

一、依法行政原則

民主法治國家權力分立體制下，為達保障人權及增進公共福祉之目的，要求一切的國家作用，均須具備合法性，即「依法行政原則」，其概念包括：「法律保留」及「法律優位」2 個子原則。衛生法律之制定、修正，如其內容違反比例原則、平等原則或法律保留原則等，可能被司法院大法官認定為違憲，而宣告該條文「定期失效❽」或「系爭規定應不予適用❾」而立即失效。

❽ 釋字第 711 號解釋【藥師執業處所限制案】：藥師法第 11 條（修正前）藥師執業處所以一處為限，未對於有重大公益或緊急情況之需要時，設必要合理之例外規定，已對藥師執行職業自由形成不必要之限制，有違憲法第 23 條比例原則，與憲法第 15 條保障工作權之意旨相牴觸，應自本解釋公布之日起，至遲於屆滿 1 年時失其效力。

❾ 釋字第 701 號解釋【長期照護醫藥費列舉扣除額差別待遇案】：身心失能無力自理生活須長期照護者之醫藥費，限以付與所得稅法所定醫療院所始得列舉扣除，與憲法第 7 條平等原則之意旨不符，在此範圍內，系爭規定應不予適用。

㈠法律保留原則

1.法律實質要件

⑴重要的事項應以法律規定

「依法行政原則」，由「法律保留原則」及「法律優位原則」兩大子原則所構成⑩（如圖 3–3），為一切行政行為所必須遵循的首要原則。「**法律保留原則**」意指，**國家機關之組織及特定領域的行政行為等重要事項，尤其是干預人民自由權利的行為，其所依據的規定，應保留由立法者以「法律」來作規範**，而不得任由行政機關自行訂定行政命令以取代。

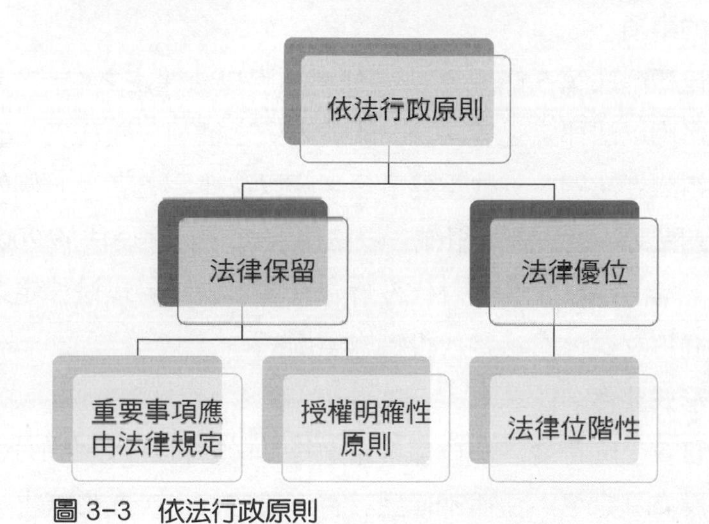

圖 3–3　依法行政原則
資料來源：作者自繪。

中央法規標準法第 6 條明定 ：「應以法律規定之事項 ，不得以命令定之。」此即「法律保留原則」；積極地要求行政機關作成行政行為時，必須有法律的明文依據，不能僅以消極地不牴觸法律為已足。

醫事衛生法規、健保法規等經大幅地增修，將許多原以命令規範之重要事項，提升為法律位階，以符合「重要的事項，應由法律規定」之法律保留原則。另，制定許多新法：語言治療師法、牙體技術師法、人體研究法、漢

---

⑩ 李惠宗，《行政程序法要義》，五南，2002 年 11 月，第 36 頁。

生病病患人權保障及補償條例、油症患者健康照護服務條例、生產事故救濟條例、病人自主權利法等，藉以落實醫療人權之保障。

⑵授權明確性原則

法律保留原則強調「重要的事項應由法律規定」，故未經法律之明文授權，不得逕以行政命令取代而為規定。人民自由及權利之限制，依憲法第 23 條規定，應以法律定之。其得由法律授權以命令為補充規定者，則授權之目的、內容及範圍應具體明確，始得據以發布命令（釋字第 570 號解釋）。俾防止行政機關濫權，藉以保障人民權益。

⑶重要的事項

中央法規標準法第 5 條規定：「左列事項應以法律定之：一、憲法或法律有明文規定，應以法律定之者。二、關於人民之權利、義務者。三、關於國家各機關之組織者。四、其他重要事項之應以法律定之者。」例如：憲法第 82 條：「司法院及各級法院之組織，以法律定之。」兵役法於 2000 年 2 月 2 日全文修正，第 26 條規定：「替代役實施有關事項，另以法律定之。」2000 年 2 月 2 日同日制定公布「替代役實施條例」。

2. 法律形式要件

法律在實質上應符合「法律保留原則」，亦須符合一定之形式上要件：

⑴法律應有其定名：法律不僅應該有形式的條文，在形式上亦應有一定的名稱，依中央法規標準法第 2 條規定：「法律得定名為法、律、條例或通則。」

⑵法律應具有條文式：中央法規標準法第 8 條：「法規條文應分條書寫，冠以『第某條』字樣，並得分為項、款、目。項不冠數字，空二字書寫，款冠以一、二、三等數字，目冠以㈠、㈡、㈢等數字，並應加具標點符號。前項所定之目再細分者，冠以 1、2、3 等數字，並稱為第某目之 1、2、3。」

㈡法律優位原則

我國憲法第 171 條第 1 項明定：「法律與憲法牴觸者無效。」第 172 條：

「命令與憲法或法律牴觸者無效。」由於法律的位階性，而使憲法的效力高於法律、命令，法律的效力高於命令（如圖 3–4）。中央法規標準法第 11 條亦有：「法律不得牴觸憲法，命令不得牴觸憲法或法律，下級機關訂定之命令不得牴觸上級機關之命令。」之明文。

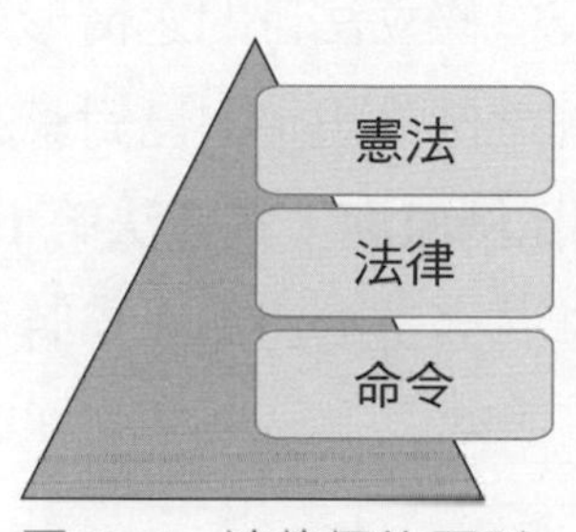

圖 3-4 法律優位原則
資料來源：作者自繪。

二、比例原則

比例原則，指行政機關為達成行政目的，其選擇的手段，對人民所要付出的代價與政府所能獲得的利益，兩者之間必須相當。即不能為了政府極小的公益，卻要人民忍受極大的損失。**行政程序法第 7 條比例原則又稱禁止過度原則，主要從「方法」與「目的」之關連性，檢視國家行為之合憲性。**

比例原則 3 個下位原則：**1.適當性原則：**限制人民權利之措施，**採取之方法必須有助於目的之達成。** **2.最小侵害原則：**有多種同樣能達成目的之方法時，**應選擇對人民權益損害最小之手段。** **3.期待可能性原則：**對於人民權利侵害程度與所欲達成目的，**採取之方法所造成之損害不得與欲達成之利益顯失均衡**。

憲法第 23 條：「以上各條列舉之自由權利，除為防止妨礙他人自由、避免緊急危難、維持社會秩序或增進公共利益所必要者外，不得以法律限制之。」社會秩序維護法第 19 條第 2 項：「勒令歇業或停止營業之裁處，應符合比例原則。」同法第 22 條第 3 項：「……。但沒入，應符合比例原則。」

警察職權行使法第 3 條第 1 項:「警察行使職權，不得逾越所欲達成執行目的之必要限度，且應以對人民權益侵害最少之適當方法為之。」

針對藥師法原第 11 條規定:「藥師經登記領照執業者，其執業處所應以一處為限。」未設必要合理之例外規定，司法院大法官會議釋字第 711 號解釋認為：未就藥師於不違反該條立法目的之情形下，或於有重大公益或緊急情況之需要時，設必要合理之例外規定，已對藥師執行職業自由形成不必要之限制，**有違憲法第 23 條比例原則，與憲法第 15 條保障工作權之意旨相牴觸**，應自本解釋公布之日起，至遲於屆滿一年時失其效力。

三、平等原則

行政程序法第 6 條規定 :「行政行為 ， 非有正當理由 ， 不得為差別待遇。」平等原則對於行政機關的行政行為，要求「恣意的禁止」，必須「相同的事情為相同的對待，不同的事情為不同的對待」，不能厚此薄彼，無正當理由而任意為差別待遇。**平等原則，對行政機關的最大作用，在於行政行為的自我拘束；**遇有相同案情時，如無合乎事理的特別理由，不可作出顯然違背內規與先例的相關措施，否則，屬於「逾越權限」或「濫用權力」，而構成「違法」(行政訴訟法第 4 條第 2 項)。

司法院大法官會議**釋字第 666 號解釋**理由書指出：憲法第 7 條所揭示之**平等原則，非指絕對、機械之形式上平等，為保障人民在法律上地位之實質平等，要求本質上相同之事物應為相同之處理，不得恣意為無正當理由之差別待遇**。法律設行政罰之規定，如因處罰對象之取捨，而**形成差別待遇者，須與立法目的間具有實質關聯**，始與平等原則無違。

肆、衛生行政機關

衛生行政工作與人民的生存權息息相關，憲法保障之生存權，應包括「生命之尊重」及「生活的延續」二大問題，前者，涉及國家制度對人民生命所持有之態度；後者，則重在國家如何使人民得到最低限度且合乎人類尊嚴之生活。生存權為憲法第 15 條、第 157 條條文所定「普遍推行衛生保健事業及公醫制度」、憲法增修條文第 10 條第 5 項「國家應推行全民健康保險，並促進現代和傳統醫藥之研究發展」 等基本國策目標；「公共衛生」 亦為憲法第 108 條第 1 項第 18 款所明定「由中央立法並執行，或交由省縣執行之事項」。

一般而言，「**衛生行政**」係指，**政府將國家衛生政策的規劃與執行，透過各級衛生主管機關之組織、職權、協調、督導、考核及獎懲體系，結合政府與民間全體之力量，運用預算經費、配合衛生教育，為維護國民健康所採取的團體合力行為**。我國衛生行政組織分為中央與地方二級。中央衛生組織，衛生福利部是我國最高衛生行政機關，負責全國衛生政策規劃及行政事務，對地方衛生機關負有業務指導、監督和協調的責任。地方衛生組織職責，在於配合國家衛生政策，推動轄區內各項衛生醫療業務。

一、中央衛生主管機關

㈠從衛生部、衛生司到衛生署

衛生部組織法於 1947 年 6 月 27 日由國民政府公布，其組織編制，均明定於該組織法中。衛生部管理全國衛生行政，內設醫政司、防疫司、保健司、地方衛生司、藥政司、總務司等六司。遷臺後之內政部衛生司之組織編制，則訂於內政部組織法中；內政部衛生司，內設五科，分掌各項衛生行政業務。由於經濟與工業快速發展，人口增加並向都市集中，產生許多新興公共衛生問題，為增進國民健康，加速衛生建設，1970 年 7 月 23 日制定公布行政院衛生署組織法，行政院衛生署遂於 1971 年 3 月 17 日在臺北成立。

隨時代之進步，社會轉變及業務之需求，行政院衛生署組織法歷經多次修正，內部組織及所屬機關有所調整：1987 年 8 月 3 日行政院衛生署環境保護局升格為行政院環境保護署，1995 年 1 月 1 日成立中央健康保險局、同年 11 月 1 日成立行政院衛生署中醫藥委員會，1996 年 1 月 1 日成立財團法人國家衛生研究院。1999 年 7 月 1 日成立疾病管制局，合併原行政院衛生署防疫處、預防醫學研究所及檢疫總所 3 單位，以因應傳染病型態變遷，整合防疫資源、建構防疫體系；同日原「麻醉藥品經理處」改制為「管制藥品管理局」。2001 年行政院衛生署整合行政院衛生署保健處、臺灣省婦幼衛生研究所、家庭計畫研究所、公共衛生研究所，成立「國民健康局」。2004 年行政院衛生署內部組織再造，醫政處改為「醫事處」；運用中部辦公室，新設「護理及健康照護處」、增設「國際合作處」等[11]。

㈡ 2013 年 7 月 22 日組織改造前

全國衛生行政主管機關於 2013 年 7 月 23 日組織改造前：在中央為行政院衛生署；在直轄市為直轄市政府；在縣（市）為縣（市）政府（醫師法第 7 條之 3）。前行政院衛生署組織法規定，行政院衛生署掌理全國衛生行政事務（本法第 1 條），對於直轄市及縣（市）衛生機關執行本署主管事務有指示、監督之責（本法第 2 條）。就主管事務，對於直轄市及縣（市）政府之命令或處分，認為有違背法令或逾越權限者，得報請行政院廢止或撤銷之（本法第 3 條）。衛生署設醫事處、護理及健康照護處、企劃處、國際合作處、秘書室等（本法第 4 條）；**得設疾病管制局、食品藥物管理局、中央健康保險局、中醫藥委員會、衛生人員訓練所及國民健康局，其組織另以法律定之（本法第 17 條第 1 項）**。並得於各地區設醫院（本法第 17 條第 2 項）、得商請警政主管機關，置專業警察，協助執行衛生醫療法令（本法第 17 條之 2）。

㈢ 2013 年 7 月 23 日組織改造後

1. 行政院衛生署升格為衛生福利部

行政院組織法從 1987 年著手修正，曾多次送請立法院審議而未通過。行政院於 2008 年 7 月 21 日成立組織改造推動小組，邀集相關學者專家及各機

[11] 許君強，《醫療衛生制度與法規》，巨流，2007 年 9 月，第 15–17 頁。

關代表，加速進行組織改造各項工作之規劃、協調及執行。組織改造過程發現，政府組織及員額不斷膨脹，導致財政負擔增加；行政組織調整過於僵化，難以適應環境變遷；機關業務分工過細，協調界面過多造成民眾洽公成本增加等問題。

行政院衛生署自 2002 年 10 月與內政部共同進行「衛生與社會安全部」初步規劃。其主要業務內容，包括：醫療健康資源及服務、全民健康保險、疾病防治、藥物食品、中醫藥發展、社會扶助、家庭及婦幼、國民年金、老人照護、社會保險等。行政院衛生署組織改造期程遲緩，嗣經計畫在 2012 年與內政部社會司合併成立衛生福利部，組改修法工作延宕多時，2013 年 5 月 31 日立法院三讀通過「衛生福利部組織法」，總統於 2013 年 6 月 19 日制定公布，行政院依據法律之授權，於 2013 年 7 月 10 日令自 2013 年 7 月 23 日施行。

2.衛生福利部架構

衛生福利部的組織架構，內部單位有 9 司、6 處及 5 個所屬機關。依「衛生福利部組織法處務規程」第 5 條規定，部設綜合規劃司、社會保險司、社會救助及社工司、護理及健康照護司、保護服務司、醫事司、心理及口腔健康司、中醫藥司、長期照顧司、秘書處、人事處、政風處、會計處、統計處、資訊處。

另，「衛生福利部組織法」第 5 條明定，衛生福利部之次級機關，為疾病管制署、食品藥物管理署、國民健康署、中央健康保險署、社會及家庭署，以及國民年金局（暫不設置）。此外，衛生福利部自教育部併入國家中醫藥研究所；並有法規會、附屬醫療及社會福利機構管理會、全民健康保險會、全民健康保險爭議審議會、衛生福利人員訓練中心、國際合作組及國民年金監理會等 7 個任務編組。

此外，衛生福利部之下管轄 26 家醫院、6 家老人福利機構、1 家少年之家、3 家兒童之家、3 家身心障礙福利機構（如圖 3–5），提供以人為中心的衛福服務機關，建構精簡、效能及彈性的衛生醫療及社會福利體制。惟組改之實效非無爭議，尤其人員之調動、職務之調整涉及公務人員身分保障問題，必須妥適安排；另組改後業務之運作與推動，是否得以擺脫本位主義，必須予以評估及檢驗，藉以明瞭政策之得失及謀求改善。

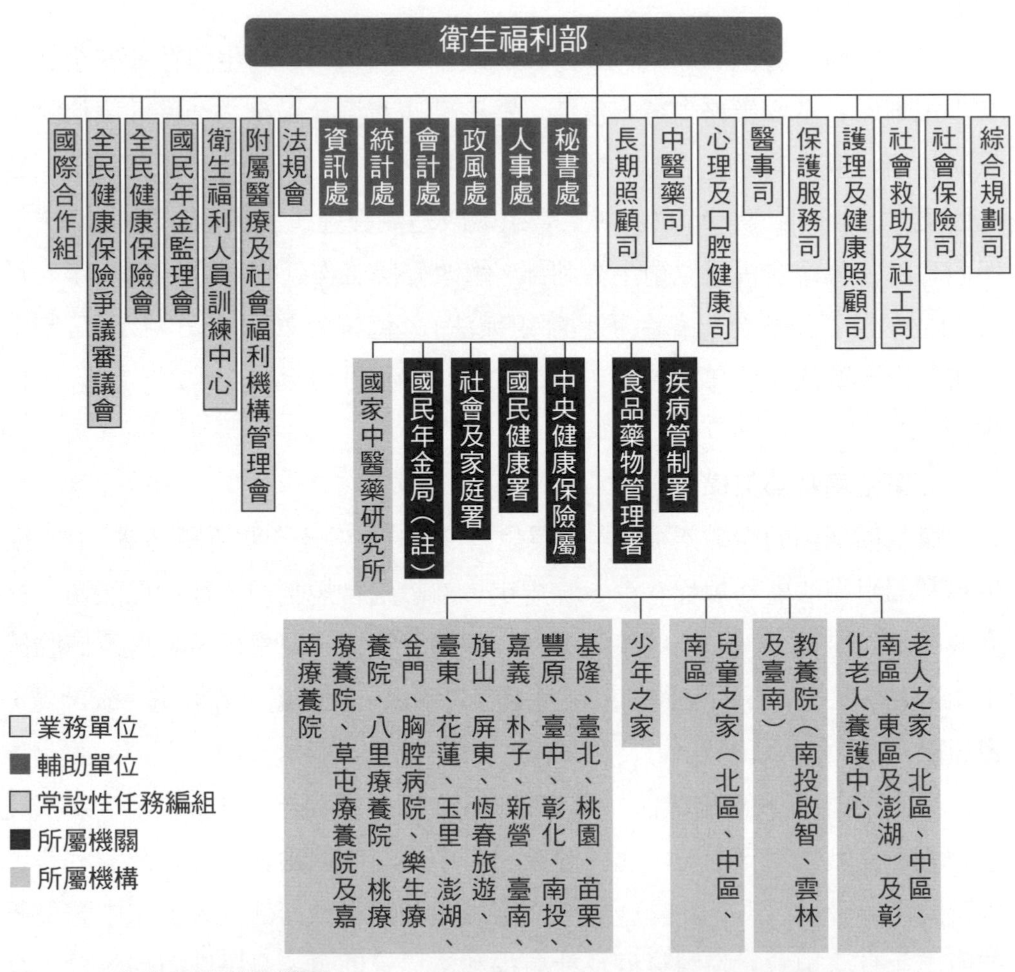

圖 3-5　衛生福利部組織圖
資料來源：衛生福利部，https://www.mohw.gov.tw/cp-7-8-1.html。

二、地方衛生主管機關

地方衛生機關，有臺北市、新北市、桃園市、臺中市、臺南市、高雄市等六個直轄市及 16 縣、市政府設立之各衛生局，主要職責配合國家衛生政策，推動轄區內各項衛生醫療業務。各縣市政府衛生局在鄉、鎮、區，設有衛生所執行基層衛生保健工作；部分較偏遠之地區，則設有衛生室，以提供當地民眾基本的衛生保健及醫療服務。

鄉鎮市區衛生所是最基層的醫療保健機構，與社會大眾的接觸最為密切，其提供之醫療保健服務與民眾的健康息息相關，故衛生所的設立，可直接促進公共衛生的發展。2003 年臺北市政府衛生局推動組織再造。2004 年 3 月市議會通過「臺北市政府衛生局組織規程」、「臺北市各區健康服務中心組織規程」；2005 年 1 月 1 日起，原衛生所組織修編為健康服務中心，專責以市民健康促進、個案管理之角色，功能轉型。

想一想

1. 依法行政原則的概念？比例原則的意涵？
2. 藥師法原第 11 條限制藥師執業處所以一處為限，未設必要合理之例外規定，為何違憲？
3. 行政機關的行政行為，必須符合平等原則，可否為差別待遇？
4. 衛生福利部有哪些下屬機關？

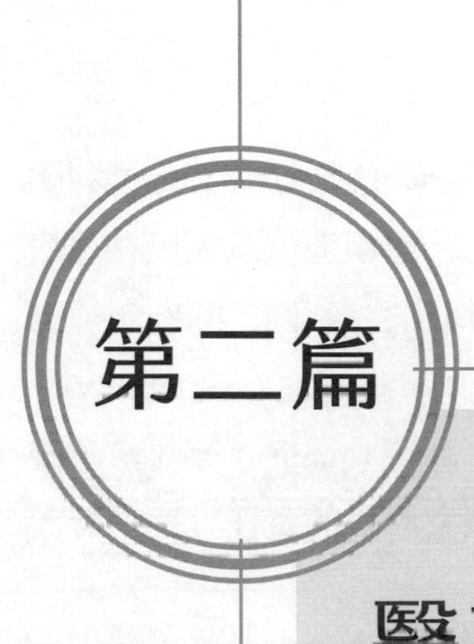

第二篇

醫事人員與公共衛生師相關法規

第四章

醫師法

人民有權享有自憲法第 22 條所衍生保護的健康權。經濟社會文化權利國際公約第 12 條第 (d) 款規定：「國家為實現健康權，應創造保證人民在患病時能得到醫療照顧的條件」，並參照經濟社會文化權利委員會於 2000 年通過有關健康權的「一般意見」所闡述的健康權，包括：可獲得性 (availability)、可接近性 (accessibility)、可接受性 (acceptability)、品質 (quality) 等要素，**確保病患受到便利及符合適當品質的醫療照護，為國家應負的責任**（羅昌發大法官釋字第 778 號解釋協同意見書參照）。

一、立法目的與法規沿革

1960 年代，美國消費者意識提高，病人對於醫師的指示不再一味地遵從，並要求獲取自身健康及治療的相關資料、參與決定有關自己的治療和照護行動；美國醫療協會 (American Hospital Association) 於 1973 年訂定「病人權利典章」(A Patient's Bill of Rights)；法國在 1974 年公布「病人權利憲章」(Charters of the Rights of Patients)；世界醫學會於 1981 年第 34 屆全體大會提出「里斯本病人權利宣言」(Declaration of Lisbon on the Rights of the Patient)，各國紛紛立法保障病人權利；美國則於 1991 年率先實施「患者的自我決定法」(Patient Self-Determination Act)[1]。

醫療行為具有不確定性，先端醫療科技或新藥，蘊含無法預測的危險，甚至產生嚴重的後遺症，醫師執業上的疏失、未履行業務上的義務，為醫病間的訴訟之源。醫師以醫療行為作為職業，涉及民眾的健康權益，須國家公

---

[1] 曾淑瑜，《醫療倫理與法律》，元照，2010 年 4 月，第 33 頁。

權力介入，以維護公益；我國**醫師法之立法目的，即在於保障民眾健康權益、避免醫療糾紛發生，建立互信的醫病關係**。醫師法自 1943 年 9 月 22 日制定公布至 2000 年 7 月 19 日僅作 7 次部分修正；其中，1967 年 6 月 2 日係全文修正，增訂密醫之刑責規定，並於 1975 年 9 月 11 日起施行。為健全醫師養成培育及繼續教育、建立執業執照定期更新制度、強化醫事倫理規範及落實懲戒制度功能，醫師法於 2002 年 1 月 16 日全文修正公布，計修正 42 條條文、增訂 12 條及刪除 4 條。嗣後截至 2020 年 1 月 15 日止，醫師法又微修 6 次。

二、規範重點

醫事人員義涵甚廣，各別規範法制體系大致可分為資格法、業務法及責任法三大部分，而醫師法主要規範對象，則包含醫師、中醫師及牙醫師三者。

㈠醫師之資格與執業

按醫師法規定，中華民國人民經醫師**考試及格並依醫師法領有醫師證書**者，得充醫師（第 1 條）；且醫師考試之應考資格，依醫師、中醫師及牙醫師考試之規定各有不同的學歷要件。**醫師的積極資格，主要為「經醫師考試及格」**，經醫師考試及格者，得請領醫師證書（第 6 條）；請領醫師證書，應具申請書及資格證明文件，送請中央主管機關核發之（第 7 條）。醫師法所稱「主管機關」，「在中央為衛生福利部；在直轄市為直轄市政府；在縣（市）為縣（市）政府（第 7 條之 3）」。

1. 醫師考試應試資格

⑴國內學歷

醫師：主要以公立或立案之私立大學、獨立學院或符合教育部採認規定之國外大學、獨立學院「**醫學系、科**」畢業，並經實習期滿成績及格領有畢業證書者，得應醫師考試；「中醫學系」畢業，符合一定要件，且經中醫師考試及格領有中醫師證書者，亦得應試（第 2 條第 1 項）。

中醫師：主要以公立或立案之私立大學、獨立學院或符合教育部採認規定之國外大學、獨立學院「**中醫學系**」畢業，並經實習期滿成績及格領有畢業證書者，得應中醫師考試；另「醫學系、科」畢業，並修習中醫必要課程，得有證明文件，且經醫師考試及格領有醫師證書者，亦得應試（第 3 條第 1 項）。

牙醫師：公立或立案之私立大學、獨立學院或經教育部採認規定之國外大學、獨立學院「**牙醫學系、科**」畢業，並經實習期滿成績及格，領有畢業證書者，得應牙醫師考試（第 4 條）。

⑵國外學歷

以外國學歷參加考試者，原則應先經教育部學歷甄試通過，始得參加考試。但如屬「美國、日本、歐洲、加拿大、南非、澳洲、紐西蘭、新加坡及香港等地區或國家」之相關學歷，例外不須經學歷甄試即得應試（第 4 條之 1）。第 4 條之 1 所稱「歐洲」，指歐洲聯盟會員國（醫師法施行細則第 13 條第 1 項）。

2. 不得充任醫師／喪失醫師資格

有下列情事之一者，不得任醫師；已為醫師者，撤銷或廢止其醫師證書：⑴曾犯肅清煙毒條例或麻醉藥品管理條例之罪，經判刑確定。⑵曾犯毒品危害防制條例之罪，經判刑確定。⑶依法受廢止醫師證書處分（第 5 條）。

醫師救人濟世，若觸犯上開罪名經判刑確定，不但有損醫德，更有危及病人健康之虞，故醫師法第 5 條明定其不得充任醫師。而**醫師被撤銷或廢止醫師證書後，如再執行醫療業務，即成立醫師法第 28 條之密醫罪**。第 5 條「撤銷」與「廢止」之差異，必須辨明：「撤銷」❷，係就業已有效成立的行政處分，因其具有撤銷的原因，由**正當權限機關依聲請或依職權，另以行政**

❷ 行政程序法第 117 條：「違法行政處分於法定救濟期間經過後，原處分機關得依職權為全部或一部之撤銷；其上級機關，亦得為之。但有下列各款情形之一者，不得撤銷：一、撤銷對公益有重大危害者。二、受益人無第一百十九條所列信賴不值得保護之情形，而信賴授與利益之行政處分，其信賴利益顯然大於撤銷所欲維護之公益者。」

行為予以撤銷，使其不發生效力，或消滅已發生的效力，而溯及既往回復至未為處分之狀態❸。「廢止」❹，係指就業已成立並且生效的**無瑕疵行政處分，基於法律規定、事實上原因或政策**之特殊考量，決定將其廢棄，使其**向將來失其效力**的行為❺。

3. 專科醫師甄審／無排他性

醫師經完成專科醫師訓練，並經中央主管機關甄審合格者，得請領專科醫師證書（第7條之1第1項）；**非領有專科醫師證書者，不得使用專科醫師名稱**（第7條之1第2項）。參加專科醫師甄審者，必須已具備醫師資格完成專科醫師訓練，經甄審合格始具專科醫師之資格。**專科醫師證書其有效期限及每次展延之期限，為3年至6年。**

我國醫師專科分科計23科（專科醫師分科及甄審辦法第3條）；牙醫師專科分科計11科（牙醫專科醫師分科及甄審辦法第6條）。**專科醫師之甄審，各科每年至少應辦理一次。法律上並無直接限制專科醫師執行醫療業務範圍**或科別之明文規定，只有少數醫療行為，如墮胎、移植手術、腦死判定等，法律有特別規定（如人體器官移植條例、優生保健法）限定由專科醫師為之；故領有專科醫師證書只具專科領域的識別作用，並無排他性。

4. 醫師執業應遵守之規定

⑴**執業登記**：應向執業所在地直轄市、縣（市）主管機關申請執業登記，領有執業執照，始得執業（第8條第1項）。已領有醫師證書者，若未申請執業登記，取得執業執照，雖具備醫師資格得充醫師，行醫固不構成密醫行為，但應處新臺幣2萬到10萬元罰鍰，並令限期改善；屆期未改善者，按次連續

---

❸ 行政程序法第118條：「違法行政處分經撤銷後，溯及既往失其效力。但為維護公益或為避免受益人財產上之損失，為撤銷之機關得另定失其效力之日期。」

❹ 行政程序法第122條：「非授與利益之合法行政處分，得由原處分機關依職權為全部或一部之廢止。但……。」

❺ 行政程序法第125條：「合法行政處分經廢止後，自廢止時或自廢止機關所指定較後之日時起，失其效力。但受益人未履行負擔致行政處分受廢止者，得溯及既往失其效力。」

處罰（第 27 條）。

⑵**證照更新：**應接受繼續教育，並每 6 年提出完成繼續教育證明文件，辦理執業執照更新（第 8 條第 2 項），本條項於 2020 年 1 月 15 日修正公布，增訂但書規定，有特殊理由得申請延期更新，於屆期後 6 個月內，補行申請。中央主管機關於 2013 年 7 月 1 日訂定發布「醫事人員執業登記及繼續教育辦法」，全部醫事人員統一共通適用（第 8 條第 4 項）。

有下列情形之一者，不得發給執業執照；已領者，撤銷或廢止之：「一、經撤銷或廢止醫師證書。二、經廢止醫師執業執照，未滿一年。三、有客觀事實認不能執行業務，經……專科醫師及學者專家組成小組認定」（第 8 條之 1）。

不能執行業務之判斷案例，例如：中風、眼疾、重聽、色盲、無法言語等。醫師為病人診察病情，首重視覺，**我國傳統醫學望、聞、問、切之說，將目視診斷置首要地位**，醫師視力模糊不清致無法視診、書寫病歷者，宜認屬醫師法第 8 條之 1 第 1 項第 3 款所定之「不能執行業務」❻。醫師患有重度重聽，若配戴助聽器後即可獲得改善者，實務上認為尚難限制其執行醫療業務❼；輕度色弱及嚴重色弱至完全無辨色力的色盲，執行醫療業務應有妨礙；輕度色弱者則應視其醫療工作性質而定，應避免外科系、病理、檢驗及其他有關辨色的工作❽。

⑶**執業處所（一處為限）及例外：**醫師執業，應在所在地主管機關核准登記之醫療機構為之。但急救、醫療機構間之會診、支援、應邀出診或經事先報准者，不在此限（第 8 條之 2）。**醫師執業，其登記執業之醫療機構以一處為限**（醫師法施行細則第 4 條）。「會診」，係因醫療個案之臨時需要，會同其他醫療院所具有特殊專長之醫師共同診治，是專長的互補，以提升醫療品質，而非專長的不足。「支援」，係指醫療機構間之相互支援；「應邀出診」，

---

❻ 行政院衛生署 78 年 1 月 5 日衛署醫字第 769488 號函。

❼ 行政院衛生署 81 年 2 月 20 日衛署醫字第 8105565 號函。

❽ 行政院衛生署 82 年 8 月 25 日衛署醫字第 8255288 號函。

係指應情況危急或地區偏遠交通不便之病人之邀往診而言❾。醫療機構設置標準第 20 條第 2 項規定：「所稱醫療機構間之會診、支援，指未固定排班提供診療者而言。」醫師若「事先經報准」，則可在非執業登記之醫療機構執行醫療業務。

⑷**強制入會**：醫師執業，應加入所在地醫師公會（第 9 條第 1 項）；醫師公會不得拒絕具有會員資格者入會（第 9 條第 2 項）。

⑸**歇業、停業報備**：歇業或停業時，應自事實發生之日起 30 日內報請原發執業執照機關備查（第 10 條第 1 項）；**變更執業處所或復業**，準用執業規定（第 10 條第 2 項）。**註銷執業執照**：醫師死亡者，由原發執業執照機關註銷其執照（第 10 條第 3 項）。

㈡醫師之義務

醫療產業為勞力密集的產業，依賴人力之比重大；醫師在醫療保健制度中，扮演重要角色，是提供醫療保健服務的主要來源。1972 年世界衛生組織 (WHO) 對「醫師」定義為：「醫師是一個有能力使用獨立判斷，來促進社區與個人健康之人」❿。而醫師執業，以執行醫療業務為主要工作，依據醫師法或其他衛生法規，負有諸多的法定義務（如圖 4–1）。

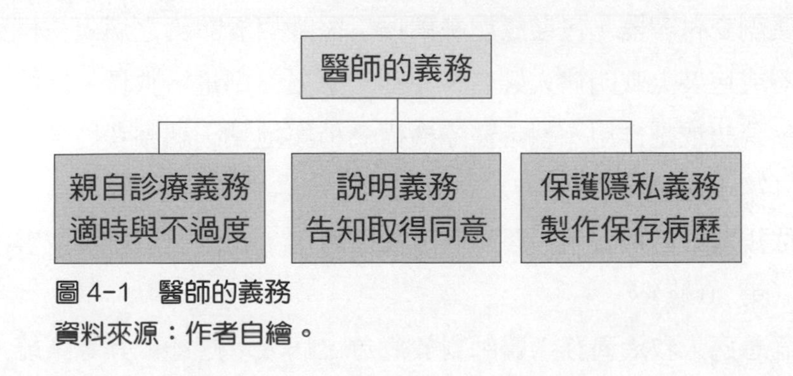

圖 4–1　醫師的義務

資料來源：作者自繪。

---

❾ 行政院衛生署 81 年 4 月 27 日衛署醫字第 8109595 號函。

❿ 黃偉堯、朱僑麗、林文德、劉嘉年，《醫療保健制度》，國立空中大學出版中心，2009 年 6 月，第 42 頁。

1.醫師對病人之義務

⑴**親自診察：**醫師非親自診察，不得施行治療、開給方劑或交付診斷書。但於山地、離島、偏僻地區或有特殊、急迫情形，為應醫療需要，得由直轄市、縣（市）主管機關指定之醫師，以通訊方式詢問病情，為之診察，開給方劑，並囑由衛生醫療機構護理人員、助產人員執行治療（第 11 條第 1 項）。

⑵**交付證明書：**醫師非親自檢驗屍體，不得交付死亡證明書或死產證明書（第 11 條之 1）。

⑶**病歷製作及保存：**醫師執行業務時，應製作病歷，並簽名或蓋章及加註執行年、月、日（第 12 條第 1 項）。病歷首頁應載明病人姓名、出生年、月、日、性別及住址等基本資料，以及**就診日期、主訴、檢查項目及結果、診斷或病名**、治療處置或用藥等情形（第 12 條第 2 項）。病歷由醫師執業之醫療機構依醫療法規定保存（第 12 條第 3 項）。

⑷**說明義務：**醫師診治病人時，應向**病人或其家屬**告知其病情、治療方針、處置、用藥、預後情形及可能之不良反應（第 12 條之 1）。

⑸**處方箋應載明事項：**醫師處方時，應於處方箋載明下列事項，並**簽名或蓋章**：醫師姓名、病人姓名、年齡、藥名、劑量、數量、用法及處方年、月、日（第 13 條）。

⑹**藥劑交付容器、包裝應記載事項：**醫師對於診治之病人交付藥劑時，應於容器或包裝上載明病人姓名、性別、藥名、劑量、數量、用法、作用或適應症、警語或副作用、執業醫療機構名稱與地點、調劑者姓名及調劑年、月、日（第 14 條）。

⑺**依規收取醫療費用：**醫師收取醫療費用，應由醫療機構依醫療法規規定收取（第 20 條）。

⑻**危急病人救治義務：**醫師對於危急之病人，應即依其專業能力予以救治或採取必要措施，不得無故拖延（第 21 條）。

⑼**守密義務：**醫師除依第 22 條規定外，對於因業務知悉或持有他人病情或健康資訊，不得無故洩露（第 23 條）。

2.醫師對社會之義務

⑴傳染病處理與報告義務：醫師診治病人或檢驗屍體，發現罹患傳染病或疑似罹患傳染病時，**應依傳染病防治法規定辦理（第 15 條）。就此，傳染病防治法第 39 條第 1 項規定**：醫師診治病人或醫師、法醫師檢驗、解剖屍體，發現傳染病或疑似傳染病時，**應立即採行必要之感染管制措施，並報告當地主管機關**。

⑵非病死報請相驗：醫師檢驗屍體或死產兒，如為非病死或可疑為非病死者，應報請檢察機關依法相驗（第 16 條）。

⑶提供相關資料：醫師如無法令規定之理由，不得拒絕診斷書、出生證明書、死亡證明書或死產證明書之交付（第 17 條）。

⑷正當使用管制及毒劇藥品：醫師除正當治療目的外，不得使用管制藥品及毒劇藥品（第 19 條）。管制藥品管理條例第 6 條第 1 項規定：醫師、非為正當醫療之目的，不得使用管制藥品。違反者，處新臺幣 6 萬到 30 萬元罰鍰（管制藥品管理條例第 39 條第 1 項）。

⑸真實義務：醫師受有關機關詢問或委託鑑定時，不得為虛偽之陳述或報告（第 22 條）；**「有關機關」，係指衛生、司法或司法警察機關**（醫師法施行細則第 6 條）。

⑹遵從指揮義務：醫師對於天災、事變及法定傳染病之預防事項，有遵從主管機關指揮之義務（第 24 條）。

⑺通報義務：醫事人員、……，在執行職務時知有疑似家庭暴力（疑似性侵害犯罪情事），應立即通報當地主管機關，至遲不得逾 24 小時（家庭暴力防治法第 55 條第 1 項、性侵害犯罪防治法第 8 條第 1 項）。

㈢發布「通訊診察治療辦法」以應遠距醫療之需

醫師法第 11 條第 2 項規定：「前項但書所定之通訊診察、治療，其醫療項目、醫師之指定及通訊方式等，由中央主管機關定之。」中央主管機關依此授權，2018 年 5 月 11 日訂定發布**「通訊診察治療辦法」，運用科技提升醫**

療照護效能與可近性，放寬遠距醫療之照護對象與模式。

1.適用對象

通訊診察治療辦法第 2 條**明定 5 種合乎特殊條件之病人，得進行通訊診療，不限於山地、離島、偏僻地區：**

⑴急性住院病人，依既定之出院準備服務計畫，於出院後 3 個月內之追蹤治療。⑵機構住宿式服務類之長期照顧服務機構與醫療機構訂有醫療服務契約，領有該醫療機構醫師開立效期內慢性病連續處方箋之長期照顧服務使用者，因病情需要該醫療機構醫師診療。⑶衛生機關有關家庭醫師整合性照護法令規定之病人，因病情需要家庭醫師診療。⑷衛生機關認可之遠距照護，或居家照護相關法令規定之收案對象，於執行之醫療團隊醫師診療後 3 個月內之追蹤治療。⑸擬**接受或已接受本國醫療機構治療之非本國籍，且未參加全民健康保險之境外病人**。但醫師僅能診治不能開藥，無形中削弱通訊診察治療辦法協助居家病人得到更高品質醫療服務的美意⓫。

2.提出通訊診療實施計畫申請核准

醫院進行遠距醫療，需事先提出「**通訊診療實施計畫**」（通訊診察治療辦法第 5 條），載明實施之醫事人員、醫療項目、實施對象、資料安全維護措施，**經直轄市、縣（市）主管機關核准後，始得實施**（通訊診察治療辦法第 6 條）。並詳實製作病例且註明「通訊診療」（通訊診察治療辦法第 7 條第 4 款）；排除初診病患，但限於在機構內執行通訊診察，並**應事先取得通訊診察對象之同意，執行過程應確保病人之隱私並製作病歷**，以保障民眾之權益。

我國通訊診察治療辦法雖放寬醫師法遠距醫療之照護對象與模式，除「偏鄉、急迫情形及國際患者」外，**初診病人不能接受通訊診療；且除偏鄉或有急迫情形，醫師不得開給方劑，用藥的限制，乃亟需突破的發展障礙**。第五代行動通訊技術 (5G) 時代來臨，為更新遠距醫療影像設備、發展 5G 的醫療應用，有必要放寬通訊診察治療辦法之管制範圍⓬。

⓫ 劉宜廉，〈居家醫療相關的法律問題〉，《臺灣醫界》，第 62 卷第 9 期，2019 年 9 月，第 32–36 頁。

3.以行政函釋放寬納入居家檢疫隔離民眾之商権

「新型冠狀病毒」引發的肺炎 (COVID-19)，導致全世界大流行，截至 2021 年 6 月 23 日，全球累計確診案例有 179,936,205 例，累計死亡案例有 3,898,261 例[13]，我國累計確診人數暴增至 14,260 例，其中 13,041 例本土病確診、599 人死亡[14]。為防疫需求，衛福部於 2020 年 2 月 10、19 日分別以衛部醫字第 1091660661 號及第 1091661115 號函釋，**將有急迫就醫需求的居家檢疫隔離民眾，納入遠距診療對象；公布「全民健康保險特約醫事服務機構提供因 COVID-19（武漢肺炎）疫情接受居家隔離或檢疫之保險對象視訊診療作業須知」**，相關費用由健保各部門總額預算支應。但 2020 年入冬以來，COVID-19（武漢肺炎）在全球第二波大爆發、病毒變種，傳染力更加強勁，2021 年疫情恐非短期即可消弭於無形。**法規管制之鬆綁不應以行政函釋為之，遠距醫療法規鬆綁應循法規修正之程序辦理，以符依法行政原則。**

㈣醫師懲戒

醫師的懲戒，於 2002 年醫師法大幅修正前，第 29 條已有規定：醫師懲戒辦法，由中央衛生主管機關定之。惟此授權之事項並未明確，懲戒事由及方式，因涉及人民權利之限制或剝奪，逕於醫師懲戒辦法予以規範，逾越母法授權之範圍而違背重要事項應以法律規定之法律保留原則。醫師法在 2002 年 1 月 16 日全文修正公布，明定懲戒事由、懲戒方式、懲戒委員會之設置及懲戒決議之執行機關等，以符法制。

1.懲戒移送機關及事由

醫師有下列情事之一者，由**醫師公會或主管機關**移付懲戒：⑴業務上重

---

⑫ 吳秀玲，〈醫師法之缺失評析〉，《中正財經法學》，中正大學財經法律學系，2021 年 1 月，第 22 期，第 268 頁。

⑬ 〈各國疫情統計〉，2021 年 9 月 13 日，PRIDE 政策研究指標資料庫，https://pride.stpi.narl.org.tw/index/graph-world/detail/4b1141ad70bfda5f0170e64424db3fa3（2021 年 9 月 13 日瀏覽）。

⑭ 〈確診又逾百例！本土 +104 例、新增死亡 24 例〉，自由時報電子報，2021 年 6 月 23 日。

大或重複發生過失行為。(2)**利用業務機會之犯罪行為，經判刑確定**。(3)非屬醫療必要之過度用藥或治療行為。(4)**執行業務違背醫學倫理**。(5)前 4 款及第 28 條之 4 各款以外之**業務上不正當行為**（第 25 條）。

2.業務上違法或不當行為

例 1.容留未具醫師資格之人擅自執行醫療業務。例 2.中醫師為病患診斷處方給予西藥[15]。中央衛生主管機關於 2004 年 6 月 8 日發布「醫事人員代言產品之處理原則」，「醫事人員為產品代言，其宣傳內容如未經科學研究證實或假借未曾發表之研究報告，而為產品代言、背書或影射，其具醫療、健康之療效或功效，誤導消費者購買之虞者，應依業務上不正當行為論處；醫師應依醫師法第 25 條第 5 款業務不正當行為，移付懲戒。」

司法院大法官釋字第 545 號解釋指明[16]：醫師於業務上如有違法或不正當行為，得處 1 個月以上 1 年以下停業處分或撤銷其執業執照，係為**維護醫師之職業倫理，維持社會秩序，增進公共利益所必要**，與憲法第 23 條規定之意旨無違。

3.懲戒方式

醫師懲戒方式：(1)警告。(2)命接受額外之一定時數繼續教育或臨床進修。(3)限制執業範圍或停業 1 個月以上 1 年以下。(4)**廢止執業執照**。(5)**廢止醫師證書**（第 25 條之 1 第 1 項）。**前項各款懲戒方式，其性質不相牴觸者，得合併為一懲戒處分**（第 25 條之 1 第 2 項）。

4.懲戒委員會、懲戒覆審委員會之設置

醫師懲戒委員會由中央或直轄市、縣（市）主管機關設置，醫師懲戒覆審委員會由中央主管機關設置；其設置、組織、會議、懲戒與覆審處理程序

---

[15] 行政院衛生署 1991 年 7 月 24 日衛署訴字第 945240 號函。

[16] 「業務上之違法行為」，係指醫師於醫療業務，依專業知識，客觀上得理解不為法令許可之行為，此既限於執行醫療業務相關之行為而違背法令之規定，並非泛指醫師之一切違法行為，其範圍應屬可得確定。「業務上之不正當行為」，則指醫療業務行為雖未達違法之程度，但有悖於醫學學理及醫學倫理上之要求而不具正當性應予避免之行為。

及其他應遵行事項之辦法，由中央主管機關定之（第25條之2第6項）。

5.懲戒之受理與正當程序

醫師移付懲戒事件，由醫師懲戒委員會處理之（第25條之2第1項）；醫師懲戒委員會應將移付懲戒事件，通知被付懲戒之醫師，並限其於通知送達之翌日起20日內提出答辯或於指定期日到會陳述;未依限提出答辯或到會陳述者，醫師懲戒委員會得逕行決議（第25條之2第2項）。

6.請求覆審期限

被懲戒人對於醫師懲戒委員會之決議有不服者，得於決議書送達之翌日起20日內，向醫師懲戒覆審委員會請求覆審（第25條之2第3項）。

7.懲戒決議執行機關

醫師懲戒委員會、醫師懲戒覆審委員會之**懲戒決議，應送由該管主管機關執行之**（第25條之2第4項）。醫師懲戒辦法第21條規定：「醫師懲戒委員會、醫師懲戒覆審委員會之懲戒決議，應送由下列各該主管機關執行之：一、廢止醫師證書，送由中央主管機關執行之。二、其餘之懲戒方式，送由各該直轄市、縣（市）主管機關執行之。」

㈤密醫罪

1.醫師法第28條本文規定

有關違反醫師法之罰則，可分為：行政罰與行政刑罰，行政罰之處罰類別可分為：懲戒、罰鍰、停業、限制執業範圍、廢止執業執照、廢止醫師證書等；行政刑罰主要係針對未具合法醫師資格而執行醫療業務者，依密醫罪科以刑責。為保障民眾的健康及生命、身體安全，醫療業務必須由具有合法醫師資格者執行，倘有違反者，應負刑責。**醫師法第28條本文規定：未取得合法醫師資格，執行醫療業務者，處6個月以上5年以下有期徒刑，得併科新臺幣30萬元以上150萬元以下罰金**。此即所謂的密醫罪，但有例外排除規定。

「醫療業務」，係指以「醫療行為」為職業者而言，不問是主要業務或附屬業務（輔助主要業務不可或缺之附隨行為），凡**職業上予以機會，為非特定多數人實施之醫療行為均屬之，但不以收取報酬為要件**⑰。**而「業務」並不以本職為限**，且不限合法業務，包括非法業務。

而「醫療行為」，依主管機關之函釋⑱與修正⑲，係指「凡以治療、矯正或預防人體疾病、傷害、殘缺或保健為目的，所為的診察、診斷及治療；或基於診察、診斷結果，以治療為目的，所為的處方、用藥、施術或處置等行為的全部或一部的總稱。」而「**診療、處方、麻醉、手術、病歷記載**」**，乃屬核心的醫療行為，應由醫師親自執行**，方為適法。

2.成立密醫罪例舉

⑴護理人員未經醫師指示，為醫療輔助行為。⑵非專科護理師經醫師指示，為醫療行為。⑶專科護理師未於醫師監督下執行醫療業務。⑷專科護理師自行為診斷、處方、醫囑。⑸護理人員執行業務時，遇有病人危急，未依護理人員法第 26 條規定立即聯絡醫師，逕為醫療救護，成立密醫罪。

3.例外不罰情況

⑴醫師法第 28 條但書規定

考量醫療行為之目的，在於救治病人、恢復病人健康，本質上是利他的行為，醫學院校的學生或畢業生，於受認可之醫療機構之醫師指導下，為實地實習 以磨練醫技；或護理人員、醫事人員等，於醫療機構在醫師指示下，為受容許範圍內的醫療行為（或醫療輔助行為）；以及遇有突發狀況，基於見義勇為之臨時施行急救情況，並無應予課責之非難性，密醫罪爰定有例外不罰之情形。醫師法第 28 條但書：「但合於下列情形之一者，不罰：一、**在中央主管機關認可之醫療機構，於醫師指導下實習之醫學院、校學生或畢業生**。二、在醫療機構於醫師指示下之護理人員、助產人員或其他醫事人員。三、

---

⑰ 行政院衛生署 1975 年 4 月 6 日衛署醫字第 107808 號函。

⑱ 行政院衛生署 1992 年 1 月 6 日衛署醫字第 1001162 號函。

⑲ 行政院衛生署 1992 年 7 月 31 日衛署醫字第 8153463 號函，除「處方、用藥」外，增加「施術或處置」；1992 年 8 月 22 日衛署醫字第 8159081 號函，刪除「直接目的」之「直接」二字。

合於第十一條第一項但書規定（即通訊醫療）。四、**臨時施行急救**。」

⑵傳染病防治法第 28 條第 1 項規定

公共衛生基層護理人員施行預防接種工作，傳染病防治法明文排除不受醫師法第 28 條之限制。由於**偏遠地區衛生所並無醫師編制**，無法執行傳染病預防接種，造成防疫工作推展困境，**中央主管機關逕以行政函釋，允許公衛護士不須在醫師指示下，為預防接種工作。此行政命令明顯牴觸「依法行政原則」之「法律優位原則」子原則**。2002 年，南投縣竹山鎮發生未滿 2 歲幼兒因施打三合一傳染病疫苗意外死亡案件，涉案公衛護士及南投縣衛生局局長，以密醫行為被起訴，2006 年獲判無罪。為了避免此類事件再度發生，爰修正傳染病防治法，第 28 條第 1 項規定：「主管機關規定之各項預防接種業務及因應疫情防治實施之特定疫苗接種措施，得由受過訓練且經認可之護理人員施行之，不受醫師法第二十八條規定之限制。」本條項嗣於 **2018 年 6 月 13 日增修**為：「……不受醫師法第二十八條、**藥事法第三十七條及藥師法第二十四條規定之限制**。」

⑶護理人員法第 24 條第 3 項

由於護理人員法修法前對於專科護理師執業之範圍，並無明文規定，僅有衛生福利部之行政函釋，在臨床實務上，有許多情況專科護理師在醫師指示下執行醫療業務，使專科護理師日常執業遊走於密醫罪的法律邊緣。2014 年 8 月 20 日護理人員法修正公布，增第 3 項：「專科護理師及依第七條之一接受專科護理師訓練期間之護理師，除得執行第一項業務外，並**得於醫師監督下執行醫療業務**。」以及第 4 項：「前項所定於醫師監督下得執行醫療業務之辦法，由中央主管機關定之。」衛生福利部在 2015 年 10 月 19 日訂定發布「專科護理師於醫師監督下執行醫療業務辦法」，2016 年 1 月 1 日施行。

專科護理師依據上開辦法第 3 條規定，於醫師監督下執行：「涉及侵入人體：1.傷口處置。2.管路處置。3.檢查處置。4.其他處置。」「未涉及侵入人體：1.預立特定醫療流程所需表單之代為開立。2.檢驗、檢查之初步綜合判斷。3.非侵入性醫療處置。4.相關醫療諮詢等醫療業務。」乃屬合法的行為，並未觸犯密醫罪。護理人員法第 24 條第 3 項所稱之「監督」，指「由專科護理師及接受專科護理師訓練期間之護理師，執行醫療業務前或過程中，**醫師對其所為之指示、指導或督促。前項監督，不以醫師親自在場為必要**」（專科護理師於醫師監督下執行醫療業務辦法第 2 條）。

三、罰　則

㈠處罰機關

違反醫師法之處罰機關，依醫師法第 29 條之 2 前段規定，本法所定之罰鍰、限制執業範圍、停業及廢止執業執照，由直轄市或縣（市）主管機關處罰之。由於「醫師證書」係由中央主管機關核發（醫師法第 7 條），「廢止醫師證書」爰明定「由中央主管機關處罰之」（第 29 條之 2 後段）。

㈡處罰對象

違反醫師法之規定，**受處罰對象，有醫師、醫師公會及涉及密醫之醫師以外醫事人員或民眾**。而醫師公會會成為處罰的對象，乃因醫師法第 9 條第 1 項強制醫師執業，應加入所在地醫師公會。同條第 2 項：「醫師公會不得拒絕具有會員資格者入會。」違反者，醫師法第 27 條明定，應處新臺幣 2 萬元以上 10 萬元以下罰鍰，並令限期改善；屆期未改善者，按次連續處罰。

㈢處罰類別

1. 罰鍰令限期改善；未改善按次連罰

違反第 8 條第 1 項、第 2 項、第 8 條之 2、第 9 條、第 10 條第 1 項或第 2 項規定，處新臺幣 2 萬到 10 萬元罰鍰，並令限期改善；屆期未改善者，按次連續處罰（第 27 條）。

2. 罰鍰、限制執業範圍、停業、廢照

醫師有下列情事之一者，處新臺幣 10 萬到 50 萬元罰鍰，得併處限制執業範圍、停業處分 1 個月以上 1 年以下或廢止其執業執照；**情節重大者，並**

得廢止其醫師證書：1.執行中央主管機關規定不得執行之醫療行為。2.使用中央主管機關規定禁止使用之藥物。**3.聘僱或容留違反第28條規定之人員執行醫療業務。4.將醫師證書、專科醫師證書租借他人使用。**5.出具與事實不符之診斷書等（第28條之4）。

3.罰　鍰

違反第11～14條、第16條、第17條或第19～24條，處新臺幣2萬～10萬元罰鍰。但醫師違反第19條規定使用管制藥品者，依管制藥品管理條例之規定處罰（第29條）。

4.停業仍執業廢照

醫師**受停業處分仍執行業務者，廢止其執業執照；**受廢止執業執照處分仍執行業務者，得廢止其醫師證書（第29條之1）。

四、醫學倫理

㈠醫學倫理起源

「倫理學」又稱為「道德哲學」(moral philosophy)，最早可以追溯到亞里斯多德的時代。**醫學鼻祖希波克拉底強調，對於「生命神聖性」的敬重，已成倫理重心**。20世紀中期以後，伴隨醫療科技的突飛猛進，人口快速增加，以及二次世界大戰期間所發生的種種不人道的實驗行為，促使倫理學在醫學領域的應用與價值，逐漸受到重視。醫學所衍生的倫理困境，日益複雜；醫療科技不斷進步，倫理爭議無法完全消失。醫療倫理 (Medical Ethics) 基本概念，即**醫師基於職業上之尊嚴及對生命之敬畏，所應遵循之心理規範，亦即醫學倫理**。醫療保健科技之推進，以醫病關係為重心的醫學倫理，不再只是單純的醫療決定，醫學倫理已擴展至社會、環境及生命倫理[20]。

在美國，「醫學倫理」成為「醫學」與「倫理學」重要的研究領域。從1945年第一次世界大戰至1960年的「醫療擴張期」，戰後「嬰兒潮」使人口

---

⑳ 吳秀玲，醫護健保與長照法規，三民書局，2019年6月，第105–106頁。

迅速增加，醫療需求遞增；昂貴的新醫療科技及藥物的發明，生命得以延長，同時造成醫療支出上的沉重負擔。1970 年至 1980 年的「醫療支出限制期」，乃因倫理、哲學家擔憂醫療費用高漲與限縮醫療服務，影響大眾的就醫權益，為文發聲，使得「醫學倫理」開始受到關切。1980 年起，進入「效益評估期」，一個醫療的介入，究竟有效或無效？成為重點，美國開始出現無效醫療的討論[21]。

(二)醫學倫理四大基本原則

醫學倫理**探討安樂死、墮胎、器官移植等問題**，關心醫病關係，是一種思考過程，以作成良、善、美的醫療決定，使醫學更合乎人性，是維護人性尊嚴的學問。**醫學倫理四大基本原則：切勿傷害、利益病患、病人自主、秉持公義**，可涵蓋許多臨床案例，促成病患及民眾的平等醫療權利。醫療保健科技之推進，以醫病關係為重心的醫學倫理，不再只是單純的醫療決定，**醫學倫理已擴展至社會、環境及生命倫理**。

1949 年 10 月於英國倫敦舉辦第三屆世界醫師會大會，通過**國際醫學倫理規範**，明定醫師的一般性責任義務：**醫師應進行獨立的專業判斷，並維持最高標準的專業型行為、不應為任何財務利益或其他誘因而轉介病患**，以及應尊重各國與地域性的醫學倫理規範等。**醫師對病患的責任義務規定：應以病患的最大利益提供醫療照護、尊重病患的隱私權**[22]。

(三)醫師倫理規範

中華民國醫師公會全國聯合會為發揚醫師倫理、尊重生命尊嚴、維護病人權益，2002 年 6 月 23 日第 6 屆第 1 次會員代表大會，修正通過「醫師倫理規範」，2013 年 5 月 26 日再修正。醫師倫理規範第 5 條第 1 項要求醫師：

---

[21] 陳聰富等，《醫療法律》，元照，2012 年 4 月，第 47–52 頁。

[22] 〈國際醫學倫理規範〉，《全球化思維的醫學倫理》，中華民國醫師公會全國聯合會，2010 年 4 月，第 16–18 頁。

應充實醫學新知、加強醫療技術，接受繼續教育，跟隨醫學進步並提升醫療服務品質。同條第 2 項提示醫師：**必須隨時注意與執業相關之法律和法規**，以免誤觸法令聲譽受損。第 28 條則約束醫師：**應儘量避免參與醫療及健康有關之商業廣告或代言**。

五、醫師法缺失探討

㈠未明確規定實習醫師的實習年限

1.容認「實習」無年限限制

醫師法第 28 條但書：「未取得合法醫師資格，執行醫療業務者，處六個月以上五年以下有期徒刑……。但合於下列情形之一者，不罰：**一、在中央主管機關認可之醫療機構，於醫師指導下實習之醫學院、校學生或畢業生**。……。」**本款未明定實習之醫學院、校學生或畢業生的實習年限**，亦未限制國外的醫學院、校學生或畢業生來（返）臺實習，致有「長年實習醫師」在不罰的保護傘下，長期活躍在醫療機構之中，對於病人的醫療權益難謂無損，且社會亦時有質疑聲浪。醫師法未設實習年限，造成密醫管制之合法漏洞，造成無法通過專門職業及技術人員國家考試之畢業生，以及國外醫學水準落後國家之醫學院、校畢業生，假實習之名，實際執行醫療業務，有檢討之必要。

2.行政命令限實習 6 年，增設醫師法所無限制牴觸法律

前行政院衛生署於 1980 年 1 月 30 日發布「實習醫師制度實施要點」，2004 年 9 月 9 日第 2 次修正發布，對於實習醫師實習年限加以限制：「**實習醫師之實習期間，以取得畢業證書之日起 6 年為限**。」本要點於 2004 年 9 月 9 日修正公告前，已於醫療機構擔任實習醫師者，前項實習年限以自本要點 2004 年 9 月 9 日修正公告日起算（第 5 點）。由於「**實習醫師制度實施要點」乃屬行政命令，其實習期限 6 年之規定，增設法律所無之限制，乃行政命令牴觸法律，依憲法第 172 條規定，為無效**[23]。

「長年實習醫師」依實習醫師制度實施要點第 5 點，姑且不論其於修正

前已實習年限之久長，自 2004 年 9 月 9 日重新起算 6 年實習期限，2010 年 9 月 8 日為期限末日，然迄今（2021 年）10 年又過，而**「長年實習醫師」仍繼續存在於各地，問題無人敢碰觸懸而未決**。且「長年實習醫師」，並非合法醫師，無須每 6 年提出完成繼續教育證明文件，辦理執業執照更新，故難以確保專業精進；在「幽靈手術 (Ghost Surgery)」[24]的背後，以合法掩飾非法，已涉及詐領健保給付刑事責任問題，更損及病人權益。

㈡以行政命令解釋「醫療業務」及「醫療行為」之適法性

醫師的醫療行為，以救治病人、恢復病人健康為目的，本質上帶有為病人福祉之色彩。醫師為一種職業，無論治療方法係診斷、給藥、手術，對於社會而言，可謂具有利益；而治療過程，不可避免常涉及侵入身體、破壞身體整體性[25]。因此，醫師的醫療行為，可否阻卻違法成為合法行為？合法執行醫療行為之要件為何？以及誰可以執行醫療行為，涉及應否負刑事責任之評價，故如何界定醫療行為之定義內涵，即屬重要之議題，就此重要事項，若無視法律保留原則逕以行政函釋說明，其適法性非無疑義。

1. 以行政命令函釋醫療行為，不符法律保留原則

醫師為醫療行為的主體。醫療行為，以患者誠實提供正確的資訊為基礎之協同關係，其性質屬於醫師與患者之信賴關係[26]。妥適的醫療行為，足以維護民眾健康，延長人類壽命，然醫療行為具有不確定性，蘊含無法預測的危險，療效與預期有顯著的落差或產生嚴重的後遺症。為避免醫療糾紛之發生，建立彼此互信的醫病關係，爰立法管制，彌補僅以職權命令作為規範的

---

[23] 吳秀玲，〈醫師法之缺失評析〉，《中正財經法學》，中正大學財經法律學系，2021 年 1 月，第 22 期，第 224–228 頁。

[24] 蘇嘉瑞，〈「誰開了這臺刀？」──「告知後同意」法則的精緻化與法學實證分析〉，《科技法學評論》，第 9 卷第 2 期，2012 年 2 月，第 249 頁。

[25] 陳聰富，《醫療責任的形成與展開》，臺灣大學出版中心，2014 年 5 月，第 84 頁。

[26] 植木哲，《医師の法律学》，有斐閣，1998 年 4 月，第 141 頁。

法效薄弱問題[27]。醫療法自1986年11月24日制定公布至最近一次2020年1月15日修正，已修正16次賦與衛生主管機關管理醫療機構的法源依據，惟有關「醫療業務」、「醫療行為」之意涵，醫療法與醫師法皆無具體明確之定義，僅由中央衛生主管機關，針對地方衛生機關個案之請示，以行政命令函釋其判斷結果，尚難謂與法律保留原則相符。

2.醫療行為定義與密醫之認定相關聯

由於「醫療行為之定義」，涉及醫師及其他醫事人員執業範圍之界限，以及病人和其家屬與醫師或醫療機構之間權利義務之事項，僅透過行政命令加以解釋，並非妥適[28]。尤其民眾的行為是否涉及密醫行為，不僅是行政管理上之取締問題而已，更是觸犯刑責與否之認定關鍵，因此，**「醫療行為之定義」顯然為重要事項，應以法律定之**（中央法規標準法第5條）。

想一想

1.醫師的義務有哪些？醫學倫理四大基本原則為何？
2.何謂密醫？行為人有何責任？
3.醫師的懲戒事由？懲戒決議如何執行？
4.以行政命令函釋醫療行為，為何不符法律保留原則？

---

[27] 吳秀玲，《醫護健保與長照法規》，三民，2019年6月，第33頁。
[28] 賴進祥，《醫療關係之危險責任》，國立編譯館，2004年9月，第3頁。

第五章

護理人員法

在醫療過程中，護理人員扮演照護的重要角色，常需獨立執行照護與醫療輔助行為，其**角色之蛻變，業由 1965 年護理倫理規則國際會議所定「護士有義務賢明而忠誠地履行醫師的囑咐」 之助理角色，在 1973 年修正轉化成「以護理照護需要之人為主要責任」的專業角色**。我國護理人員約佔醫事人員總數的 5 分之 2，乃醫療保健服務最主要人力，其人力素質與管理，影響醫療保健服務品質甚鉅。

一、立法目的與法規沿革

早期我國並無護理人員專法，1936 年以行政命令訂定「護士管理規則」，並於 1964 年修正為「護理人員管理規則」，且於 1982 年再度修正❶，惟仍難收規範實效。有鑑於 1990 年代亞太地區 16 個國家中，僅我國與其他五國（斐濟、尼泊爾、斯里蘭卡、東加、西屬薩摩亞）仍無護理人員專法，考量國內人口老化急遽、慢性病患者日增的社會變遷，民眾對於護理工作及照護需求殷切，為提升護理人員專業水準、提振其執業功能，以及保障護理人員和民眾權益，有關護理人員之管理、作業範圍及權責規範不足，亟需以法律定之❷。

前行政院衛生署參酌外國制度及我國實際需要，研擬護理人員法（草案）：**對護理人員之管理、作業範圍及權責，予以法律地位，以強化其執業、提升服務品質作為立法目的**，另為因應民眾健康照顧需求，**草案將護理機構**

❶ 〈立法院第 85 會期院會紀錄〉，《立法公報》，80 卷 33 期，1991 年 4 月 23 日 2457 號，第 44 頁。

❷ 〈立法院第 85 會期院會紀錄〉，同前註，第 21–57 頁。

之設置及管理併入規範，以保障病人權益，並減少醫療浪費、健全連續性醫療資源保健照護系統，使病人及家屬均能獲得妥當的醫療照顧及生活品質。

護理人員法（草案）經前行政院衛生署邀集護理、醫界代表及學者專家，先後召開多次會議，反覆研討條文內容之完整性及可行性，復經中華民國醫師公會全國聯合會、中華民國護理學會等代表開會修正❸，於 1989 年 3 月、8 月二度陳報行政院審查。行政院院會通過，1990 年 2 月 6 日函請立法院審議❹。護理人員法在 1991 年 4 月 30 日經立法院三讀通過，總統於同年 5 月 17 日制定公布，全文 57 條自公布日施行。但第 37 條（無資格者擅自執業之處分）之施行，得於 1991 年 6 月 30 日前審酌實際情況分區實行❺。

護理人員法自 2000 年 11 月 8 日至 2020 年 1 月 15 日止，共修正 9 次，增訂第 7 條之 1 專科護理師制度甄審之法源依據、專科護理師名稱專用規定及罰則；將護理機構之廣告、負責護理人員代理、機構評鑑與督導考核等原以施行細則規定之事項，提升為法律位階。2007 年 1 月 29 日增訂、修正 25 條及刪除條文，合計 32 條，新增護理人員繼續教育及執業執照更新制度；並考量其他醫事人員法規，均已明定專業證照租借他人之處罰，爰增訂第 30 條之 1，明定：護理人員將證照租借予「不具護理人員資格者」使用，廢止其護理人員證書；租借予「前述以外之人」使用者，處罰鍰並得併處 1 個月以上 1 年以下之停業處分或廢止其執業執照。

2013 年 12 月 11 日配合醫療法規定，修正護理紀錄保存期限；2014 年 8 月 20 日修正公布第 24 條條文，增訂專科護理師在醫師指示下可執行的醫療業務之法源依據；2015 年 1 月 14 日修正中央主管機關應辦理護理機構評鑑，直轄市、縣（市）主管機關對轄區內護理機構業務，應定期實施督導考核，增訂護理機構對前項評鑑及督導考核，不得規避、妨礙或拒絕規定及罰則等。護理人員法最近一次修正，係 2020 年 1 月 15 日修正公布第 8 條、第 55 條之

❸ 許君強，《醫療衛生制度與法規》，巨流，2007 年 9 月，第 15–17 頁。

❹ 行政院民國 79 年 2 月 6 日臺 79 衛字第 02147 號函。

❺ 護理人員法第 57 條但書規定，業於 2007 年 1 月 29 日修正公布，予以刪除。

3 條文，並刪除第 15 條條文；證照更新，允許有特殊理由得申請延期半年。

二、規範重點

㈠護理人員之資格與執業

1. 護理人員之資格

護理人員法規定：中華民國人民經護理人員考試及格，並依本法領有護理人員證書者，得充護理人員（第 1 條第 1 項）。前項考試得以檢覈行之；其檢覈辦法，由考試院會同行政院定之（第 2 項）。故護理人員之資格取得，主要為「經護理人員考試及格」或「檢覈及格」。若具有一定資格，該考試亦得以檢覈行之。惟 1999 年 12 月 29 日修正 2001 年 1 月 1 日施行之「專門職業及技術人員考試法」已取消檢覈規定，醫事人員檢覈辦法已失所附麗，並於 2006 年 10 月 23 日由考試院及行政院會銜發布廢止在案。護理人員法第 1 條第 2 項之檢覈規定，牴觸「專門職業及技術人員考試法」，遲未修法刪除，顯有未當。

護理人員法所稱護理人員，「指護理師及護士」（第 2 條）；經護理人員考試及格者，得請領護理人員證書（第 3 條）；請領護理人員證書，應具申請書及資格證明文件，送請中央主管機關審核後發給之（第 4 條）。

2. 不得充護理人員／喪失護理人員資格

有下列情形之一者，不得任護理人員；已為護理人員者，撤銷或廢止其護理人員證書：⑴曾犯肅清煙毒條例或麻醉藥品管理條例之罪，經判刑確定。⑵曾犯毒品危害防制條例之罪，經判刑確定。⑶依本法受廢止護理人員證書處分（第 6 條）。

護理人員受停業處分仍執行業務者，廢止其執業執照；受廢止執業執照處分仍執行業務者，廢止其護理人員證書（第 30 條）。因此，若受廢止護理人員證書處分，已喪失護理人員資格，自不得再任護理人員。

3. 專科護理師名稱專用／甄審／業務範圍

護理人員法第 7 條：「非領有護理師或護士證書者，不得使用護理師或護士名稱（第1項）；非領有專科護理師證書者，不得使用專科護理師名稱（第2項）。」違反本條名稱專用者，同法第38條訂有罰則。「護理師經完成專科護理師訓練，並經中央主管機關甄審合格者，得請領專科護理師證書（第7條之1第1項）。專科護理師之甄審，中央主管機關得委託各相關專科護理學會辦理初審工作。領有護理師證書並完成相關專科護理師訓練者，均得參加各該專科護理師之甄審（第7條之1第2項）。專科護理師之分科及甄審辦法，由中央主管機關定之（第7條之1第3項）。」專科護理師分科及甄審辦法原規定專科護理師之分科，僅內科及外科二科（第2條），2020年9月26日修正新增：精神科、兒科、婦產科、麻醉科四科。

我國護理人員法於2000年11月8日修正時，納入專科護理師，賦與法源依據，原意是使渠等於偏遠和醫療資源不足地區，得獨立執行部分醫療業務，或部分替代醫師的角色，彌補醫師人力不足，滿足民眾就醫需求。但專科護理師入法後，未同步明定專科護理師之職掌，仍以行政函釋，例示專科護理師之執業範圍。醫療及實務上，專科護理師仍被歸類為護理人員，業務範圍仍受護理人員法之限制。醫院將住院醫師職責交由專科護理師執行，或住院部夜間值班處理醫師工作，陷其於違反醫師法之險境。

2014年8月20日護理人員法第24條修正公布，增訂第3項：「專科護理師及依第7條之1接受專科護理師訓練期間之護理師，除得執行第1項業務外，並得於醫師監督下執行醫療業務。」以及第4項：「前項所定於醫師監督下得執行醫療業務之辦法，由中央主管機關定之。」衛生福利部於2015年10月19日訂定發布「專科護理師於醫師監督下執行醫療業務辦法」，2016年1月1日施行。該辦法第2條：「本法第二十四條第三項所稱監督，指由專科護理師及接受專科護理師訓練期間之護理師（以下稱專師及訓練專師），**執行醫療業務前或過程中，醫師對其所為之指示、指導或督促。前項監督，不以醫師親自在場為必要**。」該辦法第3條明定專師及訓練專師於醫師監督下得執行之醫療業務範圍：「一、涉及侵入人體者：㈠傷口處置。㈡管路處置。㈢檢查處置。㈣其他處置。二、未涉及侵入人體者：㈠預立特定醫療流程所需表單之代為開立。㈡檢驗、檢查之初步綜合判斷。㈢非侵入性醫療處置。㈣相關醫療諮詢（第 1 項)。……。」該辦法第 5 條：「專師及訓練專師執行監督下之醫療業務，得由醫師預立特定醫療流程（第 1 項)。預立特定醫療流程之訂定內容，應包括下列事項：一、症狀、病史及身體評估等情境或診斷。……。四、書寫紀錄。五、監督之醫師及方式。……。」此外，**專師及訓練專師執行預立特定醫療流程後，監督醫師應於 24 小時內完成核簽**（專科護理師於醫師監督下執行醫療業務辦法第 7 條)。

4.護理人員執業應遵守之規定

⑴申請執業登記

應向執業所在地直轄市、縣（市）主管機關申請執業登記，領有執業執照，始得執業（第 8 條第 1 項)。

⑵接受繼續教育更新執照

應每 6 年接受一定時數繼續教育，始得辦理執業執照更新（第 8 條第 2 項)。本條項於 2020 年 1 月 15 日修正公布，增訂但書規定，但有特殊理由，得申請延期更新，於屆期後 6 個月內，補行申請。

護理人員如**具有多重醫事人員資格者，得依多重身分「同時辦理執業登記」**，以保障醫事人員之工作權（醫事人員執業登記及繼續教育辦法第 11 條第 1 項)。

不得發給執業執照／撤銷或廢止：有下列情形之一者，不得發給執業執照；已領者，撤銷或廢止之：⑴經撤銷或廢止護理人員證書。⑵經廢止護理人員執業執照未滿 1 年。⑶有客觀事實認不能執行業務，經直轄市、縣（市）主管機關邀請相關專科醫師、護理人員及學者專家組成小組認定（第 9 條第 1 項)。

⑶強制入會

護理人員非加入所在地護理人員公會，不得執業（第 10 條第 1 項)；護理人員公會不得拒絕具有會員資格者入會（第 10 條第 2 項)。

⑷歇業、停業報備

護理人員停業或歇業時，應自事實發生之日起30日內，報請原發執業執照機關備查（第11條第1項）；停業之期間，以1年為限；逾1年者，應辦理歇業（第11條第2項）。

⑸註銷執業執照

護理人員死亡者，由原發執業執照機關註銷其執業執照（第11條第4項）。

⑹執業處所（一處為限）及例外

護理人員執業，**應在所在地主管機關核准登記之醫療機構、護理機構或其他經中央主管機關認可之機構**為之。但**急救、執業機構間之支援或經事先報准者**，不在此限（第12條）。護理人員執業，其**登記執業之處所，以一處為限**（第13條）。

㈡護理人員之業務與義務

1.執行法定護理業務

護理人員之業務：⑴健康問題之護理評估。⑵預防保健之護理措施。⑶護理指導及諮詢。⑷醫療輔助行為（第24條第1項）。

2.遵從醫師指示執行醫療輔助行為

前項第4款醫療輔助行為應在醫師之指示下行之（第24條第2項）。

3.專科護理師遵從醫師監督執行醫療行為

專科護理師及依第7條之1接受專科護理師訓練期間之護理師，除得執行第1項業務外，並**得於醫師監督下執行醫療業務**（第24條第3項）。前項所定於醫師監督下得執行醫療業務之辦法，由中央主管機關定之（第24條第4項）。中央主管機關於2015年10月19日訂定發布**專科護理師於醫師監督下執行醫療業務辦法**。

4.製作、保存護理紀錄

護理人員執行業務時，應製作紀錄（第25條第1項）。前項紀錄應由該護理人員執業之機構依醫療法第70條辦理（第25條第2項）。

5. 危急病人緊急處理

護理人員執行業務時，遇有病人危急，應立即聯絡醫師。但必要時，得先行給予緊急救護處理（第 26 條）。

6. 據實陳述、報告

護理人員受有關機關詢問時，不得為虛偽之陳述或報告（第 27 條）。

7. 保守秘密

除依第 27 條規定外，護理人員或護理機構及其人員對於因業務而知悉或持有他人秘密，非依法、或經當事人或其法定代理人之書面同意者，不得洩漏（第 28 條）。

8. 不為違法或不當行為

護理人員於業務上有違法或不正當行為者，處 1 個月以上 1 年以下之停業處分；其情節重大者，得廢止其執業執照；其涉及刑事責任者，並應移送該管檢察機關依法辦理（第 35 條）。

9. 發現傳染病報告義務

醫師以外醫事人員執行業務，發現傳染病或疑似傳染病病人或其屍體時，應即報告醫師或依前條第 2 項規定報告當地主管機關（傳染病防治法第 40 條第 1 項）。

㈢護理機構之設置與管理

為減少醫療資源浪費，因應連續性醫療照護之需求，並發揮護理人員之執業功能，依護理人員法第 14 條規定，得設置護理機構，中央主管機關於 1993 年 8 月 27 日訂定發布「護理機構設置標準」，2008 年 9 月 23 日名稱修正為「護理機構分類設置標準」；最近一次於 2020 年 7 月 22 日修正。護理機構的功能，介於醫療機構與普通家庭之間，利用護理機構所提供的專業護理人員與醫療照護設施，可以節約國家社會支出龐大的醫療資源，並促進其充分利用與合理分配之外，更可減輕病患家屬對病患長期照護之身心負擔，就社會需要而言，護理機構的功能必將趨於重要。

1. 護理機構之設置、擴充及開業

護理機構之設置或擴充，應先經主管機關許可；護理機構之分類及設置標準，由中央主管機關定之（第16條）。**護理機構之開業，應向所在地直轄市或縣（市）主管機關申請核准登記，發給開業執照（第17條）**。護理機構申請設置或擴充許可之程序，⑴公立護理機構或私立護理機構：設置或擴充後之規模在99床以下者，由所在地直轄市或縣（市）主管機關許可；100床以上，或由醫療法人依醫療法規定附設者，由所在地直轄市或縣（市）主管機關核轉中央主管機關許可。⑵財團法人護理機構：由所在地直轄市或縣（市）主管機關核轉中央主管機關許可（護理人員法施行細則第6條）。

2. 護理機構名稱之使用限制

護理機構名稱之使用或變更，應以主管機關核准者為限。非護理機構不得使用護理機構或類似護理機構之名稱（第18條）。護理人員法規定護理機構不得使用下列名稱：⑴在同一直轄市或縣（市）區域內，他人已登記使用之護理機構名稱。⑵在同一直轄市或縣（市）區域內，與被廢止開業執照未滿1年或受停業處分之護理機構相同或類似之名稱。⑶易使人**誤認其與政府機關、公益團體有關或有妨害公共秩序或善良風俗之名稱**（第18條之2）。

3. 護理機構負責人及代理

護理機構應置負責資深護理人員一人，對其機構護理業務，負督導責任，其資格條件由中央主管機關定之。私立護理機構由前項**資深護理人員設置者，以其申請人為負責人**（第19條）。護理機構負責資深護理人員之資格條件，應具備從事臨床護理工作年資7年以上，或以護理師資格登記執業從事臨床護理工作年資4年以上（護理人員法施行細則第11條）。

護理機構負責護理人員因故不能執行業務，應指定合於負責人資格者代理之。代理期間超過1個月者，應報請原發開業執照機關備查。前項代理期間，最長不得逾1年（第19條之1）。

4. 護理機構的種類

為配合護理人員法2020年1月15日修正已刪除第15條(護理機構之服

務對象）之規定，護理機構分類設置標準於 2020 年 7 月 22 日全文修正發布，將護理機構分類從原先的「居家護理機構」、「護理之家」、「產後護理機構」三類，修正調整為二類：**「居家護理所」及「護理之家」**。

⑴居家護理所

係指「至受照顧者居（住）所提供護理及健康照護服務，並得於所內提供照護之服務、諮詢、指導、訓練或其他相關服務之機構。」（護理機構分類設置標準第 2 條第 1 項第 1 款）；**於「居家護理所」內提供服務者，以護理人員為限**（護理機構分類設置標準第 2 條第 3 項）。

⑵護理之家

係指「提供受照顧者入住，並全時予以護理健康照護服務之下列機構：1.一般護理之家。2.精神護理之家。3.產後護理之家（分類設置標準第 2 條第 1 項第 2 款）。」至於「護理及健康照護服務」之範圍，則包括：個案之護理需求評估、健康促進、疾病預防與照護、長期失能、失智、安寧及其他全人照護（分類設置標準第 2 條第 2 項）。護理機構對於其所服務之對象如有醫療需求時，應轉介醫師診療；轉介相關的醫事人員提供服務；護理機構就前條醫師診療及相關醫事人員依法執行業務之紀錄，應連同護理紀錄妥善保存（分類設置標準第 5、6 條）。

5.轉介契約

護理機構之設置，護理人員法及其施行細則並未規定應有醫師常駐於護理機構中，但護理機構所收容的病人主要為：⑴罹患慢性病需長期護理之病人；⑵出院後需繼續護理之病人；⑶產後需護理之產婦及嬰幼兒。此三類病人隨時均有出現病情惡化或突然疾病發作之虞，因此，必須與鄰近醫院訂定轉介之契約，以應不時之需。護理人員法爰規定：**護理機構應與鄰近醫院訂定轉介關係之契約**（第 20 條第 1 項）；前項醫院以經主管機關依法評鑑合格者為限（第 20 條第 2 項）。第一項契約終止、解除或內容有變更時，應另訂新約，並於契約終止、解除或內容變更之日起 15 日內，檢具新約，向原發開業執照機關報備（第 20 條第 3 項）。有關醫療轉介契約，其內容應包括：**急**

救、急診、轉診及定期出診等事項（護理人員法施行細則第12條）。

6.歇業、停業及變更登記之報備

護理機構停業、歇業或其登記事項變更時，應於事實發生之日起30日內，報請原發開業執照機關備查（第22條第1項）。護理機構遷移者或復業者，準用關於設立之規定（第22條第2項）。護理機構停業、歇業或受停業、撤銷、廢止開業執照處分者，其所屬護理人員，應依本法第11條第1項、第3項規定辦理停業、歇業或變更執業處所（護理人員法施行細則第14條）；護理機構歇業或受撤銷、廢止開業執照處分者，應將其招牌拆除（護理人員法施行細則第15條）。

7.護理機構之收費標準

為避免護理機構收費過高，護理人員法規定：護理機構之收費標準，由直轄市、縣（市）主管機關核定之。但公立護理機構之收費標準，由該管主管機關分別核定（第21條第1項）。護理機構不得違反收費標準，超額收費（第21條第2項）。違反收費標準，處新臺幣1萬5千元到15萬元罰鍰（第36條第1項）；並應限期退還超額收費（第36條第2項）。而護理機構有「超收費用經查屬實，而未依限將超收部分退還」，處新臺幣2萬到10萬元罰鍰；其情節重大者，並得廢止護理機構之開業執照（第29條第3款）。護理機構受廢止開業執照處分，仍繼續開業者，得由中央主管機關吊扣其負責護理人員證書2年（第31條）。

8.報告與接受檢查及資料蒐集

護理機構應依法令規定或依主管機關之通知，提出報告，並接受主管機關對其人員配置、設備、收費、衛生、安全等之檢查及資料蒐集（第23條）。所謂「提出報告」，係指依傳染病防治法、人類免疫缺乏病毒傳染防治及感染者權益保障條例，以及其他依法令應提出報告而言。主管機關執行檢查及資料蒐集人員，應出示有關執行職務之證明文件或顯示足資辨別之標誌（護理人員法施行細則第16條）。

9.評鑑與督導考核

為使護理機構合法運作，以維護民眾權益，提升照護品質，護理人員法規定：中央主管機關應辦理護理機構評鑑。直轄市、縣（市）主管機關對轄區內護理機構業務，應定期實施督導考核（第 23 條之 1 第 1 項）；護理機構不得規避、妨礙或拒絕（第 23 條之 1 第 2 項）。評鑑、督導考核，必要時得委託相關機構或團體辦理（第 3 項）。直轄市或縣（市）主管機關依本法第 23 條之 1 規定辦理護理機構業務督導考核，**應訂定計畫實施，每年至少辦理一次**（護理人員法施行細則第 17 條）。

中央主管機關辦理護理機構評鑑，應將各機構評鑑之結果、有效期間及類別等事項公告之（第 23 條之 2 第 1 項）。護理機構於評鑑合格有效期間內，違反本法或依本法所發布之命令，經主管機關令其限期改善，**屆期未改善或其違反情節重大者**，中央主管機關**得調降其評鑑合格類別或廢止其評鑑合格資格**（第 23 條之 2 第 2 項）。

10.護理機構廣告之限制

護理機構廣告，其內容限制：⑴護理機構之名稱、開業執照字號、地址、電話及交通路線。⑵負責護理人員之姓名、性別、學歷、經歷、護理人員證書及執業執照字號。⑶業務項目及執業時間等（第 18 條之 1 第 1 項）。**非護理機構，不得為護理業務之廣告**（第 18 條之 1 第 2 項）。

三、行政違規處罰

㈠處罰機關和對象

護理人員法所定之罰鍰、停業、撤銷或廢止執業執照、開業執照，除本法另有規定外，由直轄市、縣（市）主管機關處罰之；撤銷、廢止或吊扣護理人員證書，由中央主管機關處罰之（第 41 條）。**違反護理人員法之規定，受處罰對象有護理人員、護理機構、護理公會，以及涉及密護之人員或民眾。**

㈡處罰態樣

1.護理機構開業後有違規情形，得廢止護理機構開業執照

護理機構有下列情形之一者，處新臺幣2萬到10萬元罰鍰；其情節重大者，並得廢止其開業執照：⑴容留未具護理人員資格者擅自執行護理業務。⑵從事有傷風化或危害人體健康等不正當業務。⑶超收費用經查屬實，而未依限將超收部分退還。⑷受停業處分而不停業（第29條）。護理機構受廢止開業執照處分，仍繼續開業者，得由中央主管機關吊扣其負責護理人員證書2年（第31條）；護理機構受廢止開業執照處分者，其負責護理人員於1年內不得申請設置護理機構（第34條）。

2.違反名稱專用規定

違反第7條名稱專用者，處新臺幣1萬到6萬元罰鍰，並令限期改善；屆期未改善者，按次連續處罰（第38條）。

3.護理人員違反停業處分或租借證照者，得廢止護理人員執業執照

護理人員受停業處分仍執行業務者，廢止其執業執照；受廢止執業執照處分仍執行業務者，廢止其護理人員證書（第30條）。護理人員受廢止執業執照之處分時，應自事實發生之日起3日內，將執照繳銷；其受停業之處分者，應將執照送由主管機關**將停業理由及期限記載於該執照背面，仍交由本人收執**，期滿後方准復業（第40條）。

另，為杜絕證照租借之惡習，護理人員法規定：護理人員**將證照租借予「不具護理人員資格者」使用，廢止其護理人員證書**；租借予「前述以外之人」使用者，處新臺幣2萬到10萬元罰鍰，得**併處1個月以上1年以下之停業處分或廢止其執業執照**（第30條之1第1項）。涉及刑事責任者，並應移送該管檢察機關依法辦理（第30條之1第2項）。

4.護理機構違反管理規定

護理機構未獲許可而設置或擴充；未請領開業執照而開業；其名稱之使用或變更未獲主管機關核准；護理機構所為廣告內容，違反規定事項；與醫院訂契約終止、解除或內容有變更時，未訂新約或未依限期向原發開業執照

機關報備；歇業、停業、復業或登記事項變更時未報備；未依法令或主管機關之通知提出報告或未接受檢查者等，依護理人員法第 32 條規定，處新臺幣 1.5 萬到 15 萬元罰鍰，並得限期令其改善；屆期未改善或情節重大者，處 1 個月以上 1 年以下之停業處分或廢止其開業執照（第 32 條）。

5. 護理人員違反管理規定／密護

護理人員未請領執業執照或未加入所在地公會而執業、未接受繼續教育更新執照；非在主管機關核准登記之醫療機構、護理機構及其他經中央主管機關認可之機構執業；護理機構負責護理人員因故不能執行業務，未指定合於負責人資格者代理或代理期間超過 1 個月而未報備；規避、妨礙或拒絕評鑑及督導考核；未製作紀錄或未依限保存；執行業務，遇有病人危急，未立即聯絡醫師，或未予緊急救護處理；受有關機關詢問作虛偽陳述、報告；護理人員或護理機構及其人員無故洩密等，處新臺幣 6 千到 3 萬元罰鍰，並限期令其改善；屆期未改善者，處 1 個月以上 1 年以下之停業處分（第 33 條第 1 項）。

未取得護理人員資格，執行護理人員業務者，本人及其雇主各處新臺幣 1.5 萬到 15 萬元罰鍰。但在護理人員指導下實習之高級護理職業以上學校之學生或畢業生，不在此限（第 37 條）。

四、護理倫理

(一)專業倫理重要性

專業倫理係為符合社會期待及滿足社會需求，對於專業團體成員的社會行為控制重要指標。護理倫理規範，以利益病患為出發，護理人員也因信守護理倫理規範，而獲得工作上的成就感與自我滿足。然職責與個人價值觀發生衝突時，護理人員亦生倫理之困境與正義難題，例如：精神科專科醫院因護理人力不足，未經病患同意，逾越精神衛生法第 24 條第 2 項「保障病人之必要範圍」，設置監看設備，乃侵犯病患隱私權與自主權[6]。

㈡中華民國護理倫理規範

我國護理師護士公會全國聯合會通過「中華民國護理倫理規範」，報請內政部備查❼，嗣經修正，就**護理人員之「基本責任」、「服務對象」、「專業服務」、「社會互動」、「工作團隊」及「專業成長」六個面向**予以規範，略如：

1. 基本責任

負起服務對象的健康促進、疾病預防、重建健康和減輕痛苦的責任。

2. 服務對象

尊重服務對象的生命，協助瀕臨死亡者安詳且尊嚴死亡；**尊重服務對象的自主性、人性尊嚴及接納其宗教信仰、文化之差異；尊重並維護其隱私及給予心理支持；**提供醫療照護活動時，應善盡告知責任，經確實知悉同意後執行；察覺工作團隊成員有不適當的醫療照護行為時，應立即主動關懷瞭解。

3. 專業服務

提供合乎專業標準的照顧，定期檢討並致力改進；接受責任時先確立自身身心安全；維持自我身心平衡，終身學習，提升個人專業行為之標準及執業能力；**委婉謝絕服務對象或家屬的餽贈**。

4. 社會互動

積極參與促進大眾健康的活動，增廣其保健知識與能力；**不以執業身分替商品代言促銷**。

5. 工作團隊

以專業知識和經驗，凝聚團隊共識，協助其他成員發展專業能力。

6. 專業成長

積極充實護理專業知識與技能；致力提升護理執業標準、發展護理實務、管理、研究及教育。

---

❻ 吳秀玲，《醫護健保與長照法規》，三民，2019 年 6 月，第 138–140 頁。

❼ 內政部與行政院衛生署會文後，於 1994 年 6 月 21 日以臺 (83) 內社字第 8385576 號函准予備查。

五、護理人員法缺失探討

㈠將已廢止檢覈制度作為資格取得條件

護理人員法第1條規定：「中華民國人民經護理人員考試及格，並依本法領有護理人員證書者，得充護理人員（第1項）。前項考試得以檢覈行之；其檢覈辦法，由考試院會同行政院定之（第2項）。」惟護理人員法第1條第2項之檢覈規定，與2001年1月1日修正施行之「專門職業及技術人員考試法」明顯牴觸，蓋專門職業及技術人員考試法已取消檢覈規定，不再受理各類檢覈，醫事人員檢覈辦法失所附麗，也在2006年10月23日廢止在案。

揆諸醫師法於1943年8月28日制定公布，條文中之檢覈規定，於2002年1月16日修正公布時，予以刪除；助產士法在2003年7月2日修正名稱為助產人員法，亦刪除檢覈規定。惟醫護人員管理法規迄今，仍有許多檢覈規定，遲未修法予以刪除，除護理人員法第1條第2項之外，物理治療師法第1條第2項、醫事檢驗師法第1條第2項及職能治療師法第1條第2項等，遲未修正刪除檢覈規定，實為立法怠惰。

㈡未明定得應護理人員考試學歷要件

有鑑於現代國家任務多元化，對於具有特別技術職業人員，要求具備一定專業智識（主觀條件），而形成某些行為「獨佔化」，此「主觀條件」與工作權保障之職業自由「三階段論」息息相關，故必須以法律規定。由於應考資格涉及擔任護理人員的主觀條件限制，然護理人員法並未明定得應護理人員考試之學歷要件，而於專門職業及技術人員高等考試醫事人員考試規則第6條之「附表一專門職業及技術人員高等考試醫事人員考試應考資格表」，規定護理師類科之應考資格為：「一、公立或立案之私立專科以上學校或符合教育部採認規定之國外專科以上學校護理、護理助產、助產科、系畢業，並經實習期滿成績及格，領有畢業證書者。二、經普通考試護士、助產士考試及格後並任有關職務滿四年有證明文件者。三、經高等檢定考試護理、助產類科及格者。」就此，護理人員法顯有重大的瑕疵，中央主管機關對於多達16種的醫事人員專法，法律之管理規範尺度不一，有違法律保留原則及平等原則。

㈢無移付懲戒之制度設計

針對護理人員於「業務上有違法或不正當行為」者，護理人員法並無移付懲戒之制度設計，與醫師法、藥師法相較，寬嚴不一，處分欠缺彈性，顯有違平等原則。本文建議，護理人員法第35條應參酌醫師法第25條之修正意旨，應適時檢討修正。

㈣證書租借他人使用處罰規定較醫師法嚴苛

醫師法第28條之4規定：「醫師**將醫師證書、專科醫師證書租借他人使用**處新臺幣10萬～50萬元罰鍰，得併處限制執業範圍、停業處分1個月以上1年以下或廢止其執業執照；情節重大者，並得廢止其醫師證書（醫師法第28條之4第4款）」。

護理人員將證照租借予不具護理人員資格者使用，依護理人員法第30條之1第1項前段規定：「廢止其護理人員證書」，處分並無彈性，較醫師法嚴苛；如租借予前述以外之人使用者，護理人員法第30條之1第1項後段規定：處新臺幣2萬～10萬元罰鍰，得併處1個月以上1年以下之停業處分或廢止其執業執照。而**醫師法第28條之4第4款，「將醫師證書、專科醫師證書租借他人使用」之處分，則並未區分「他人」是否具有醫師資格者，而為不同規定，且處分具有彈性，**可依情節輕重處以罰鍰、得併處限制執業範圍、定期停業、廢止執業執照、或情節重大得廢止醫師證書，**有違平等原則**。

想一想

1. 護理專業倫理如何規範？
2. 護理機構違反收費標準超額收費處罰規定，是否與醫療機構相同？
3. 專科護理師得於醫師監督下，執行何種醫療業務？
4. 護理人員法為何沒有移付懲戒之制度設計？
5. 護理人員將證書租借他人使用處罰規定，為何較醫師法的規定嚴苛？

第六章

公共衛生師法

臺灣公共衛生學系自1972年設立，每年畢業生約500名，從事我國衛生醫療政策、社區衛生服務、流行病學調查研究、健康保險及衛生教育等工作。全國相關衛生局所及醫院和公共衛生相關之醫療業務，由「公共衛生系所畢業」人員擔任僅約15%，重要的職位如課長、股長、科長、衛生所主任、局長等，由公共衛生系所畢業專業人員擔任者並不多見。公共衛生工作在國際間受到重視，專業發展快速，30年前已有「流行病學、生物統計學、環境衛生、職業衛生、衛生政策及管理、醫療管理」等六大專業領域，然而我國大部分從事公共衛生醫護人員，並未完整地接受上述公共衛生專業訓練，**公共衛生師法案制定過程中，常被認為公共衛生缺乏專業排他性。更由於缺乏「師級專業認定」，導致公共衛生系所畢業之人才，無法適才適所；**面對新興傳染病、藥物濫用、心理衛生、健康產業等複雜的公共衛生問題，將面臨人才不足之窘境。

一、立法歷程概述及立法目的

㈠公共衛生定義與核心價值

公共衛生關心與人健康有關的所有事物。1920年公共衛生學者Charles-Edward Amory Winslow將公共衛生定義為：「公共衛生是一門預防疾病、延長壽命、並促進健康的科學與藝術，透過社會、組織、公私部門、社區與個人的組織性力量與充分訊息之下的選擇，共同來推動。」公共衛生之核心價值：健康是基本人權(Health is a fundamental human right.)。透過疾病預防、健康促進、環境和行為介入、群體健康管理增進全體人類的健康福祉；如果能在疾病發生與惡化前先行採取預防策略，可大幅降低後續醫療與社會成本。

公共衛生涵蓋範圍廣泛，所有與群眾相關的健康問題，從個人健康促進、疾病預防、食品或環境、對群眾健康危害的影響評估等，到照護服務、提升民眾健康生活品質等，皆是公共衛生努力的範疇❶。

㈡公共衛生師法法案之推動

國內各界推動公共衛生師法立法之歷程甚久，1972 年成立的中華民國公共衛生學會於 2000 年更名為台灣公共衛生學會，在 2000 年 10 月 7 日會員大會中通過「公共衛生師法（草案）」相關建議條文，但法案之推動進展遲緩，甚至受到質疑。主因在於公共衛生在專業排他性 (exclusive) 不足，以及欠缺特定執業的地點及範圍；究其源，乃公共衛生人力組成包括：醫師、牙醫師、醫檢師及護理師等相關人員，異質性相當高，且此些專業人員大部分已取得專業資格，公共衛生專業認定之急迫性與需要性較低，加以各級公共衛生相關機構之人力，大都由「非公共衛生系所畢業」的醫療相關人員擔任，致公共衛生專業角色認定模糊，因而產生排他性不足的論點。

立法院厚生會於 2003 年 11 月 7 日在立法院舉辦「公共衛生師立法及銓敘資格公聽會」，就公共衛生師法的立法內容及公共衛生師銓敘資格，提出建言交換意見❷；同月 26 日賴勁麟等立法委員連署「公共衛生師法（草案）」，送立法院一讀通過交付委員會審議。前行政院衛生署於 2004 年 1 月 13 日函送「公共衛生師法（草案）」請行政院審議。時隔 10 年，衛福部於 2015 年 5 月 14 日邀請法規會委員、台灣公共衛生學會，進行公共衛生師法（草案）專家研商會議，同年 10 月 2 日法規會通過「公共衛生師法（草案）」，衛生福利部遂於 2015 年 11 月 30 日函送行政院審議❸；草案每年不斷檢討，2019 年

---

❶ 〈副總統請讓公衛人作公衛事〉，蘋果日報電子報，2018 年 1 月 27 日，https://tw.appledaily.com/headline/20180127/QE3HDNBT6K436F7FHTX7FKNGM4/（2021 年 3 月 31 日瀏覽）。

❷ 立法院，https://www.ly.gov.tw/Pages/Detail.aspx?nodeid=5588&pid=47767（2021 年 3 月 30 日瀏覽）。

❸ 林宜平、邱弘毅、陳保中主編，《臺灣公衛　百年記事》，行政院衛生署，2011 年 12 月。

8月8日第5度函送行政院❹。

2020年全球面臨武漢肺炎疫情威脅，國民健康承受風險，臺灣亟需公共衛生專業人力投入，達成新興疾病防治、健康產業整合管理、健全公共衛生服務體系目的，並提升公共衛生專業盡責度，保障民眾健康福祉。2020年2月10日國立臺灣大學公共衛生學院邀集多位教授，舉辦抗武漢肺炎疫情說明會，院長呼籲政府，面對全球性的公共衛生危機，能將公共衛生師法列為立法院新會期的優先法案儘速通過，緩解醫護及衛生行政部門的人力負荷。同月18日起，台灣公共衛生學會偕同李玉春教授、邱弘毅教授、吳肖琪教授及楊銘欽教授等多名學者，陸續共同拜會立法院蔡其昌副院長、立法委員，尋求支持。

㈢公共衛生師法制定公布

禽流感、腸病毒等疾病之流行發生，公共衛生議題層出不窮，影響國民健康及生命安全甚鉅，基於公共衛生「預防重於治療」的觀點，衛生福利部擬具「公共衛生師法」（草案），歷經多方討論及2020年3月19日立法院第10屆第1會期社會福利及衛生環境委員會公聽會後，行政院於2020年4月23日院會通過「公共衛生師法」草案❺，函請立法院審議。

「公共衛生師法」（草案）將公共衛生人力納入專門職業及技術人員制度，對其業務範圍、責任及管理等事項，加以規範，並推廣三段五級之公共衛生策略，以應社會需要、俾有效管理並提升臺灣的公共衛生服務品質及增進全民健康。立法院於2020年5月15日三讀通過「公共衛生師法」❻，總

---

❹ 陳保中，〈公共衛生師推動立法過程與未來展望〉，台灣公共衛生學會，2020年5月27日，http://dph.ntu.edu.tw/uploads/root/PHProfessional.pdf（2021年3月30日瀏覽）。

❺ 〈行政院會通過「公共衛生師法」草案〉，行政院新聞傳播處，2020年4月23日，https://www.ey.gov.tw/Page/9277F759E41CCD91//deb3a73c-09b6-47e1-849d-7f527e385011（2021年3月31日瀏覽）。

❻ 〈台灣公共衛生新里程碑　立法院三讀通過「公共衛生師法」〉，2020年5月15日，https://www.mohw.gov.tw/cp-16-53920-1.html（2021年3月31日瀏覽）。

統於 2020 年 6 月 3 日制定公布全文 40 條，自公布日施行，為亞洲第一部公共衛生師法；以「建立公共衛生專業服務體系，明確公共衛生師之權利義務，提升公共衛生專業及發展，以促進民眾健康」，為本法之立法目的（第 1 條）。

二、規範重點

公共衛生師法規範公共衛生師之定位及業務範圍、執業排他性、應考資格、義務、得受聘之機構及開業之規定、執業之禁止行為、保密規定、執行業務應遵守之專業倫理規範、違反之懲戒制度，以及公會之組成、義務與權責等。

㈠公共衛生師之資格與執業

公共衛生師定位為非醫事人員，其服務對象以社區、場域之群體為主，包含：環境健康風險評估、疫病調查及防治、民眾健康狀態調查及健康促進、食品安全風險調查及品質管理方案之規劃、推動或評估等，於**執行業務時不得涉及醫療行為**。

由於公共衛生師的業務範疇甚廣，且與其他專業人員或有重疊，因此，採專業有限度排他性，即專業、非專屬之概念，**非領有公共衛生師證書者，不得充任公共衛生師**。醫事人員及其他專門職業技術人員依法執行業務、學校機構法人或團體執行研究計畫、政府機關自行或委託執行業務、軍事機關及所屬機構執行任務等，均不受本法規定之限制。

1. 公共衛生師考試之應試資格

中華民國國民經公共衛生師考試及格，並依本法領有公共衛生師證書者，得充任公共衛生師（第 3 條）。具下列資格之一者，得應公共衛生師考試：⑴公立或立案之私立大學、獨立學院或符合教育部採認規定之國外大學、獨立學院公共衛生學系、所、組、學位學程畢業，領有畢業證書。⑵公立或立案之私立大學、獨立學院或符合教育部採認規定之國外大學、獨立學院醫事或與公共衛生相關學系、所、組、學位學程畢業，領有畢業證書，並**曾修習公**

共衛生 18 學分以上，有證明文件。⑶公立或立案之私立大學、獨立學院或符合教育部採認規定之國外大學、獨立學院醫事或與公共衛生相關學系、所、組、學位學程畢業，領有畢業證書，並**曾從事公共衛生相關工作滿 3 年以上，有證明文件**。

非領有公共衛生師證書者，不得使用公共衛生師名稱（第 6 條）；請領公共衛生師證書，應填具申請書及檢具資格證明文件，送中央主管機關核發之（第 7 條）。

2.不得充任公共衛生師／喪失公共衛生師資格

有下列情形之一者，不得充任公共衛生師；已充任者，撤銷或廢止其公共衛生師證書：⑴曾經撤銷或廢止公共衛生師證書。⑵因業務上有關之犯罪行為，受一年有期徒刑以上刑之判決確定，而未受緩刑之宣告（第 5 條）。

3.公共衛生師執業應遵守之規定

⑴執業方式

公共衛生師執業，依下列方式之一為之。但**機構、場所間之支援，不在此限**：⑴受聘於醫事、健康照護或長期照顧機構、公共衛生師事務所及其他經主管機關認可之機構、場所。⑵受聘於前款以外依法規應進用公共衛生師之機關（構）（第 8 條第 1 項）。

⑵公共衛生師事務所

公共衛生師已於前項規定之處所執業累計 2 年以上者，得向直轄市、縣（市）主管機關申請許可單獨或與其他公共衛生師聯合設立公共衛生師事務所。但於本法施行前已執行公共衛生業務者，其實際服務年資得併予採計（第 8 條第 2 項）。

⑶公共衛生師事務所負責人

公共衛生師事務所應以其申請人為負責公共衛生師，對該事務所業務負督導責任（第 8 條第 3 項）。

⑷申請執業登記

公共衛生師執業，應依前條所定方式擇一處所，向該處所所在地直轄市、縣（市）主管機關申請執業登記，領有執業執照，始得為之（第9條第1項）。

接受繼續教育更新執照：公共衛生師執業，應接受繼續教育，並每6年提出完成繼續教育證明文件，辦理執業執照更新（第9條第2項）。

有下列情形之一者，不得發給執業執照；已領者，撤銷或廢止之：⑴經撤銷或廢止公共衛生師證書。⑵經廢止公共衛生師執業執照未滿1年。⑶有客觀事實認不能執行業務，經直轄市、縣（市）主管機關邀請相關專科醫師、公共衛生師及學者專家組成小組認定（第10條第1項）。前項第3款原因消失後，仍得依本法規定申請執業執照（第10條第2項）。

⑸強制入會

公共衛生師執業，應加入執業登記處所所在地公共衛生師公會（第11條第1項）；公共衛生師公會不得拒絕具有入會資格者入會（第11條第2項）。

⑹歇業、停業報備

公共衛生師停業或歇業時，應自事實發生之日起算30日內，報請原發執業執照機關備查（第12條第1項）。前項停業期間，以1年為限；逾1年者，應於屆至日次日起30日內辦理歇業，屆期未辦理歇業時，原發執業執照機關得逕予廢止其執業執照（第12條第2項）。公共衛生師變更執業處所或復業者，準用第9條關於執業之規定（第12條第3項）。

⑺註銷執業執照

公共衛生師死亡者，由原發執業執照機關註銷其執業執照（第12條第4項）。

⑻業務限制範圍

公共衛生師執行下列業務：⑴社區與場域之**環境健康風險**及方案之規劃、推動或評估。⑵社區與場域之**疫病調查及防治**方案之規劃、推動或評估。⑶社區與場域之**民眾健康狀態調查及健康促進**方案之規劃、推動或評估。⑷社區與場域之**食品安全風險調查及品質管理**方案之規劃、推動或評估。⑸其他經中央主管機關認可之公共衛生事務（第13條第1項）。

⑼業務限制之例外

第 13 條第 1 項所規定之業務，有下列情形之一者，不受本法規定之限制：⑴醫事人員或其他專門職業及技術人員依其業務執行。⑵政府機關（構）自行、委託或補助執行。⑶學校、機構、法人或團體依研究計畫執行。⑷軍事機關及所屬醫療機構涉及國防安全事務考量部分之執行(第 13 條第 2 項)。

⑽醫療行為之禁止

公共衛生師執行第 13 條第 1 項業務，不得涉及醫療行為。但兼具醫事人員資格者，不在此限（第 13 條第 3 項)。

㈡公共衛生師之義務

1.接受指定辦理突發緊急或重大公衛事件義務

主管機關因**突發緊急或重大公共衛生事件**，得指定公共衛生師辦理前條第 1 項業務，公共衛生師**非有正當理由，不得拒絕**（第 14 條第 1 項)。公共衛生師辦理前項指定業務所生之費用或損失，**主管機關應給與相當之補償**；其補償之申請資格、程序、費用或損失範圍之認定、補償方式及其他相關事項之辦法，由中央主管機關定之（第 14 條第 2 項)。

2.製作紀錄及保存

公共衛生師執行業務，應製作紀錄及報告，並簽名或蓋章及加註執行年月日；受委託辦理者，並應記載委託人姓名或名稱、住所及委託事項（第 15 條第 1 項)。前項紀錄及報告，應由執業之機構或場所至少保存 3 年（第 15 條第 2 項)。

3.不得有借牌、洩密、違法或不正當行為

公共衛生師不得有下列行為：⑴將公共衛生師證書或執業執照租借他人使用。⑵受有關機關詢問或委託評估時，為虛偽之陳述或報告。⑶無正當理由洩漏因業務所知悉或持有他人之秘密。⑷對於委託事件有不正當行為或違背其業務應盡之義務。⑸利用業務上之機會，獲取不正當利益。⑹發表或散布有關公共衛生不實訊息（第 16 條第 1 項)。前項第 3 款規定，於停止執行

業務後，亦適用之（第 16 條第 2 項）。第 1 項第 3 款及前項規定，於公共衛生師執業處所之人員，亦適用之（第 16 條第 3 項）。

4. 不得規避、妨礙檢查或報告

主管機關得檢查公共衛生師之業務或令其報告，公共衛生師不得規避、妨礙或拒絕（第 17 條）。

5. 遵守公衛專業倫理

公共衛生師執行業務，應遵守公共衛生專業倫理規範（第 18 條第 1 項）。

6. 倫理規範備查

前項之倫理規範，**由公共衛生師公會全國聯合會擬訂，提請會員（會員代表）大會通過後，報中央主管機關備查**（第 18 條第 2 項）。

㈢公共衛生師懲戒

公共衛生師法明定公共衛生師之懲戒事項，有關懲戒事由、懲戒方式、懲戒委員會之設置及懲戒決議之執行機關，分述如下：

1. 懲戒移送機關及事由

公共衛生師有下列情事之一者，由**公共衛生師公會或主管機關移付懲戒：**⑴業務上重大或重複發生過失行為。⑵利用業務機會之犯罪行為，經判刑確定。⑶違反第 16 條第 1 項各款行為。⑷**違反第 1 項倫理規範**（第 18 條第 3 項）。

2. 懲戒方式

公共衛生師懲戒之方式如下：⑴警告。⑵命接受第 9 條第 2 項以外一定時數之繼續教育或進修。⑶限制執業範圍或停業 1 個月以上 1 年以下。⑷**廢止執業執照**。⑸**廢止公共衛生師證書**（第 18 條第 4 項）。前項各款懲戒方式，其性質不相牴觸者，得合併為一懲戒處分（第 18 條第 5 項）。

3. 懲戒之受理與正當程序

公共衛生師移付懲戒事件，由公共衛生師懲戒委員會處理之（第 19 條第 1 項）。公共衛生師懲戒委員會應將移付懲戒事件，通知被付懲戒之公共衛生師，並限其於通知送達之翌日起20日內提出答辯或於指定期日到會陳述；未依限提出答辯或到會陳述者，公共衛生師懲戒委員會得逕行決議（第19條第2項）。

4.請求覆審期限

懲戒人對於公共衛生師懲戒委員會之決議有不服者，得於決議書送達之翌日起20日內，向公共衛生師懲戒覆審委員會請求覆審（第19條第3項）。

5.懲戒決議執行機關

公共衛生師懲戒委員會、公共衛生師懲戒覆審委員會之懲戒決議，應送由該管主管機關執行之（第19條第4項）。

6.懲戒委員會委員之組成

公共衛生師懲戒委員會、公共衛生師懲戒覆審委員會之委員，應就不具民意代表身分之公共衛生學、法學專家學者及社會人士遴聘之，其中法學專家學者及社會人士之比例不得少於三分之一（第19條第5項）。

7.懲戒委員會、懲戒覆審委員會之設置

公共衛生師懲戒委員會由中央或直轄市、縣（市）主管機關設置，公共衛生師懲戒覆審委員會由中央主管機關設置；其設置、組織、會議、懲戒與覆審處理程序及其他相關事項之辦法，由中央主管機關定之（第19條第6項）。

三、罰　則

㈠處罰機關

違反公共衛生師法之處罰機關，罰鍰、停業及廢止執業執照，由直轄市或縣（市）主管機關處罰之；廢止公共衛生師證書，由中央主管機關處罰之（第37條）。由於「公共衛生師證書」係由中央主管機關核發（第7條），「廢止公共衛生師證書」爰明定「由中央主管機關處罰之」（第37條）。

(二)處罰對象

違反公共衛生師法之規定，受處罰對象，有公共衛生師、**公共衛生師執業處所之人員**、公共衛生師公會或違規之民眾。而公共衛生師公會成為處罰的對象，乃公共衛生師法第 11 條第 2 項規定：「公共衛生師公會不得拒絕具有會員資格者入會。」違反者，公共衛生師法第 32 條第 2 項特別規定，「由職業團體主管機關」處新臺幣 1 萬到 5 萬元罰鍰，並令其限期改善；屆期未改善者，按次處罰。

因公共衛生師公會屬於依法設立之社團，而人民團體法之主管機關為內政部，故公共衛生師公會違法拒絕入會，公共衛生師法明定由職業團體主管機關處分。另，公共衛生師法第 37 條規定：「公共衛生師公會違反法令或章程者，**職業團體主管機關得為下列處分：一、警告**。**二、撤銷其決議**。三、撤免其理事、監事。四、限期整理。前項第一款及第二款處分，亦得由主管機關為之。」

(三)處罰類別

1.廢止公共衛生師證書

違反第 16 條第 1 項第 1 款將公共衛生師證書或執業執照租借他人使用者，廢止其公共衛生師證書（第 29 條）。

2.罰　鍰

有下列之一，處新臺幣 3 萬到 15 萬元罰鍰：⑴違反第 6 條非領有公共衛生師證書者，使用公共衛生師名稱。⑵**公共衛生師**違反第 16 條第 1 項第 3 款或第 2 項無正當理由**洩漏**因業務所知悉或持有他人之**秘密**。⑶公共衛生師執業處所人員依第 16 條第 3 項規定違反第 16 條第 1 項第 3 款或第 2 項無正當理由洩漏因業務所知悉或持有他人之秘密。⑷公共衛生師違反第 16 條第 1 項第 4 款對於委託事件有不正當行為或違背其業務應盡之義務（第 30 條）。

有下列各款情事之一者，處新臺幣 1 萬到 5 萬元罰鍰：⑴公共衛生師違反第 8 條第 2 項設立公共衛生師事務所，未向直轄市、縣（市）主管機關申請許可。⑵公共衛生師違反第 15 條第 1 項執行業務未製作紀錄或報告。⑶公共衛生師執業之機構、場所違反第 15 條第 2 項執行業務之紀錄或報告未保存或保存未滿 3 年（第 34 條）。

3.罰鍰、停業處分、廢止執業執照

公共衛生師有下列各款情事之一者，處新臺幣 2 萬到 10 萬元罰鍰；其情節重大者，並處 1 個月以上 1 年以下停業處分或廢止其執業執照：⑴違反第 14 條第 1 項**受主管機關指定辦理公共衛生師業務，無正當理由拒絕**。⑵違反第 16 條第 1 項第 2 款受有關機關詢問或委託評估時，為虛偽之陳述或報告。⑶違反第 16 條第 1 項第 5 款**利用業務上之機會，獲取不正當利益**（第 31 條）。

4.罰鍰並令限期改善；未改善停業處分

公共衛生師有下列各款情事之一者，處新臺幣 1 萬～5 萬元罰鍰，並令其限期改善；屆期未改善者，處 1 個月以上 1 年以下停業處分：⑴違反第 9 條第 1 項未領有執業執照，執行公共衛生師業務。⑵違反第 9 條第 2 項**未依規定完成繼續教育辦理執業執照更新**。⑶違反第 11 條第 1 項執業時未加入公會。⑷違反第 12 條第 1 項停業或歇業，未於事實發生之日起算 30 日內，報請原發執業執照機關備查。⑸違反第 12 條第 3 項變更執業處所或復業，未辦理執業登記。⑹違反第 17 條規避、妨礙或拒絕主管機關檢查或報告（第 32 條第 1 項）。

公共衛生師事務所：違反第 8 條第 4 項所定辦法中有關名稱使用或變更、申請設立許可之條件、收費規定或廣告內容限制之規定者，處新臺幣 1 萬元以上 5 萬元以下罰鍰，並令其限期改善；屆期未改善者，處 1 個月以上 1 年以下停業處分（第 33 條）。

5.罰鍰並令限期改善；未改善按次處罰

公共衛生師公會違反第 11 條第 2 項規定者，由職業團體主管機關處新臺幣 1 萬元以上 5 萬元以下罰鍰，並令其限期改善；屆期未改善者，按次處罰（第 32 條第 2 項）。

6.廢止執業執照、公共衛生師證書

公共衛生師受停業處分仍執行業務者，得廢止其執業執照；受廢止執業執照處分仍執行業務者，得廢止其公共衛生師證書（第35條）。

四、公共衛生師公會

㈠公會之組成

公共衛生師公會由職業團體主管機關主管。但其目的事業應受主管機關之指導、監督（第20條）。

1.公會區分二級

公共衛生師公會得設直轄市及縣（市）公會，並得設公共衛生師公會全國聯合會（第21條第1項）。且公共衛生師公會之區域，依現有之行政區域；在同一區域內，同級之公會以一個為限（第21條第2項）。

2.組織發起人之最低人數

公共衛生師公會之組織，直轄市、縣（市）公共衛生師公會，由該轄區域內公共衛生師21人以上之發起組織之；其不滿21人者，得加入鄰近區域之公會或共同組織之（第21條第3項）。又，公共衛生師公會全國聯合會之設立，應由3分之1以上之直轄市、縣（市）公共衛生師公會完成組織後，始得發起組織（第21條第4項）。

㈡理事、監事及理事長之設置及任期

1.理事、監事（及候補）選舉及名額限制

公共衛生師法規範公共衛生師公會置理事、監事、理事長任期，以及公會理事、監事、常務理、監事、理事長、候補理、監事之名額與改選程序等。公共衛生師法第23條第1項：「公共衛生師公會置理事、監事，均於召開會員（會員代表）大會時，由會員（會員代表）大會選舉之，並分別成立理事會、監事會，其名額如下：一、縣（市）醫師公會之理事不得超過二十一人。二、直轄市醫師公會之理事不得超過二十七人。……。」

公共衛生師公會得置候補理事、候補監事，其名額不得超過各該公會理事、監事名額3分之1（第23條第2項）。理事、監事名額在3人以上者，得分別互選常務理事、常務監事，其名額不得超過理事或監事總額3分之1。常務監事在3人以上者，應互選1人為監事會召集人（第23條第3項）。

2.理事長選舉

公共衛生師法公會應置理事長一人，除章程另有規定，依下列方式之一產生：⑴由理事就常務理事中選舉之；其不設常務理事者，由理事互選之。⑵由會員（會員代表）大會選舉；當選者原非理事或常務理事，應為當然之理事及常務理事（第23條第4項）。

3.任期與連任限制

理事、監事任期均為3年，其連選連任者，不得超過2分之1；理事長連選得連任1次（第24條第4項）。

㈢公會之義務及權責

1.應訂定章程及備查

為確立公共衛生師公會成立的宗旨與任務、會員之權利義務及倫理等項，以杜爭議，明定**公會應定章程並向主管機關報備**。公共衛生師公會章程，應載明下列事項：⑴名稱、區域及會所所在地。⑵宗旨、組織及任務。⑶會員之入會及退會。⑷會員代表之產生及其任期。……。⑺會員之權利義務。⑻會員應遵守之專業倫理規範。……（第22條）。公會應訂立章程，造具會員名冊及選任職員簡歷名冊，送請所在地職業團體主管機關立案，並分送中央及直轄市、縣（市）主管機關備查（第26條）。

2.每年召開會員（會員代表）大會及遵守法令章程

公共衛生師公會每年召開會員（會員代表）大會1次，必要時，得召開臨時大會（第25條第1項）。公會會員人數超過3百人時，得依規程之規定就會員分布狀況劃定區域，按其會員比例選出代表，召開會員代表大會，行使會員大會之職權（第25條第2項）。

公共衛生師公會必須遵守法令及章程，如有違反法令或章程情事，職業團體主管機關得為下列處分：⑴警告。⑵撤銷其決議。⑶撤免其理事、監事（第 27 條第 1 項）；有關「警告」及「撤銷決議」之處分，亦得由主管機關為之（第 25 條第 3 項）。

3.處分違規會員

公共衛生師公會之會員有違反法令或章程之行為者，公會得依理事會、監事會或會員（會員代表）大會之決議，予以勸告、警告或停權之處分（第 28 條），以利公會發揮約制會員之實質影響力。

五、公共衛生倫理實踐準則

倫理一般係指個人內心所堅持的內在行為規範，不若法律以國家的強制力為後盾，一旦違反制裁隨之。倫理是一種「自律性」的道德，並非法律。是以其形成，必定經長期的「潛移默化」，即使有關機關將之定為文字條款，亦屬「非制裁性」的道德訴求[7]。

法律與倫理都是維持社會秩序的工具，然而兩者之間，在性質、功能與內涵上，並非完全一致而無差異，兩者具有一致的情形，常見法律引用倫理規範作為法律的內容，例如：為規範人工生殖所涉生理、倫理、道德、婚姻、血統、法律等問題，促使生殖技術正確使用，避免浮濫負面影響，中央衛生主管機關於 1986 年 7 月 8 日先行發布「人工生殖技術倫理指導綱領」，嗣於 1994 年 11 月 13 日訂定發布「人工協助生殖技術管理辦法」；再於 2007 年 3 月 21 日制定公布「人工生殖法」，為倫理條文化之明證。

法律與倫理之間出現矛盾時，醫事人員便會陷入兩難處境[8]，例如：醫師對於皆為自己病患的一對夫妻，其中一方經確診感染愛滋病，應否儘速告知另一方真相，促其小心防患被傳染？或消極的依法通報感染者個資給主管

---

[7] 吳秀玲、蘇嘉宏合著，《醫事護理法規概論》，三民，2020 年 9 月，第 14 版，第 37–38 頁。

[8] 何建志，《醫療法律與醫學倫理》，元照，2012 年 2 月，第 50–55 頁。

機關，由其對感染者配偶進行通知、檢查程序？在法律層面，醫師負有保護病患隱私的義務；在倫理層面，採取消極不作為，與「不傷害」的倫理四大原則又顯有實際的衝突。

在生物醫學倫理學 (biomedical ethics) 中，被普遍接受倫理學原則是：自主和幸福、仁慈、正義；真實性亦為必須考慮的重要道德原則。自主權是個人決定自己的醫療保健與生活的權利，病人病情的真相必須被告知，並告知其治療的風險與好處。但即使最好、最可靠的訊息顯示，治療將是有益的，亦應允許患者拒絕治療，除非該決定對他人的幸福有負面的影響。而這種衝突，勢必造成倫理的困境。

正義通常被定義為利益和負擔的公平分配；分配正義是醫療服務在整個社會中公平分配的程度；比較正義是指在個人層面提供醫療保健的方式。2002 年 2 月 26 日美國公共衛生學會正式採用「公共衛生倫理實踐準則」。許多專業機構如疾病管制署 (Centers for Disease Control and Prevention)、國家與地區衛生人員協會 (Association of State and Territorial Health Officials)、公共衛生學院協會 (Association of Schools of Public Health) 等，接受本公共衛生倫理實踐守則的內容❾：

1. 公共衛生應解決疾病的根本原因健康需要，以防止不良健康後果。
2. 公共衛生應以尊重社區中個人權利的方式，實現社區健康。
3. 確保社區民眾有機會投入制定與評估公共衛生政策、計畫與優先順序的過程。
4. 公共衛生應倡導或努力為社區民眾權利不被剝奪，或確保社區民眾都能獲得保健所必需的基本資源和條件。
5. 公共衛生應該尋求實施保護與促進健康的有效政策與計畫所需的訊息。

---

❾ Thomas, J. C., Sage, M., Dillenberg, J., & Guillory, V. J. (2002). A Code of Ethics for Public Health. *Am J Public Health*. 92 (7): 1057-1059.doi: 10.2105/ajph.92.7.1057.

6. 公共衛生機構應向社區提供決策或計畫所需的資訊，計畫的實施並應徵得社區的同意。
7. 公共衛生機構應對資源中所擁有的信息及公眾賦予的任務，及時採取行動。
8. 公共衛生計畫與政策應採用多種方法，預期與尊重社區的多樣的價值觀念、信仰與文化。
9. 公共衛生計畫與政策的執行方式，應能最大程度改善自然和社會環境。
10. 公共衛生機構對於如訊息公開可能會對個人或社區造成傷害，應保護訊息的保密性，除非有危害個人或他人造成重大損害的正當理由。
11. 公共衛生機構應確保其職員的專業能力。
12. 公共衛生機構及其職員，應以建立公眾信任與機構有效性的方式，進行合作和結盟關係。

為使倫理守則真正可用性，必須由公共衛生機構廣為傳播與採用，並增加國家、州與地方機構採用與運用的可能性。一旦政府機構或專業組織採用該守則，必需將此些倫理原則納入其政策與程序中，並對其員工進行培訓，以確保原則得以實施。公共衛生學院應向學生講授守則，進行倫理規範及其運用方法的繼續教育或推廣課程。

為促進公共衛生倫理之發展，該公共衛生倫理實踐守則發布於網站上，歡迎評論並允許人們閱讀其他人的評論 。公共衛生領導協會 (Public Health Leadership Society) 的常設委員會，將積極與公共衛生專業人員和倫理學家合作，以定期更新使其符合時代需要；該**守則應被證明是闡明公共衛生專業價值與宗旨，並使其更實現其崇高理想的有用**工具。

六、公共衛生師在健康照護機構的角色與功能

公共衛生師具有五大核心專業能力：生物統計、流行病學、衛生行政與管理、環境衛生與職業醫學、社會行為科學；辦理十大跨領域整合工作：批判和策略分析、生物及環境應用、領導和系統思考、管理、財務及政策、方

案規劃、合作和夥伴關係、溝通、倡議、倫理等，不但具多樣性且富含文化力。公共衛生師在健康照護機構（含醫療機構、長照機構等）可扮演的角色與功能[10]，略如：

㈠投入醫事、健康照護經營管理

1.規劃、執行及評價健康照護服務

公共衛生師在醫事、健康照護或長期照顧機構的服務上，可扮演規劃者、管理者及評價者等角色。

2.推動病人、員工、社區健康促進與衛生教育活動

例如衛生福利部國民健康署「2020 年健康醫院 2.0 認證」，管理政策、病人評估、病人的資訊與介入、推動健康職場及確保臨床健康促進的能力、執行與監測、高齡友善、以人為中心之照護等。例如衛生福利部國民健康署「2020 年健康醫院 2.0 認證」重點有管理政策、病人評估、病人的資訊與介入、推動健康職場及確保臨床健康促進的能力、執行與監測、高齡友善、以人為中心之照護、氣候行動等七大標準。無菸醫院「全球無菸健康照護服務網絡 (Global Network for Tobacco Free Healthcare Services, GNTH)」八大標準重點有管理與承諾、溝通、教育及訓練、吸菸辨識／診斷與戒菸支持、無菸環境、健康職場、社區參與、監測與評估等。

3.推動傳染病防治

在健康照護機構，公共衛生師除平日可參與感染控制工作的推動外，並可規劃、推動或評估長照機構傳染病調查及防治等工作。蓋以公共衛生師具有生物統計、流行病學、衛生行政與管理、社會行為科學等知能，在長照機構傳染病防治工作上，可扮演疫病監測與預測、疫情調查、防疫準則擬定、社區衛生教育、民眾風險溝通、減災規劃者等角色。

---

[10] 許君強、黃資富，〈公共衛生師在長照機構的角色與功能〉，《健康促進暨衛生教育雜誌》，第 44 期，2020 年 6 月，第 79–91 頁。

4. 落實職場健康促進與勞工健康保護

事業單位之同一工作場所，勞工總人數在300人以上或從事特別危害健康作業之勞工總人數在100人以上者，應視該場所之規模及性質，僱用或特約從事勞工健康服務之醫師及僱用從事勞工健康服務之護理人員，辦理臨場健康服務（勞工健康保護規則第3條）。醫護人員、勞工健康服務相關人員應辨識與評估工作場所環境、作業及組織內部影響勞工身心健康之危害因子，並提出改善措施之建議；調查勞工健康情形與作業之關連性，並採取必要之預防及健康促進措施等（勞工健康保護規則第12條）。**公共衛生師可規劃、推動或評估健康照護機構職場健康促進、勞工健康狀態調查與職業傷病預防，並與從事勞工健康服務之醫師及護理人員密切合作**等。

5. 辦理環境健康風險及食品安全風險調查

舉凡場域空氣品質、食品安全的影響，都是公共衛生師的研究題材。公共衛生師可規劃、推動或評估健康照護機構推動環境健康風險及食品安全風險調查等工作。

6. 推動品質管理方案

品質是個人的素質，也是整個機構體質，由單位品質改善至全面品質管理的層次，經由一系列的步驟引領問題之形成、研擬對策及付諸實施，將解決問題的邏輯思維付諸於行動，最後形成日常的規範或標準化作業。品質改善的方法，注重在個別事項的觀察與危害分析。

7. 落實推動評鑑認證

在評鑑認證的基礎工作上，根據評鑑基準的架構，呈現醫院現有醫療部門、行政部門的標準作業指引與流程、指標監測，以成效佐證，並檢討成效。建立內部稽核制度與常規化執行上，組成稽核小組，根據評鑑基準並依單位特性設計稽核表，運用以病人為導向之評鑑查證手法 (Patient-focused)，定期實地稽核檢視病人安全的遵從性，循著病人的照護過程規劃查證路線，檢視臨床實務運作及對評鑑基準執行之成效。

㈡投入長期照顧機構之經營管理

公共衛生師第 8 條第 2 項規定：公共衛生師已於前項規定之處所執業累計 2 年以上者，得向直轄市、縣（市）主管機關申請許可單獨或與其他公共衛生師聯合設立公共衛生師事務所。政府推動長照 2.0 政策，長期照顧涵蓋有家庭、居家、社區到住宿式照顧之多元連續服務。呼應民眾對多元長期照顧服務的需求，達成在地老化目標，包括建立社區整合型服務中心、擴充複合型服務中心、廣設巷弄長照站。**鼓勵健康促進與衛生教育學系、公共衛生學系、醫務管理系畢業生取得公共衛生師資格，進入長期照顧服務領域歷練長期照顧服務與管理的知能**。執業累計一定年限後，有志設立公共衛生師事務所，繼續在長期照顧服務領域發展者，投入長期照顧機構之經營管理，是項創業的途徑。

以巷弄長照站之經營管理為例，在落實民眾教育與健康促進活動上，除執行長期照顧的功能外，為達到向前延伸**強化社區初級預防功能，對於社區民眾提供預防或延緩失能的服務**，並可酌增提供口腔機能、防止獨居死亡、休閒的身體活動行為、慢性病防治教育、靈性健康與宗教信仰等課程[11]。

想一想

1. 公共衛生師的業務範圍為何？有無例外規定？
2. 公共衛生師是醫事人員嗎？執行業務禁止為哪些行為？
3. 公共衛生師專業倫理如何規範？
4. 公共衛生師在何種情況下會被廢止執業執照或公共衛生師證書？
5. 公共衛生師法已於中華民國 109 年 6 月 3 日公布施行，請敘述該法第 8 條公共衛生師的執業方式，以及第 13 條公共衛生師執行業務內容。（109 高考衛生技術）

---

[11] 許君強、廖文婷、周星宇、黃資富，〈巷弄長照站之挑戰與對策——兼論健康促進扎根社區之芻議〉，《健康促進暨衛生教育雜誌》，第 43 期，2019 年 6 月，第 105-131 頁。

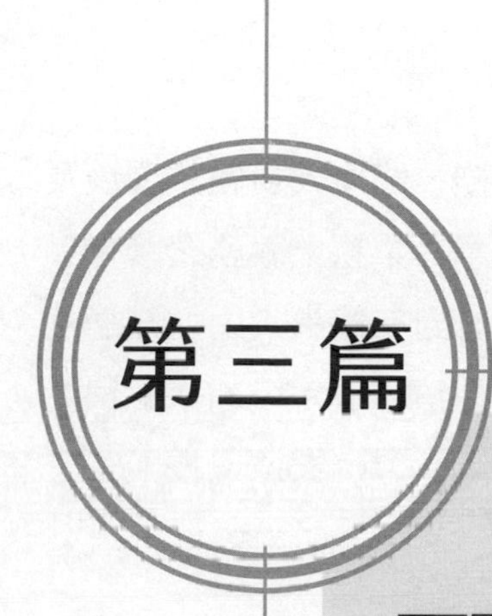

第三篇

醫藥業務相關法規

第七章

醫療法

醫療法對於醫療機構營運之健全、醫療品質管控、醫事人員執業環境及安全確保、病人就醫與施行人體試驗各種說明及注意等業務上義務之踐行加以規定，與民眾之權益息息相關。臺灣光復後，政府對於醫事人力並無適切的規劃，管理鬆散、密醫盛行，1986 年 11 月 24 日醫療法制定公布，賦與衛生主管機關管理醫療機構的法源依據，促進醫政改革，保障醫療人權。

一、立法目的與法規沿革

臺灣在日治時代，初期衛生條件不佳，戰士傷員不斷，樺山總督緊急設置醫療設施；總督府更陸續於臺北、淡水、基隆、臺中、嘉義、臺南、鳳山等處，設置醫院與診療所，加上教會體系醫院、私人醫院，使西醫為主的醫療院所遍及臺灣。戰後國民政府遷臺，接收原日治官方醫療院所設備，恢復運作或擴充功能；並再增設若干公立醫院，以及成立軍方、榮民醫院系統。但政府**對於私立醫療院所卻採取放任態度，不加以管制；宗教醫院陸續設立、小規模私人醫院大幅增加**，各鄉鎮市區也開始設立衛生所，**便利民眾就醫**。**由於醫事人力並未適切規劃、管理鬆散，致密醫盛行；加以鄉村地區正規醫師人力不足**，約四分之一的衛生所沒有醫師，政府竟讓未受過正規醫學教育的二千多位退除役軍醫，美其名經特種考試卻全額錄取為公共衛生醫師（民間譏稱為總統牌醫師，對其無法信任），投入基層醫療工作，醫療品質不佳的問題也隨之而來❶。

---

❶ 林宜平、邱弘毅、陳保中主編，《臺灣公衛　百年記事》，行政院衛生署、台灣公共衛生學會編，2011 年 12 月，第 7–8、13–15 頁。

此外，臺灣自光復以後，企業經營者以追求利潤為首要，沖淡原本非營利事業的醫療衛生事業福利色彩，爰有透過立法對既有醫療資源加以分配調整，緩和分布失調、提升民眾醫療資源使用可近性，藉以提高醫療品質、保障病人權益之必要。

中央衛生主管機關於 1981 年 9 月 30 日召開「醫療法」草案籌備會議，研議三年完成醫療法（草案）呈報行政院，1986 年 2 月 27 日行政院院會通過，函送立法院審議。醫療法在 1986 年 11 月 11 日經立法院三讀通過，總統於 1986 年 11 月 24 日制定公布施行，全文 91 條以「促進醫療事業之健全發展，合理分布醫療資源，提高醫療品質，保障病人權益，增進國民健康」（第 1 條），作為立法目的。醫療法完成立法，是我國醫政史上的創舉，**具有促進醫政改革的正面意義及功能；醫療人權之保護，乃醫療法重心所在**。

2000 年及 2003 年醫療法二次微修，然政經社會及醫療環境已有大幅變動，適時通盤檢討乃屬必要，爰檢討醫療機構分類，使私立醫院得以醫療法人型態設立；同時為提升醫療機構服務品質、強化病歷管理制度及保障病人就醫權益，醫療法於 2004 年 4 月 28 日全文修正公布，條文增為 123 條：計修正 72 條、增訂 37 條。醫療法並自 2005 年 2 月 5 日至 2020 年 1 月 15 日，再為 13 次修正，俾期周妥。

2004 年修正重點：1.檢討醫療機構分類。2.**建立醫療法人制度**：改善國內私立醫院體質及經營困境，使醫院得募集資金，擴充醫療設備，增設**醫療社團法人**。3.保障病人就醫安全，規範滋擾醫療機構秩序或妨礙醫療業務執行之責任。4.**強化尊重病人知的權益：除手術外，明定醫療機構對於侵入性檢查或治療，亦有告知、同意之義務**。5.**強化病歷管理制度**：修正病歷範圍及保存期限。6.明定醫師因執行業務致生損害於病人，以故意或過失為限，負損害賠償責任；司法院應設醫事專業法庭，辦理醫事糾紛訴訟案件。

2005 年至 2012 年七次修正重點：1.增訂人體試驗之施行，應尊重接受試驗者的自主意願，保障其健康權益與隱私權。人體試驗相關規定之不足或僅以法規命令規範，補充或提升法律位階。2.增訂醫師施行人體試驗，因試驗本身不可預見之因素，致病人死亡或傷害者，不符刑法第 13 條或第 14 條之故意或過失規定。3.增訂醫療機構分年完成全面提供安全針具。4.**醫療機構不得聘僱或容留未具醫事人員資格者，執行應由特定醫事人員執行之業務。**

2013 年至 2020 年六次修正重點：1.避免組織僵化形成萬年董事會，增訂董事任期、董事或監察人之消極資格、解任之事由、停止職務規定。2.二度修正**醫療法第 24、106 條滋擾醫療機構秩序部分：改為結果犯、行為人如涉及刑責，警察機關應主動移送檢察官偵辦；增訂刑責、建立通報機制、納入「緊急醫療救護人員」為保障對象。**3.修正醫療法第 82 條緩和醫護人員的民事賠償責任、刑事責任。4.修正醫事人員之內涵及中央主管機關名稱。

二、規範重點[2]

(一)醫療機構

1.定義及類型

醫療法所稱醫療機構，係指供醫師執行醫療業務之機構（第 2 條）。因設立主體不同，可分為：「公立醫療機構」、「私立醫療機構」、「醫療法人」（含醫療財團法人與醫療社團法人）、「法人附設醫療機構」、「教學醫院」及「軍事醫療機構」等（如表 7–1）。

表 7–1　醫療機構定義及類型

機構類型	定　義	醫療法
公立醫療機構	由政府機關、公營事業機構或公立學校所設立之醫療機構。	第 3 條
私立醫療機構	係指由醫師設立之醫療機構。	第 4 條
醫療財團法人	係指以從事醫療事業辦理醫療機構為目的，由捐助人捐助一定財產，經中央主管機關許可並向法院登記之財團法人。	第 5 條第 2 項

[2] 吳秀玲，《醫護健保與長照法規》，三民，2019 年 6 月，第 35–80 頁。

醫療社團法人	係指以從事醫療事業辦理醫療機構為目的，經中央主管機關許可登記之社團法人。	第5條第3項
法人附設醫療機構	1.私立醫學院、校為學生臨床教學需要附設之醫院。 2.公益法人依有關法律規定辦理醫療業務所設之醫療機構（例：農會法規定農會得為其會員舉辦醫療服務，得附設醫療機構）。 3.其他依法律規定，應對其員工或成員提供醫療衛生服務或緊急醫療救護之事業單位、學校或機構所附設之醫務室。	第6條
教學醫院	教學、研究、訓練設施，經依本法評鑑可供醫師或其他醫事人員接受訓練及醫學院、校學生臨床見習、實習之醫療機構。	第7條
軍事醫療機構	1.軍事機關所屬醫療機構，及其附設民眾診療機構之設置及管理，依醫療法之規定。 2.所屬醫療機構涉及國防安全事務考量之部分，其管理依國防部之規定。	第118條

資料來源：作者製表。

2.醫療機構之分類

醫療機構之分類，依醫療法第12條第3項授權訂定之「醫療機構設置標準」第2條規定，分為「醫院」、「診所」及「其他醫療機構」三大類（如表7–2）。醫院名稱，可以稱為「某某醫院」、「某某綜合醫院」及「某某專科醫院」。醫院可以設一科或數科，並得設中醫、牙醫部門。「醫院」與「診所」之區別，依醫療法條規定：「醫療機構設有病房收治病人者為醫院」僅應「門診者為診所」（第12條第1項）；診所得設置「9張以下之觀察病床」；婦產科診所，得依醫療業務需要設置「10張以下產科病床」（第12條第2項）。

表 7-2　醫療機構之分類及定義

醫療機構分類	細　分	定　義	醫療機構設置標準第 2 條
醫　院	醫　院	設有一科或數科診療科別，每科均有專科醫師之醫院。	第 1 款第 1 目
	慢性醫院	設有慢性一般病床，其收治之病人平均住院日在 30 日以上之醫院。	第 1 款第 2 目
	精神科醫院	設有病床，主要收治罹患精神疾病病人之醫院。	第 1 款第 3 目
	中醫醫院	設有病床，主要從事中醫診療業務之醫院。	第 1 款第 4 目
	牙醫醫院	設有病床，專門從事牙醫診療業務之醫院。	第 1 款第 5 目
	性侵害犯罪加害人強制治療醫院	設有病床，專門收治性侵害犯罪加害人強制治療業務之醫院。	第 1 款第 6 目
診　所	診　所	由醫師從事門診診療業務之處所。	第 2 款第 1 目
	中醫診所	由中醫師從事中醫門診診療業務之處所。	第 2 款第 2 目
	牙醫診所	由牙醫師從事牙醫門診診療業務之處所。	第 2 款第 3 目
	醫務室	依法律規定，應對其員工或成員提供醫療衛生服務或緊急醫療救護之事業單位、學校、矯正機關或其他機關（構）所附設之機構。	第 2 款第 4 目
	衛生所	由直轄市、縣（市）政府設立，辦理各該轄區內有關衛生保健事項之處所。	第 2 款第 5 目

<table>
<tr><td rowspan="3">其他醫療機構</td><td>捐血機構</td><td>專門從事採集捐血人血液，並供應醫療機構用血之機構。</td><td>第 3 款第 1 目</td></tr>
<tr><td>病理機構</td><td>專門從事解剖病理或臨床病理業務之機構。</td><td>第 3 款第 2 目</td></tr>
<tr><td>其　他</td><td>執行其他非以直接診治病人為目的，而由醫師辦理醫療保健業務之機構。</td><td>第 3 款第 3 目</td></tr>
</table>

資料來源：作者製表。

3.聯合診所

為方便民眾就診，醫療法規定：二家以上診所得於同一場所設置為聯合診所，使用共同設施，分別執行門診業務；其管理辦法，由中央衛生主管機關定之（第 13 條）。中央主管機關訂定發布「聯合診所管理辦法」，**數家診所可在同一場所設置聯合門診，使用共同設施，分別執行門診業務；**但聯合門診中的中醫設施應獨立設置使用；在聯合門診中，各診所應有各自的診所名稱（聯合診所管理辦法第 3 條第 1 款）、診療室隔間要和其他診所區隔清楚（聯合診所管理辦法第 3 條第 3 款）；聯合門診之設置，其場所使用數樓層者，各樓層應為連續使用（聯合診所管理辦法第 10 條）；設置場所內不得雜有商業性機構，維持醫療院所品質。

4.醫院設立／擴充許可

為促進醫療資源均衡發展，醫療法規定，**醫院之設立或擴充，均須先經主管機關審核許可**，始得申請建築執照；其設立分院者，亦同（第 14 條第 1 項）。醫療法第 14 條第 2 項並授權中央主管機關訂定發布「醫院設立或擴充許可辦法」。

「醫院之擴充」，指「醫院總樓地板面積之擴增或病床之增設」（醫療法施行細則第 3 條第 1 項）。公立醫療機構、私立醫療機構或法人附設醫療機構設立或擴充後之規模：在 99 病床以下者，由所在地直轄市或縣（市）主管機關許可；100 病床以上者，由所在地直轄市或縣（市）主管機關核轉中央主管機關許可（醫療法施行細則第5條第1項第1款）；醫療法人申請醫院之設立或擴充，由中央主管機關許可（醫療法施行細則第5條第1項第2款）。

5.開業登記／停、歇業

醫療機構之開業，應向所在地直轄市、縣（市）主管機關申請核准登記，經發給開業執照；其登記事項如有變更，應於事實發生之日起**30日內辦理變更登記**（第15條第1項）。**醫療機構並應將其開業執照、診療時間及其他有關診療事項，揭示於明顯處所**（第20條）。至於醫療機構所為醫療廣告或施行人體試驗如有違相關規定、或超收醫療費用或擅立收費項目收費經查屬實，而未依限將超收部分退還病人時，其開業執照可能被廢止。

而醫療機構如有歇業、停業時，則應於事實發生後30日內，報請原發開業執照機關備查（第23條第1項）。停業期間，以1年為限；逾1年者，應於屆至日起30日內辦理歇業（第23條第2項）。**醫療機構歇業，或受撤銷、廢止開業執照處分者，應將其招牌拆除**（醫療法施行細則第13條）。

6.醫療機構名稱使用、變更／限制

醫療機構名稱之使用、變更，應以所在地直轄市、縣（市）主管機關核准者為限；其名稱使用、變更原則，由中央主管機關定之（第17條第1項）。違反者，經予警告處分，並限期改善；屆期未改善者，處新臺幣1萬到5萬元罰鍰，按次連續處罰（第101條）。醫療法施行細則第9條第1～8款補充醫療機構名稱之使用，應標明或得標明事項，例如：「醫療法人設立之醫療機構，應冠以其醫療法人名稱」（第5款）；同細則第10條第1～6款醫療機構名稱禁止使用規定，例如：不得有「單獨使用外文名稱」（第1款）、「使用疾病名稱」（第3款）等。

為避免非醫療機構任意使用醫療機構名稱，誤導民眾致延誤就醫，醫療法第17條第2項規定：「非醫療機構，不得使用醫療機構或類似醫療機構之名稱」。違反者，處新臺幣5萬到25萬元罰鍰（第103條第1項第1款）。

7.負責醫師／代理期限

醫療機構應置負責醫師一人，對其機構醫療業務，負督導責任。私立醫療機構，並以其申請人為負責醫師（第18條第1項）；第2項規範負責醫師之資格限制要件。負責醫師因故不能執行業務，應指定合於負責醫師資格之醫師代理。代理期間超過45日者，應由被代理醫師報請原發開業執照機關備查；代理期間，不得逾一年（第19條），以利醫療機構之正常運作。

㈡醫療法人設立與管制

醫療法第5條第1項所稱醫療法人，包含「醫療財團法人」及「醫療社團法人」。

1.增訂醫療社團法人

醫療法原僅規範財團法人醫療機構，為改善國內私立醫院體質及經營困境，使私立醫院得以社團法人型態設立，醫療法2004年修正時，增訂醫療法人制度，**法人所有權與法人經營權得分離**，將第三章章名「財團法人醫療機構」，修正為「醫療法人」，使醫院得以募集資金、擴充醫療設備，提高醫院競爭力及服務品質，俾永續經營。

⑴符合公告規模應改設醫療法人

私立醫療機構如具相當規模，對於當地醫療服務之提供有重要的影響，為促進其管理制度化，醫療法規定：**私立醫療機構達中央主管機關公告一定規模以上者，應改以醫療法人型態設立**（第16條）。主管機關於2006年2月24日衛署醫字第0950200970號公告，所稱「一定規模」，為「一般病床200床」。

⑵醫療法人設立限制／最低必要財產

為避免醫療法人家數過多衍生問題，醫療法規定：醫療法人得設立醫院、診所及其他醫療機構。其設立之家數及規模，得為必要之限制（第31條第1項）。醫療法人應有足以達成其設立目的所必要之財產（第32條第1項）；必要之財產，依其設立之規模與運用條件，由中央主管機關定之（第32條第2項）。依主管機關2014年1月8日修正發布「醫療法人必要財產最低標準」，規定醫療財團、社團法人設立診所者，皆應有新臺幣1億元之淨值（醫療法人必要財產最低標準第 2 條第 2 款、第 3 條第 2 款）。

2.醫療法人行為管制

⑴應設董事會及建立會計制度

醫療法人，應設董事會，置董事長一人，並以董事長為法人之代表人（第 33 條第 1 項）。醫療法人應建立會計制度，採曆年制及權責發生制，其財務收支具合法憑證，設置必要之會計紀錄，並應保存之（第 34 條第 1 項）。

⑵設立許可／法院登記

醫療財團法人之設立，應檢具捐助章程、設立計畫書及相關文件，申請中央主管機關許可後，於 30 天內成立董事會；並將董事名冊報請中央主管機關核定後，30 天內向該管地方法院辦理法人登記。完成登記後 3 個月內，捐助之全部財產移歸法人所有，並報請中央主管機關備查（第 42 條）。

⑶每年提撥醫療收入結餘／營運基金

醫療財團法人應提撥年度醫療收入結餘之 10% 以上，辦理研發、培訓、健康教育；並另提撥 10% 以上，辦理醫療救濟、社區醫療服務及其他社會服務事項（第 46 條）。醫療社團法人結餘分配，應提撥 10% 以上，辦理研發、培訓、健康教育、醫療救濟、社區醫療服務及其他社會服務事項基金；並**應提撥 20% 以上作為營運基金**（第 53 條）。

⑷不得規避檢查

中央主管機關得隨時命令醫療法人提出財務、業務報告或檢查其財務、業務狀況（第 34 條第 5 項）；**醫療法人對前項命令或檢查，不得規避、妨礙或拒絕**（第 34 條第 6 項）。

⑸不得為無限責任股東／合夥人

醫療法人**不得為公司之無限責任股東或合夥事業之合夥人；**如為公司之有限責任股東時，其所有投資總額及對單一公司之投資額或其比例應不得超過一定之限制（第 35 條第 1 項）。違反者，中央主管機關得處新臺幣 1 萬到 10 萬元罰鍰，並限期命其補正。逾期未補正者，並得連續處罰之（第 113 條第 1 項）。

⑹不得為保證人／資金不得違規出借或供擔保

醫療法人不得為保證人（第 37 條第 1 項），以確保醫療法人資產之穩定，不被掏空或不當運用。違反者，中央主管機關得處新臺幣 10 萬到 50 萬元罰鍰，並得限期命其改善；逾期未改善者，得連續處罰之。其所為之保證，並由行為人自負保證責任 （第 112 條第 1 項）。醫療法人之資金，不得貸與董事、社員及其他個人或非金融機構；亦不得以其資產為董事、社員或任何他人提供擔保（第 37 條第 2 項）。

㈢醫療業務

醫療業務依中央主管機關函釋，係指：以醫療行為為職業者而言，不問是主要業務或附屬業務，凡職業上予以機會，為非特定多數人之醫療行為均屬之，但不以收取報酬為要件，法令另有規定者從其規定❸。

1.醫療費用收取標準與限制／禁收不當利益

為使醫療機構收費資訊公開、透明，醫療機構收取醫療費用的標準，由直轄市、縣（市）主管機關核定之（第 21 條）；**收取醫療費用時，應開給載明收費項目及金額之收據**（第 22 條第 1 項）。醫療費用收據，應載明申報全民健康保險及自費項目之明細，以及非屬醫療費用之收費（醫療法施行細則第 11 條第 1 項）。

醫療機構不得違反收費標準，超額或擅立收費項目收費（第 22 條第 2 項）；如有違規收費情形，處罰新臺幣 5 萬到 25 萬元罰鍰（第 103 條第 1 項第 1 款）。超收醫療費用或擅立收費項目收費經查屬實，而未依限將超收部分退還病人，應再處罰新臺幣 5 萬到 50 萬元罰鍰，並得按其情節就違反規定之診療科別、服務項目或其全部或一部之門診、住院業務，處 1 個月以上 1 年以下停業處分或廢止其開業執照（第 108 條第 7 款）。

為防止醫療機構以不正當方法招攬業務造成糾紛，醫療法規定：**醫療機**

---

❸ 行政院衛生署 1976 年 4 月 6 日衛署醫字第 107880 號函。

構，不得以中央主管機關公告禁止之不正當方法，招攬病人（第 61 條第 1 項）；醫療機構及其人員，不得利用業務上機會，獲取不正當利益（第 61 條第 2 項）。惟考量老年殘疾病人行動困難、偏遠地區交通不便、或接駁鐵路車站或捷運站等原因，醫療機構提供車輛載送病人，尚無不可❹。

2. 提供安全針具／指派醫師值班

臺灣有高達 87.3% 的醫療人員有被針扎的經驗，護理人員為醫事人員中被針扎率最高的族群，平均高達 93%❺。醫療法修正增訂：醫療機構對於所屬醫事人員執行直接接觸病人體液或血液之醫療處置時，應自 2012 年起，5 年內按比例逐步完成全面提供安全針具（第 56 條第 2 項），違反者，**應予以警告處分，並限期改善；**屆期未改善者，處新臺幣 1 萬到 5 萬元罰鍰，按次連續處罰（第 101 條）。

醫院於診療時間外，應依其規模及業務需要，指派適當人數之醫師值班，以照顧住院或急診病人（第 59 條）。醫院於診療時間外照顧住院及急診病人，應指派醫師於病房及急診部門值班；設有加護病房、透析治療床或手術恢復室者，於有收治病人時，應另指派醫師值班（醫療法施行細則第 41 條）。

3. 病歷製作增刪／保管銷燬／電子病歷

⑴病歷製作：病歷的記載、不記載、記載接續與否，以及診療經過，為檢視醫師或其他醫事人員有無過失、應否負責之重要依據❻。醫療法要求醫療機構，應建立清晰、詳實、完整之病歷（第 67 條第 1 項）。醫療機構之病歷，包括：醫師依醫師法執行業務所製作之病歷；各項檢查、檢驗報告資料；其他各類醫事人員執行業務所製作之紀錄（第 67 條第 2 項）。

⑵病歷增刪：醫療機構應督導其所屬醫事人員，於執行業務時親自記載

---

❹ 行政院衛生署 2001 年 6 月 14 日衛署醫字第 0900030330 號函。

❺ 林維堂、許家禎，〈安全針具應用於檢驗採血〉，《台灣醫檢會報》，第 28 卷第 3 期，2013 年 9 月，第 134–138 頁。

❻ 鄭淑屏，《醫療過失案件中過失之類型與證據之判斷》，臺灣大學法研所博士論文，1996 年 6 月，第 321 頁。

病歷或製作紀錄，並簽名或蓋章及加註執行年、月、日（第 68 條第 1 項）。病歷或紀錄如有增刪，應於增刪處簽名或蓋章及註明年、月、日；刪改部分，應以畫線去除，不得塗燬（第 68 條第 2 項）。醫囑應於病歷載明或以書面為之。但情況急迫時，得先以口頭方式為之，並於 24 小時內完成書面紀錄（第 68 條第 3 項）。

⑶**病歷保管及銷燬**：醫療機構之病歷，應指定適當場所及人員保管，並至少保存 7 年。但未成年者之病歷，至少應保存至其成年後 7 年；人體試驗之病歷，應永久保存（第 70 條第 1 項）。醫療機構因故未能繼續開業，病歷應交由承接者依規定保存；無承接者時，病人或其代理人得要求醫療機構交付病歷；其餘病歷應繼續保存 6 個月以上，始得銷燬（第 70 條第 2 項）。醫療機構具有正當理由無法保存病歷時， 由地方主管機關保存 （第 70 條第 3 項）。違反病歷保存規定者，處新臺幣 1 萬到 5 萬元罰鍰，並令限期改善；屆期未改善者，按次連續處罰（第 102 條第 1 項第 1 款）。

⑷**電子病歷**：醫療機構以電子文件方式製作及貯存之病歷，得免另以書面方式製作；其資格條件與製作方式、內容及其他應遵行事項之辦法，由中央主管機關定之（第 69 條）。醫療機構電子病歷製作及管理辦法第 4 條規定：電子病歷依本法第 68 條所為之簽名或蓋章，應以電子簽章方式為之，並應於病歷製作後 24 小時內完成。

4. 危急病人處理／轉診

醫院、診所遇有危急病人，應先予適當之急救，並即依其人員及設備能力予以救治或採取必要措施，不得無故拖延（第 60 條第 1 項）；因限於人員、設備及專長能力，無法確定病人之病因或提供完整治療時，應建議病人轉診。但危急病人應先予適當之急救，始可轉診（第 73 條第 1 項）。前項轉診，應填具轉診病歷摘要交予病人，不得無故拖延或拒絕（第 73 條第 2 項）。

5. 出院追蹤照顧／自動出院

醫院得應出院病人之要求，為其安排適當之醫療場所及人員，繼續追蹤照顧（第 75 條第 1 項）。尚未治癒而要求出院之病人，醫院得要求病人或其法定代理人、配偶、親屬或關係人，簽具自動出院書（第75條第2項）；病人如經診治並依醫囑通知可以出院時，應即辦理出院或轉院（第75條第3項）。

6. 開立證明書／非病死報請相驗

醫院、診所如無法令規定之理由，對其診治之病人，不得拒絕開給出生證明書、診斷書、死亡證明書或死產證明書（第76條第1項）；**對於非病死或可疑為非病死者，有報請檢察機關依法相驗之義務**（第76條第3項）。

由於死亡證明書之開立，常因病人到院前已死亡，致屢有爭議，醫療法施行細則爰補充規範：醫院、診所對其診治之病人死亡者，應掣給死亡證明書（第53條第1項）。醫院、診所對於就診或轉診途中死亡者，應參考原診治醫院、診所之病歷記載內容，於檢驗屍體後，掣給死亡證明書（第53條第2項）。**病人非前二項之情形死亡，無法取得死亡證明書者，由所在地衛生所或所在地直轄市或縣（市）主管機關指定之醫療機構檢驗屍體，掣給死亡證明書**（第53條第3項）。

㈣病人安全與病人自主

1. 病人安全

病人安全運動之興起，可回溯至1999年美國重要的醫療政策參考機構——醫學研究所 (Institute of Medicine, IOM) 發表著名的 *To Err is Human* 報告，指出每年約44,000至98,000人死於醫療錯誤 (medical error)，因醫療不良事件發生之損失約170億至290億美元，促使各界開始重視醫療照護上的不良事件，可能導致大量的死亡率或罹病率。2010年一項全球性的研究指出，已開發國家有3%至16%的住院病人，因不良事件而有醫療傷害[7]，足證病人安全不容忽視。

---

[7] 吳俊穎、賴惠蓁、吳服清、王宗曦、李中月、陳榮基，〈臺灣病人安全通報系統十周年的成效：全國性實證研究〉，《月旦醫事法報告》，元照，第1期，2016年7月，第43頁。

我國於 2004 年建置「臺灣病人安全通報系統」，2015 年 12 月 30 日制定公布生產事故救濟條例，要求醫療機構及助產機構，應建立機構內風險事件管控與通報機制，並針對重大生產事故事件分析根本原因（第 22 條第 1 項），為我國病人安全通報與分析的首度立法❽。

⑴場所安全設施／緊急災害應變措施

醫療法規定：醫療機構應依其提供服務之性質，具備適當之醫療場所及安全設施（第 56 條第 1 項）；保持環境整潔、秩序安寧，不得妨礙公共衛生及安全（第 24 條第 1 項）。醫院除其建築構造、設備應具備防火、避難等必要之設施外，並**應建立緊急災害應變措施**（第 25 條第 1 項）；前項緊急災害應變措施及檢查辦法，由中央主管機關定之（第 25 條第 2 項）。醫院緊急災害應變措施及檢查辦法要求醫院：緊急災害事件應組設「指揮中心」（第 4 條第 1 款）；應立即採取應變措施，並迅速聯繫警察、消防、衛生及其他有關機關，即時支援搶救（第 5 條）；應繼續提供必要之醫療照顧與適當之轉診後送處理（醫院緊急災害應變措施及檢查辦法第 9 條）。醫院每年至少應舉行緊急災害應變措施講習 1 次（醫院緊急災害應變措施及檢查辦法第 10 條）；直轄市、縣（市）主管機關對所轄醫院訂定之災害應變措施計畫，應每年定期檢查，可採實地訪查或書面檢查（醫院緊急災害應變措施及檢查辦法第 12 條第 1 項）。

⑵醫療暴力規制

醫療機構在發生醫療糾紛時，易遭受不法勒索或暴力滋擾；民眾鬥毆滋事受傷急送醫院，常見尋仇報復者接踵而至，在急診室施暴力加害，禍及現場急救醫護人員。為使醫療機構、醫事人員能在安全無慮之環境下提供醫療服務，使病人就醫權益獲得保障，醫療法第 24 條於 2004 年 4 月 28 日、2014 年 1 月 29 日及 2017 年 5 月 10 日三度修正，對應之罰則第 106 條配合修正，

---

❽ 邱玟惠，〈日本醫療事故調查之法制建構及美國病人安全法制之介紹〉，《月旦醫事法報告》，元照，第 1 期，2016 年 7 月，第 54 頁。

增訂妨害醫療罪。

醫療法規定：為保障就醫安全，任何人不得以強暴、脅迫、恐嚇、公然侮辱或其他非法之方法，妨礙醫療業務之執行（第 24 條第 2 項）。醫療機構應採必要措施，以確保醫事人員執行醫療業務時之安全（第 24 條第 3 項）。違反第 2 項規定者，警察機關應排除或制止之；如涉及刑事責任者，應移送司法機關偵辦（第 24 條第 4 項）。**中央主管機關應建立通報機制，定期公告醫療機構受有第 2 項情事之內容及最終結果**（第 24 條第 5 項）。

違反第 24 條第 2 項規定者，處新臺幣 3 萬到 5 萬元罰鍰。如觸犯刑事責任者，應移送司法機關辦理（第 106 條第 1 項）。毀損醫療機構或其他相類場所內關於保護生命之設備，致生危險於他人之生命、身體或健康者，處 3 年以下有期徒刑、拘役或新臺幣 30 萬元以下罰金（第 106 條第 2 項）。對於醫事人員或緊急醫療救護人員以強暴、脅迫、恐嚇或其他非法之方法，妨害其執行醫療或救護業務者，處 3 年以下有期徒刑，得併科新臺幣 30 萬元以下罰金（第 106 條第 3 項）。

犯前項之罪，因而致醫事人員或緊急醫療救護人員於死者，處無期徒刑或 7 年以上有期徒刑；致重傷者，處 3 年以上 10 年以下有期徒刑（第 106 條第 4 項）。2017 年 5 月 10 日醫療法第 106 條之修正，擴增對醫護人員安全之保障，納入「緊急醫療救護人員」，並將「恐嚇或其他非法之方法」，列為處罰要件。

2. 病人自主

醫療上告知說明與病人之同意 (informed consent)，涉及病人在醫療上的主體性與「醫療人權」之落實，故需將此種說明義務法制化。

⑴病情告知

醫療機構診治病人時，應向病人或其法定代理人、配偶、親屬或關係人告知其病情、治療方針、處置、用藥、預後情形及可能之不良反應（第 81 條）。

⑵手術原因風險說明／同意

醫療機構實施手術，應向病人或其法定代理人、配偶、親屬或關係人說明手術原因、手術成功率或可能發生之併發症及危險，並經**其同意，簽具手術同意書及麻醉同意書，始得為之。但如情況緊急，不在此限**（第 63 條第 1 項）。「情況緊急」中央主管機關函釋，係指病情危急，時間不容許取得病人或其配偶、親屬或關係人之同意時，為解救病人性命，醫院可逕予實施必要之手術及麻醉[9]。違反醫療法第 63 條第 1 項之說明義務，依同法第 103 條第 1 項第 1 款規定，處新臺幣 5 萬到 25 萬元罰鍰；對於行為人亦處以各該條之罰鍰，其觸犯刑事法律者，並移送司法機關辦理（醫療法第 107 條第 1 項）。

⑶侵入性檢查治療說明／同意

醫療機構實施中央主管機關規定之侵入性檢查或治療，應向病人或其法定代理人、配偶、親屬或關係人說明，並經其同意，簽具同意書後，始得為之。但情況緊急者，不在此限（第 64 條第 1 項）。所稱「侵入性檢查或治療」，例如：胃鏡、直腸內視鏡檢查、子宮頸癌鐳錠放射治療、抽血檢驗[10]等。

⑷病理檢查／保密義務

醫療機構對採取之組織檢體或手術切取之器官，應送請病理檢查，並將結果告知病人或其法定代理人、配偶、親屬或關係人（第 65 條第 1 項）。醫療機構及其人員因業務而知悉或持有病人病情或健康資訊，不得無故洩漏（第 72 條）。違反者，處新臺幣 5 萬到 25 萬元罰鍰（第 103 條第 1 項第 1 款）。

㈤醫療品質管控

1.醫療品質管理

醫療法規定，醫院應建立醫療品質管理制度，並檢討評估（第 62 條第 1 項）。為提升醫療服務品質，中央主管機關得訂定辦法，就特定醫療技術、檢

---

[9] 行政院衛生署 1987 年 4 月 17 日衛署醫字第 653847 號函。

[10] 薛瑞元，〈醫療契約與告知義務〉，《月旦法學雜誌》，第 112 期，2004 年 9 月，第 40–41 頁。

查、檢驗或醫療儀器，規定其適應症、操作人員資格、條件及其他應遵行事項（第 62 條第 2 項）。醫療品質管理制度，應包括：管理計畫之規劃、執行及評估；教育訓練。院內感染管制制度；病人安全制度等（醫療法施行細則第 42 條）。

2. 特定醫療技術檢查檢驗醫療儀器施行或使用管理辦法

中央衛生主管機關訂定發布「特定醫療技術檢查檢驗醫療儀器施行或使用管理辦法」，規定：不得為未滿 18 歲之人施行特定美容醫學手術項目「眼整形、鼻整形、顱顏整形、胸部整形、植髮、削骨、拉皮、抽脂、包皮環切術外之生殖器整形」（第 20 條），明定施行特定美容醫學手術之醫師資格（第 23～26 條），且需有麻醉科專科醫師或受過相關訓練之醫師在場執行麻醉業務（第 27 條）[11]，避免美容醫學手術重大麻醉醫療事故的發生，並規定 99 床以下的醫院施行特定美容醫學手術，應有緊急後送轉診計畫，並與後送醫院簽訂協議書或契約（第 28 條），以維護病人安全。

3. 院內感染管制制度

國內外皆曾發生嚴重的醫療機構院內感染事件，足以透視醫院之醫療品質管控良窳，且攸關病患之醫療權益，值得關注。例如我國於 2002 年 3 月發生醫院爆發肺結核集體感染事件，新竹縣湖口仁慈醫院呼吸治療病房 18 名病患中，有 10 人感染開放性肺結核。國內 2021 年 4 月起 5 月中旬之後新型冠狀病毒肺炎疫情嚴峻，更發生多起醫院院內感染事件[12]。WHO 病人安全聯

---

[11] 有關本辦法第 27 條第 1 項「全身麻醉」與第 2 項「中度、輕度鎮靜」之差別，參陳坤堡，〈美容醫學特管法，麻醉安全露曙光〉，《月旦醫事法學報告》，元照，第 29 期，2019 年 3 月，第 19-31 頁。

[12] 2021 年 5 月 20 日武漢肺炎疫情記者會上，中央流行疫情指揮中心醫療應變組副組長羅一鈞說明，今 (20) 日北區新增 2 起院內感染：三總松山分院（共 3 例，1 名醫師、2 名護理師）、與和平醫院（新增 3 例個案，2 名病患，1 名看護），加上昨 (19) 日新增亞東（新增 3 例，1 位陪病者、1 位看護，1 位住院病患，共 11 例）、台北血液透析診所（4 例）及仁惠診所（2 例），共 5 起院內感染事件。〈武漢肺炎　全台 5 醫療院內感染一次看　羅一鈞：新增和平、三總〉，2021 年 5 月 20 日，新頭殼 newtalk。

盟於 2011 年 4 月 7 日世界衛生日提出：「乾淨的照護就是安全的照護」的病人安全目標，強調「今天不行動，明天沒藥醫」，足見感染管制在醫療照護品質及保障病人安全的重要性⑬。

我國傳染病防治法第 32 條第 1 項規定：「醫療機構應依主管機關之規定，執行感染管制工作，並應防範機構內發生感染；對於主管機關進行之輔導及查核，不得拒絕、規避或妨礙。」**對於可能感染特定抗藥性細菌等高風險病人就醫住院時，應強化監測工作**，落實執行前項標準作業程序與措施；在兼顧病人隱私之情形下，於其病歷、病床周遭建立標示，提醒醫療照護工作人員採取適當之防護措施（醫療機構執行感染管制措施及查核辦法第 7 條第 2 項）。醫療機構並應訂定洗手標準作業程序，並有充足且適當之洗手設備與管控及查核機制（醫療機構執行感染管制措施及查核辦法第 8 條前段）；**醫療機構對於照護環境設施、衛材、器械、儀器面板等，應定期清潔並確實消毒**（醫療機構執行感染管制措施及查核辦法第 10 條）。

㈥醫院評鑑

中央主管機關辦理之醫院評鑑，藉以加強業務管理、確保醫療服務品質、奠定分級醫療基礎，提供民眾就醫參考；醫院經營者藉由評鑑機會獲得專家建議，使醫院的經營更上軌道。

1.評鑑目的／作業程序／調降或註銷評鑑合格資格

醫院評鑑目的，在於確保所評鑑的醫療設施具備優良的品質、使用最少的經費，可獲致最大的效果；協助決策者決定醫療設施的設立，並改進各種不妥適之醫療措施。醫療法規定：中央主管機關應辦理醫院評鑑；直轄市、縣（市）主管機關對轄區內醫療機構業務，應定期實施督導考核（第 28 條）。直轄市或縣（市）主管機關辦理醫院、診所業務督導考核，應訂定計畫實施，

---

⑬ 月旦醫事法報告編輯部，〈全球首例高致死性超級細菌在美國被發現〉，《月旦醫事法報告》，第 11 期，2017 年 9 月，第 175 頁。

每年至少辦理一次（醫療法施行細則第 17 條）。

為辦理醫院評鑑，中央主管機關「應訂定醫院評鑑基準及作業程序，並得邀請有關學者、專家為之」（醫療法施行細則第 15 條）；應將評鑑結果，以書面通知申請評鑑醫院，並將評鑑合格之醫院名單與其合格有效期間及類別等有關事項，以公告方式公開之（醫療法施行細則第 16 條第 1 項）；公告應載明醫院在評鑑合格有效期間內，有違反法令或不符醫院評鑑基準情形，經主管機關令其限期改善屆期未改善或其違反情節重大者，中央主管機關得調降其評鑑合格類別或註銷其評鑑合格資格（醫療法施行細則第 16 條第 2 項）。

2. 評鑑缺失／改革

我國自 1978 年實施醫院評鑑，由於當時醫療資源缺乏、設施老舊，評鑑制度偏重於硬體或結構面，著重於病床、儀器設備及醫事人員證照數之審查。除未能防止醫院大費周章的造假作弊，其**評鑑結果與全民健保制度又互相連結，致促成醫院的大型化，醫院與基層醫療機構競逐門診，造成基層的萎縮。醫院評鑑時，評鑑委員實地評鑑的時間過短，評鑑流於形式化、書面化**，評鑑結果無法充分反映醫院各科之醫療品質。監察院因而於 2004 年 2 月 24 日提案糾正行政院。

中央主管機關自 2001 年起著手進行醫院評鑑制度改革計畫，參考國際醫院評鑑標準及內容，朝向「以病人為中心、重視病人安全」的角度定義品質，建立安全、有效、適時、效率、公正優質的評鑑機制[14]；規劃以過程面、結果面、醫療品質及醫療服務成效，為評核標的之新制醫院評鑑，自 2007 年全面實施新制，打破病床規模、科別設置為醫療品質分級之迷思。

3. 評鑑類型

我國醫療院所的層級，按照衛生福利部分類，目前分為醫學中心、區域醫院、地區醫院及基層診所，各級醫院負有不同的照護任務與角色，醫學中

---

[14] 林淑綿，《臺灣醫院評鑑制度運作之研究》，臺北大學公共行政暨政策學系碩士在職專班碩士論文，2010 年 1 月；林靖傑，《醫院評鑑制度的實施與檢討——以臺大醫院為例》，淡江大學公共行政學系碩士班學位論文，2013 年。

心負有研究、教學以及急重症病患的治療照護。但醫院評鑑：則區分「醫學中心」、「區域醫院」、「地區醫院」等三類；教學醫院評鑑：含「醫師及醫事人員類教學醫院」、「醫事人員類（非醫師）教學醫院」等二類（醫院評鑑及教學醫院評鑑作業程序第4點）。

為提高醫療水準，**醫院得申請評鑑為「教學醫院」**（第94條）。教學醫院之評鑑，由中央主管機關會商中央教育主管機關定期辦理。中央主管機關應將教學醫院評鑑結果，以書面通知申請評鑑醫院，並將合格名單及有效期間等事項公告（第95條）。

4.醫院評鑑制度簡化

2015年起，醫院評鑑藉由現場查證病人之照護流程，評核醫院之醫療品質，從「簡化」（評鑑條文基準已由原238條減少為188條）、「優化」（查證醫院日常作業，取代書面資料查閱）、「日常化」三面向進行改革，從結構面轉為加強過程及結果面之評核。

5.評鑑結合社區健康促進

衛生福利部訂定「2019年度醫院評鑑基準及評量項目（區域醫院、地區醫院適用）」與公共衛生相關的部分，規定於「第1篇、經營管理　第1.1章　醫院經營策略」之1.1.3「擬定並參與社區健康促進活動」。其「評量項目」之「目的」，乃「依據社區民眾之需求，訂定社區健康促進年度工作計畫及明確之目標，落實執行與定期檢討改善，促進民眾健康」。

㈦醫療廣告

1.醫療廣告定義／禁止規定

廣告任意牽涉醫療或故意誇大不實，影響消費者權益甚鉅，有立法規範之必要性。醫療廣告之定義，「係指利用傳播媒體或其他方法，宣傳醫療業務，以達招徠患者醫療為目的之行為（第9條）」。為**避免非醫療機構任意為醫療廣告，致民眾誤信而延誤治療良機，禁止「非醫療機構，不得為醫療廣告**（第84條）」；醫療廣告不得以下列方式為之：⑴假借他人名義為宣傳。⑵

利用出售或贈與醫療刊物為宣傳。⑶以公開祖傳秘方或公開答問為宣傳。⑷摘錄醫學刊物內容為宣傳。……。⑺以其他不正當方式為宣傳（第 86 條）。

醫療法第 84 條第 7 款「以其他不正當方式為宣傳」之內涵，包含⓯：⑴醫療法第 103 條第 2 項所定內容虛偽、誇張、歪曲事實、有傷風化或以非法墮胎為宣傳之禁止事項。⑵強調最高級及排名等敘述性名詞或類似聳動用語之宣傳（如：國內首例、唯一、第一例、保證、完全根治等）。……。⑼刊播手術或治療前後比較影像。⑽刊播藝人影像。⑾以優惠、團購、直銷、消費券、預付費用、贈送療程或針劑等具有意圖促銷之行為；⑿其他違背醫學倫理或不正當方式之宣傳。

惟上開部令旋於 2016 年 11 月 17 日發函廢止，另函釋示：「以其他不正當方式宣傳」範圍，除納入部分原釋示內容，並修正上述原釋示⑼至⑾之說明，禁止：非屬個人親身體驗結果之經驗分享或未充分揭露正確資訊之代言或推薦；重申「手術或治療前後之比較影像」不得出現於醫療廣告。醫療業務不應有代言、促銷，任何人均不得代言推薦，更不應以促銷等行為刺激不必要之醫療需求，但如為個人親身體驗結果之經驗分享且充分揭露正確資訊，得不視為不正當之廣告宣傳方式。

2. 醫療廣告之擬制

廣告內容暗示或影射醫療業務者，視為醫療廣告（第 87 條第 1 項）；醫學新知或研究報告之發表、病人衛生教育、學術性刊物，未涉及招徠醫療業務者，不視為醫療廣告（第 2 項）。所稱「暗示」、「影射」，係指以某種刺激或假借某種名義，誘導、眩惑民眾達到招徠醫療業務目的而言。廣告內容雖未明示「醫療業務」，惟綜觀其文字、方式、用語已具招徠他人醫療之效果者，則視為醫療廣告⓰。

⓯ 衛生福利部 2016 年 9 月 27 日衛部醫字第 1051666009 號令。

⓰ 行政院衛生署 1995 年 11 月 7 日衛署醫字第 84070117 號函。

3.違規醫療廣告處罰／加重

醫療廣告違反醫療法第 85 條廣告內容之限制、或用廣播、電視的醫療廣告未先經主管機關核准、或違反第 86 條廣告方式的限制、擅自變更核准內容者，處新臺幣 5 萬到 25 萬元罰鍰（第 103 條第 1 項第 1 款）。如有「內容虛偽、誇張、歪曲事實或有傷風化」、「以非法墮胎為宣傳」、「1 年內已受處罰 3 次」情形之一者，主管機關可以再為行政處分，得處 1 個月以上 1 年以下停業處分或廢止其開業執照，並由中央主管機關吊銷其負責醫師之醫師證書 1 年。

4.廣告事先審查之合憲性

⑴廣播電視醫療廣告事先審查，餘採事後審查

醫療法第 85 條規定：「醫療廣告，其內容以下列事項為限：一、醫療機構之名稱、開業執照字號、地址、電話及交通路線。二、醫師之姓名、性別、學歷、經歷及其醫師、專科醫師證書字號。三、全民健康保險及其他非商業性保險之特約醫院、診所字樣。四、診療科別及診療時間。五、……六、其他經中央主管機關公告容許登載或播放事項。」（第 85 條第 1 項）由於**利用廣播、電視之醫療廣告，因其傳播速度既快且廣，且事後採證不易，爰採事前審查制**，同條第 2 項明定：「利用廣播、電視之醫療廣告，在前項內容範圍內，得以口語化方式為之。但應先經所在地直轄市或縣（市）主管機關核准（第 85 條第 2 項）。」

⑵化粧品廣告「事前審查」規定違憲

司法院大法官會議釋字第 744 號解釋，認定化粧品衛生管理條例（法規名稱已修正為化粧品衛生安全管理法）第 24 條第 2 項規定：「化粧品之廠商登載或宣播廣告時，應於事前……申請中央或直轄市衛生主管機關核准……。」**係就化粧品廣告所為之事前審查，限制化粧品廠商之言論自由，已逾越必要程度，不符憲法第 23 條之比例原則，與憲法第 11 條保障人民言論自由之意旨有違，應自本解釋公布之日起失其效力。**

⑶藥物廣告「事前審查」規定合憲

司法院大法官會議**釋字第 414 號解釋**指出，藥物廣告係為獲得財產而從事之經濟活動，涉及財產權之保障，並具商業上意見表達之性質，惟**因與國民健康有重大關係，基於公共利益之維護，應受較嚴格之規範**。藥事法第 66 條第 1 項規定：藥商刊播藥物廣告時，應於刊播前將所有文字、圖畫或言詞，申請省（市）衛生主管機關核准，旨在確保藥物廣告之真實，維護國民健康，為增進公共利益所必要，與憲法第 11 條及第 15 條尚屬相符。

㈧人體試驗

人體試驗 (Human subject research)，係以人為對象，在人體上進行臨床與醫學實驗研究，瞭解藥物的最低有效劑量和治療的效果、藥物的安全性等，為新藥研發的重要程序。醫師倫理可追溯至西元前第 4 世紀的希波克拉底 (Hippokrates)；但**人體試驗受試者的保護倫理概念，遲至 19 世紀才出現**。歐美國家在政治上借由合法的絕育、集中營，進行集體種族滅絕行動；許多醫師利用囚犯、軍人等，未徵求受試者同意，進行非人道的人體試驗，例如：1909 年美國加州強制絕育實驗、1906 年哈佛大學教授故意使 24 位菲律賓囚犯接種細菌感染霍亂、1946～1948 年美國於瓜地馬拉監獄／軍營／精神病患收容所進行梅毒試驗等[17]。

第二次世界大戰德國納粹醫師團進行以猶太人為主要對象的虐殺及人體試驗。1947 年紐倫堡守則為人體試驗立法先驅，樹立保護受試者倫理規範，包括：受試者的知情同意、利益保護、研究者的責任和風險等。1964 年的赫爾辛基宣言強調：必須取得受試者的知情同意、研究計畫應經獨立的倫理委員會審查，試驗進行前應審慎評估研究風險和利益；試驗進行中受試者可自由退出試驗。

1. 受試者權益維護

醫療法於制定公布時，對人體試驗定義為：醫療機構依醫學理論於人體

---

[17] 葛謹，《醫學與法律⑶人體試驗委員會》，元照，2021 年 1 月，第 26–30 頁。

施行新醫療技術、藥品或醫療器材之試驗研究（第 7 條），但對於學名藥[18]相關人體試驗，並無任何規範。鑑於受試者未能充分明瞭人體試驗性質而低估風險，於短期間內多次參與人體試驗致嚴損身體健康，醫療法於 2009 年 5 月 20 日修正時，納入學名藥相關試驗，規定：本法所稱人體試驗，係指醫療機構依醫學理論於人體施行新醫療技術、新藥品、新醫療器材及學名藥生體可用率、生體相等性之試驗研究（第 8 條第 1 項）；並增訂第 2 項：「人體試驗之施行應尊重接受試驗者之自主意願，並保障其健康權益與隱私權。」醫療機構對不同意參與人體試驗者或撤回同意之接受試驗者，應施行常規治療，不得減損其正當醫療權益（第 79 條之 2）。

2. 施行人體試驗機構

為提高國內醫療技術水準或預防疾病上之需要，教學醫院經擬訂計畫，報請中央主管機關核准，或經中央主管機關委託者，得施行人體試驗。但學名藥生體可用率、生體相等性之人體試驗研究得免經中央主管機關之核准（第 78 條第 1 項）。非教學醫院不得施行人體試驗。但醫療機構有特殊專長，經中央主管機關同意者，得準用前項規定（第 78 條第 2 項）。**由於人體試驗具有相當危險性，為保障受試者之生命安全及身體健康，其施行宜有嚴格之限制，故原則僅限於「教學醫院」，並須擬定計畫報經中央衛生主管機關核准者，始得為之**。醫療機構未經中央主管機關核准、委託或同意，施行人體試驗者，由中央主管機關處新臺幣 20 萬到 1 百萬元罰鍰，並令其中止或終止人體試驗；情節重大者，並得處 1 個月以上 1 年以下停業處分或廢止其開業執照（第 105 條第 1 項）。

3. 人體試驗程序

(1)事前書面同意

為保障及尊重受試者意願，醫療法規定：醫療機構施行人體試驗時，應

---

[18] 依據藥品查驗登記審查準則第 4 條第 1 項第 2 款定義，學名藥係指與國內已核准之藥品具同成分、同劑型、同劑量、同療效之製劑。

善盡醫療上必要之注意，並應先取得接受試驗者之書面同意；接受試驗者以有意思能力之成年人為限。但顯有益於特定人口群或特殊疾病罹患者健康權益之試驗，不在此限（第 79 條第 1 項）。**接受試驗者為限制行為能力人，應得其本人與法定代理人同意；**接受試驗者為無行為能力人，應得其法定代理人同意（第 79 條第 2 項）。

⑵書面同意應記載事項

受試者書面同意記載之事項，應於接受試驗者或法定代理人同意前，以其可理解方式先行告知，載明：試驗目的及方法、可預期風險及副作用、預期試驗效果、其他可能之治療方式及說明、接受試驗者得隨時撤回同意之權利、試驗有關之損害補償或保險機制、受試者個人資料之保密等（第 79 條第 3 項）。告知及書面同意，醫療機構應給予充分時間考慮，並不得以脅迫或其他不正當方式為之（第 79 條第 4 項）。

人體試驗管理辦法第 7 條明定：人體試驗計畫之審查，應注意：⑴人體試驗設計應符合最低風險原則，並考量合理之風險、利益。⑵執行方式及內容符合科學原則。⑶受試者之條件及召募方式。⑷受試者之醫療照護及損害補償或其他救濟機制。⑸受試者之隱私保護。⑹受試者同意書內容及告知程序。⑺易受傷害族群之保護等。**審查會對其審查通過之人體試驗，應每年至少查核一次**（人體試驗管理辦法第 9 條第 1 項）。

4.未知風險責任減免

由於病人接受人體試驗具有無法事先預測之高風險存在，但醫師如已善盡醫療上必要之注意，對病人仍有相對的利益。為避免對於刑事責任不必要之誤解或顧慮，使醫療刑責合理化及明確化，**醫療法第 79 條第 5 項規定：「醫師依前四項規定施行人體試驗，因試驗本身不可預見之因素，致病人死亡或傷害者，不符刑法第 13 條或第 14 條之故意或過失規定。」**

㈨緩和醫護人員的民、刑事責任

醫療法第 82 條原規定：「醫療業務之施行，應善盡醫療上必要之注意（第

1 項)。醫療機構及其醫事人員因執行業務致生損害於病人，以故意或過失為限，負損害賠償責任（第 2 項)。」2018 年 1 月 24 日醫療法第 82 條修正公布，緩和醫護人員的民事賠償責任，區分醫療機構之民事賠償責任，將原第 2 項條文刪除「及其醫事人員」及「業務」前增「醫療」兩字後，遞移為第 5 項；為緩和醫護人員的民事賠償責任，第 2 項新規定：「醫事人員因執行醫療業務致生損害於病人，以故意或違反醫療上必要之注意義務且逾越合理臨床專業裁量所致者為限，負損害賠償責任。」並以相同緩和要件，新增第 3 項：「醫事人員執行醫療業務因過失致病人死傷，以違反醫療上必要之注意義務且逾越合理臨床專業裁量所致者為限，負刑事責任。」以及新增第 4 項補充：「前二項注意義務之違反及臨床專業裁量之範圍，應以該醫療領域當時當地之醫療常規、醫療水準、醫療設施、工作條件及緊急迫切等客觀情況為斷。」

㈩醫事人力及設施分布

為避免醫療資源均衡發展缺乏有效規範，致造成醫事人力及醫療設施集中於都市，而偏遠地區則明顯不足之現象，醫療法於第六章「醫事人力及設施分布」專章予以規範，其要點如下：

1. 建立分級醫療制度／醫缺獎勵設立／過賸之限制

中央主管機關，為促進醫療資源均衡發展，統籌規劃現有公私立醫療機構及人力合理分布，「得」劃分醫療區域，建立分級醫療制度，訂定醫療網計畫。主管機關得依前項醫療網計畫，對醫療資源缺乏區域，獎勵民間設立醫療機構、護理之家機構；必要時，得由政府設立（第 88 條)。醫療區域之劃分，應考慮區域內醫療資源及人口分布，得超越行政區域之界限（第 89 條)。一定規模以上的大型醫院之設立或擴充，應報由中央主管機關核准。對於醫療設施過賸區域，主管機關得限制醫療機構或護理機構之設立或擴充（第 90 條)。

2. 審評危險性醫療儀器之購置使用

醫療機構購置及使用具有危險性醫療儀器，中央主管機關於必要時得予審查及評估（第 93 條第 1 項）；第 1 項所稱之具有危險性醫療儀器之項目及其審查及評估辦法，由中央主管機關定之（第 93 條第 3 項）。

3.醫療網實施情況

(1)第一期至第三期

修正前醫療法規定「應」劃分醫療區域，建立分級醫療制度，訂定「醫療網實施計畫」；自 1995 年 3 月 1 日實施全民健保以來，醫療網之功能已不如往昔。醫療法自 1986 年 11 月 24 日公布實施迄 2000 年 6 月為止，前後約 15 年時間，共實施三期醫療網計畫，花費約新臺幣 7 百億元，有其時代意義：均衡醫療資源分布、縮短城鄉之差距、避免醫療資源重複投資、加強發展特殊的醫療體系（精神、慢性病）等，惟實施全民健保之後，上述功能，似乎已被取代。

(2)第四期至第六期

「醫療網第四期計畫——新世紀健康照護計畫」（2001 年至 2004 年），側重於建立區域輔導體系，加強整合各區域之醫療資源，提升醫療服務品質及發展綜合性與特殊性整體醫療照護。具體作法：推動民眾衛生教育、建立個別區域民眾健康資料庫、推動整合性醫療照護系統，並繼續推動轉診、轉檢制度；辦理各類相關醫事人員繼續教育及訓練、協助推動緊急醫療救護。

第五期醫療網計畫（2005 年至 2008 年），重在全人健康照護，以病人為中心，著重病人安全及醫院評鑑改革，建立器捐制度化。第六期醫療網計畫（2009 年至 2012 年），策略總目標在於健康服務加值，均衡醫療（次）區域之健康服務資源，加強醫院新擴建事前審查，檢討修訂審查原則，提升病床運用效益。醫療法第 88 條第 1 項將「應」劃分醫療區域，修正為「得」劃分醫療區域；獎勵對象增列「護理之家機構」（第 88 條第 2 項）。

(3)第七期至第八期

第七期醫療網計畫（2013 年至 2016 年），目標放在整合衛生與福利之資源，人本服務，守護貧窮，提供連續性、完整性及全責式之照護，建構完善之「社會安全網」。第八期醫療網計畫（2017 年至 2020 年），建構於「開創全民均等健康照護計畫」之基礎上，連結社會福利、預防保健、長期照護及精神健康等相關體系，建構在地化、整合性之公衛與醫療服務網絡，均衡醫療照護資源，落實分級醫療、強化連續性之全人健康照護體系、推動受僱醫師納入勞動基準法，保障醫事人員之勞動條件。

⑷第九期

2021 年衛福部第九期醫療網計畫，以「建構敏捷韌性醫療照護體系計畫」為目標。雲林縣區域聯防以臺大雲林分院和雲林智慧醫療雲為中心，聯合成大醫院、若瑟醫院、虎尾醫院、雲林彰基，甚至是安養機構和眼科診所，來提供遠距眼科、遠距高危病患出院管理和遠距傷口照護等服務。衛福部計畫將雲林區域聯防模式，擴大至第九期醫療網照護計畫對象，同時也要推動宅醫照護模式，透過網站平臺和 App 來串聯醫院、診所、居護所與民眾，來支援院外照護作業[19]。

三、罰 則

有關違反醫療法之罰則，可分為：行政罰與行政刑罰，前者，處罰類別可分為：警告、限期改善、罰鍰、停業、廢止開業執照、吊銷負責醫師證書等。後者，指行政法針對特別規定的禁止要件，嚴格要求禁止觸犯，如有違反者，科以刑事責任。

㈠處罰機關／對象

醫事護理人員或醫療機構違反醫療法之規定，處罰機關依醫療法第 116 條規定：「本法所定之罰鍰、停業及廢止開業執照，除本法另有規定外，由直轄市、縣（市）主管機關處罰之。」而本條所謂的**「本法另有規定」，乃指由中央主管機關直接處罰之規定**，例如：1.「醫療機構受廢止開業執照處分，

---

[19] iThome，〈衛福部遠距醫療下一步：全臺偏鄉衛生所都能用 5G 進行專科會診〉，2020 年 10 月 15 日，https://www.ithome.com.tw/news/140556（2021 年 4 月 10 日瀏覽）。

仍繼續開業者」，中央主管機關得吊銷其負責醫師之醫師證書 2 年（第 111 條）。2.「醫療法人違反規定為保證人者」，中央主管機關得處新臺幣 10 萬～50 萬元罰鍰，並得限期命其改善（第 112 條）。3.未經中央主管機關核准、委託或同意，施行人體試驗者，由中央主管機關處新臺幣 20 萬～100 萬元罰鍰，並令其中止或終止人體試驗；情節重大者，並得處 1 個月以上 1 年以下停業處分或廢止其開業執照（第 105 條第 1 項）。

醫療法所定之罰鍰，於私立醫療機構，處罰其負責醫師；於醫療法人設立之醫療機構，處罰醫療法人。於依第 107 條規定處罰之行為人為負責醫師者，不另為處罰（第 115 條）。

㈡處罰態様

醫療法主要以醫療機構為規範對象，故其罰則亦多針對醫療機構而定。違反醫療法規定者，依醫療法第 101 條以下罰則規定，約可歸納為以下幾種處罰態樣（如表 7–3）。

表 7-3 醫療法違規處罰例舉

第一階段	第二階段	第三階段	違反條項	處罰條項
警告處分	限期改善	未改善者，處新臺幣（以下同）1 萬元以上 5 萬元以下罰鍰（已改善者，不罰）	1.第 17 條第 1 項名稱使用或變更未報經核准 2.第 19 條第 1 項負責醫師代理報備義務 3.第 22 條第 1 項，未開給載明收費項目及金額之收據	第 101 條
罰鍰處分（1 萬到 5 萬元）	限期改善	未改善者，按次連續處罰鍰（已改善者，不罰）	1.第 26 條提出報告受檢 2.第 59 條指派醫師值班	第 102 條第 1 項第 1 款

			3.第60條第1項危急病患救治義務	
罰鍰處分（1萬到5萬元）	限期改善	未改善者，處1個月以上1年以下停業處分	1.第25條第1項未建立緊急災害應變措施 2.第66條交付藥劑載明事項作為義務	第102條第2項
罰鍰處分（5萬到25萬元）	無		1.第15條第1項未核准登記開業 2.第63條第1項、第64條，未說明或取得同意實施手術或侵入性檢查治療 3.第72條無故洩漏隱私 4.第84條非醫療機構為醫療廣告	第103條第1項第1款 第104條
罰鍰處分（5萬到25萬元）	停業處分（1個月以上1年以下） 廢止開業執照 吊銷負責醫師之醫師證書		第85條、第86條違規醫療廣告或擅自變更核准內容，有虛偽、誇張、傷風化或1年內已受處罰3次	第103條第2項
罰鍰處分（3萬到5萬元）	觸犯刑責移送司法機關辦理		第24條第2項以強暴、脅迫、恐嚇、公然侮辱或其他非法之方法，妨礙醫療業務之執行	第106條第1項

醫療機構其他違法或不正當行為

第一階段	第二階段	違規內容	處罰條項
罰鍰處分（5萬到50萬元）	停業處分（1個月以上1年以下） 廢止開業執照	1.超收醫療費用未依限退還超收 2.執行中央主管機關禁	第108條

			止之醫療行為（例：非遺傳疾病診斷胎兒性別鑑定） 3.使用中央主管機關禁用之藥物	
廢止開業執照	吊銷負責醫師之醫師證書二年		廢止開業執照仍繼續開業	第 111 條
罰鍰兩罰原則			違反第 72 條無故洩漏隱私；或違反第 78 條、第 79 條有關人體試驗之規定，除醫療機構依法受罰，對其行為人亦處以各該條之罰鍰	第 107 條第 1 項
限期改善	廢止許可證		醫療法人許可設立後未依計畫書設立醫療機構	第 114 條第 2 項

資料來源：作者製表。

四、醫療法缺失探討

㈠醫療財團法人稅賦減免問題

由於醫療財團法人負有濃厚之公益色彩，醫療法雖訂有醫療法人的管制規定，惟仍有諸多問題，例如：董事會淪為橡皮圖章、財務不透明、收入結餘之不當處理及運用範圍恣意等，社會有許多批判聲浪。醫改會於 2017 年分析，全臺灣財團法人醫院的家數，僅佔全國醫院總數不到 15%，卻主宰超過千億元的健保醫院總額；建議應修改醫療法，限制非營利醫療機構利潤的運用範圍、財報透明，加強政府及員工監督等[20]。

醫療法第 38 條規定：「醫療財團法人所得稅、土地稅及房屋稅之減免，

[20] 〈《醫療法一醫院治理》條文修法特刊〉，《醫改期刊》，第 64 期，臺北：財團法人臺灣醫療改革基金會，2017 年 10 月，第 1 頁。

依有關稅法之規定辦理。」2015 年臺灣計有 52 家「財團法人」醫院，從健保獲取 1,441.5 億元之給付，卻僅繳稅 4.8 億元不及 1%；其中，彰化基督教醫院和奇美醫院繳稅 2 億元，其他 50 家只繳 2.8 億元，而長庚、慈濟醫院都是「零」[21]。「財團法人」長庚醫院 2016 年醫務利益僅佔 3 億 2,154 萬元，非醫務利益之股利收入卻高達 114 億 1,700 萬元，適用租稅減免而無需繳納任何所得稅[22]。不但造成課稅不平等，更違反租稅正義與社會法治國財貨秩序，使租稅源泉枯竭，崩壞稅基。為實現稅課平等以符租稅倫理，醫療法等對於醫療財團法人之稅賦減免規定，應作檢討和修正。

㈡醫療機構禁止設置臨床助理之商榷

醫療法第 58 條明定：醫療機構不得置臨床助理執行醫療業務。此禁止規定，係 2004 年 4 月 28 日醫療法全文修正時所增訂，惟該次修正時之草案第 55 條內容原為：醫院「得置臨床助理」，依醫囑輔助醫師執行下列行為：協助住院病人身體理學檢查之初步評估及病情詢問；協助填寫檢驗單、特殊檢查單、會診單、轉診單及診斷證明等各項臨床單據；協助記錄住院病人病情及各項檢查、檢驗結果；於現場協助醫師為臨床處置等，以解決醫師人力不足問題。詎料立法院三讀通過條文，竟然完全背離修正草案之修法旨意。

為改善醫師勞動權益、確保醫療品質與病人安全，使醫師得專心進行核心醫療服務，提升醫療品質，宜檢討醫療機構設置臨床助理之可行性。尤其衛福部規劃將全體受僱醫師納入勞基法，為因應可能產生之人力缺口與醫療服務衝擊，並積極規劃各項配套措施，包括：增加公費醫師人數、擴增醫療輔助人力、落實分級醫療等，醫師臨床助理制度亦為重要人力配套措施之一，研議修正醫療法第 58 條，重新爭取允許醫院得置臨床助理[23]。

---

[21] 徐歆煌，〈全台 52 家「財團法人」醫院吃掉健保 1441 億，長庚和慈濟醫院居然還不用繳稅〉，《報橘》，2015 年 3 月 2 日，第 1 頁。

[22] 〈長庚醫院股利百億卻免繳稅，黃國昌批：淪為財團避稅的控股中心〉，信傳媒，2017 年 10 月 10 日，https://www.storm.mg/article/342441（2021 年 4 月 10 日瀏覽）。

㈢醫療鑑定缺失／爭議處理專法立法怠惰

醫療行為具有不確定性，在手術或侵入性醫療行為的進行過程，出現突發狀況，醫師必須立刻處理，負有使病人轉危為安的義務，此時醫師自有裁量權㉔，惟與病人的自主決定與同意之事項有所出入，或結果導致死亡，爭議隨之而起。醫療糾紛國內常見訴諸訴訟、以刑逼民，醫病關係崩壞引起更多防衛性醫療；但「醫療常規」、「臨床裁量」的判斷，建立於醫學專業，法院的審判實務，皆難以越過「醫療鑑定」而獨立自由心證㉕，為釐清責任，藉由鑑定制度輔助法官在醫學專業知識之不足，俾求得真相。醫療法規定：中央主管機關應設置醫事審議委員會，「司法或檢察機關之委託鑑定」為其任務之一（第 98 條第 1 項第 4 款）。

醫事審議委員會從受託鑑定至函復鑑定結果，速度極為緩慢㉖、訴訟因而遲滯。且鑑定應由自然人為之，僅在例外情形，才得囑託機關為之，而不必具結；但現行鑑定實務，完全採行機關鑑定，不必具結，初鑑醫師匿名，鑑定人不必到庭接受詰問，有「醫醫相護」之虞，往往造成「醫醫相害」之實㉗。醫方不服鑑定結果，一再重複提起鑑定的比例約 45%，病方不服鑑定結果，一再重複提起鑑定的比例約 25%㉘。

為加強醫療爭議調處功能，減少醫療糾紛訟源，中央主管機關於 1998 年

㉓ 〈衛福部審慎規劃臨床助理制度，呼籲各界提供建言切勿以訛傳訛〉，2016 年 9 月 8 日，衛福部，https://www.mohw.gov.tw/cp-2631-14768-1.html（2021 年 4 月 10 日瀏覽）。

㉔ 王志嘉，〈病人同意的有效性與爭議〉，《醫師、病人誰說的算？－病人自主之刑法實例剖析》，元照，2014 年 9 月，第 7 頁。

㉕ 吳肇鑫，〈緊急醫療常規特論〉，《全國律師》，第 20 卷第 4 期，2016 年 4 月，第 45 頁。

㉖ 衛福部醫事審議小組每年審議鑑定案件，達五、六百件，建議法院直接選任專科醫學會組成鑑定小組進行鑑定，必要時，請鑑定小組派員出庭說明。林義龍，〈醫療鑑定制度概況與改善建議〉，《全國律師》，第 20 卷第 4 期，2016 年 4 月，第 40 頁。

㉗ 王宗倫，〈醫療鑑定之迷思〉，《醫事法專題講座》，臺灣醫事法學會，2012 年 9 月，第 271–272 頁。

㉘ 鄭若瑟、陳怡成，〈「醫療事故預防及爭議處理法」調解模式將遇到的挑戰〉，《全國律師》，第 22 卷第 8 期，2018 年 8 月，第 9 頁。

4月17日公布「醫療爭議調處作業要點」；復於1999年4月間研擬「醫療糾紛處理法（草案）」，行政院於2000年3月2日送立法院審議。由於法案的推動，延宕多年，監察院亦曾提出糾正。中央主管機關嗣於2005年12月再提「醫療糾紛處理法（草案）」；2008年4月改提「病人安全及醫療糾紛處理條例（草案）」，法案推動歷時逾10年，仍未見具體成果，甘添貴曾批評，相關機關立法怠惰[29]。衛生福利部新擬「醫療事故預防及爭議處理法」（草案），2018年4月12日經行政院通過，草案朝醫療爭議「調解先行、即時關懷、預防除錯提升品質」3大原則，採用「道歉法則」，不論關懷溝通或爭議調解過程，其「為緩和醫病緊張關係所做的遺憾、道歉、讓步等陳述，不得作為相關行政處分、訴訟證據或裁判基礎」[30]。

想一想

1. 衛生福利部（前行政院衛生署）早年籌建醫療網計畫的推動與執行，擁有整體性的醫療保健計畫，請從民國74年醫療網的沿革，說明第一期到第七期的主要重點方向及第八期醫療網的主要內容為何？（108高考）
2. 醫療糾紛是醫療法律的核心議題，主要是指醫病之間因為醫療傷害產生之責任歸屬的爭議。醫療糾紛事件背後隱藏的醫療傷害與醫療錯誤，更可能是攸關全民健康的公共衛生議題。請說明醫療傷害的成因，以及醫療傷害賠償的三種主要模式。（108高考）
3. 根據我國醫療法第43條之內涵，醫療財團法人董事之任期為何？董事會成員配置中有關醫事人員、外國人、親屬關係之規範為何？（106高考）
4. 依據民國103年8月12日修正之「醫院設立或擴充許可辦法」規定，醫院設立或擴增總樓地板面積或增設急、慢性一般或精神病床（以下稱醫院

---

[29] 法務部，〈「醫療行為刑事責任之探討」公聽會會議紀錄〉，2012年7月6日，第1–68頁。

[30] 吳秀玲、蘇嘉宏合著，《醫事護理法規概論》，三民，2020年9月，第14版，第401–402頁；〈行政院通過「醫爭法」草案，採道歉法則〉，蘋果日報，2018年4月12日。

擴充）時，應申請許可，其申請人之資格為何？關於擴充部分，申請資格條件中對於占床率方面有何規範？對於新設之醫院許可，在那些情況下得廢止或核減其已許可之病床數？（104 普考）

5. 醫療機構施行人體試驗時，應善盡醫療上必要之注意，並應先取得接受試驗者之書面同意，其書面資料主要載明事項為何？（106 普考）

6. 請論述臺北醫院附設護理之家火災事件，為何起訴 2 名護理師，但未起訴醫院院長、值班照顧員和住民？（108 普考）

7. 為維護醫事人員執行業務時之人身安全，減少醫院暴力事件，醫療法於 103 年 1 月 29 日公告實施部分條文修正案。試問修正後之法律條文規範內容為何？除醫療法條文之外，針對醫療暴力行為，刑法可得適用之相關條文為何？（105 高考）

8. 試述醫療糾紛的發生原因及設計醫療糾紛解決制度時應考量之原則。（109 高考）

9. 目前醫療糾紛儼然為醫事人員執業環境與安全、病人就醫權益保障及醫病互動關係良莠與否的重要議題。為改善上述現象衛生福利部草擬什麼法案，目前正在立法院審議中？在衛生福利部草案中，該法的二大設計主軸為何？衛生福利部草案中，醫療事故之補償原則為何？（104 高考）

10. 自 104 年醫病共享決策首次列入醫院評鑑基準中，此為一個醫療人員與病人及家屬合作的過程，對醫療照護服務有共同的決定，達到真正病人為中心。何謂醫病共享決策？醫病共享決策輔助工具重要步驟與目的為何？（108 普考）

11. 請說明政府目前對於山地離島、偏鄉及醫療資源缺乏地區族群的醫療照護計畫。（109 普考）

12. 解釋名詞：請依據我國現行衛生相關法規之規範，說明下列專有名詞的意義。「醫療機構」（104 普考）

第八章

緊急醫療救護法

1966 年，美國國家科學院發表震撼性的白皮書，報告中大力批評當時美國國內大部分的救護服務部門效率、管理混亂、裝備缺乏及從業員的技術水平低劣等。此份報告推出後，使美國政府立法規定救護車的規格、車上裝備標準以及隨員的技術水平規定等，院前緊急醫療服務得到大幅度地改善。

由於我國地區緊急傷害事故有增無減，所造成之潛在生命損失遠超過其他疾病，為強化緊急醫療體系、提升緊急醫療救護品質、確保緊急傷病患之生命與健康，緊急傷病患到醫院前緊急醫療救護業務，有法制化之必要，以配合社會及民眾醫療救護需求。

一、立法目的與法規沿革

我國因工商發達，各種緊急傷病事故頻增，所造成之潛在生命損失(Years of Potential Life Loss)，遠超過其他的疾病，其中，事故傷害自 1967 年以來居十大死因第三位，亟需強化緊急醫療體系、提升緊急醫療救護品質、確保緊急傷病患生命與健康，俾使傷、病、殘、亡人數降至最低。由於緊急傷病罹病率及死亡率隨著治療時間遲延而增加，故對於緊急傷病之救治，應提前到「現場急救」與「送醫途中的照護」，以爭取醫療救護時效，中央衛生主管機關爰參考先進國家制度，擬具緊急醫療救護法（草案）❶，經行政院院會通過，函請立法院審議。

緊急醫療救護法立法院在 1995 年 7 月 14 日三讀通過，總統於 1995 年 8

---

❶ 〈立法院第二屆第三會期內政及邊政、司法委員會審查「緊急醫療救護法草案」案第一次聯席會〉，1994 年 3 月 7 日，《立法院公報》，第 83 卷第 16 期，第 424 頁。

月 9 日制定公布全文 55 條；以「**健全緊急醫療救護體系，提昇緊急醫療救護品質，以確保緊急傷病患之生命及健康**」（第 1 條）作為立法目的。緊急醫療救護法嗣於 2000 年、2002 年及 2005 年三度部分條文修正；2007 年 7 月 11 日再修正公布全文 58 條，最近一次係於 2013 年 1 月 16 日修正。

2007 年 7 月 11 日全文修正要旨，加強中央衛生主管機關對全國緊急醫療救護資源之整合機制，應建立緊急醫療救護區域協調指揮體系，作為跨直轄市、縣（市）所需之協調溝通機制；地方政府應依據全國緊急醫療救護計畫。新增**區域緊急醫療應變中心** (R.E.O.C.) 機制及應辦理業務，主要目的：1.**補強中央衛生主管機關 24 小時監控災害事件發生之能力**，協助中央衛生主管機關快速掌握災情。2.**作為中央衛生主管機關統整跨直轄市、縣（市）指揮權之前進指揮所**，為區域級醫療資源整合機制。3.**因應未來發展趨勢所需**，直轄市、縣（市）轄區之災害發生時，中央衛生主管機關直接介入協助處理有其侷限性，而區域級應變中心有適當資源及資訊，可協助快速因應。

急救分為一般「臨時施行急救」及緊急醫療救護法所稱「緊急醫療救護」。緊急醫療救護，係指在緊急傷病或大量傷病患或野外地區傷病之現場，緊急救護及醫療處理、送醫途中之緊急救護；重大傷病患或離島、偏遠地區難以診治之傷病患之轉診，與醫療機構之緊急醫療（第 3 條）。

緊急醫療救護應由醫師、護理人員及受過初級、中級及高級救護技術訓練之救護技術員為之；救護技術員施行緊急救護業務之地點，限於救護指揮中心、緊急傷病現場、送醫途中及抵達送醫目的醫療機構而醫護人員尚未處置前。至於臨床上的急救，則仍僅限由醫師為之。在「臨時施行急救」的情況下，醫師及未取得合法醫師資格者均得為之，醫師法第 28 條但書第 4 款亦有排除密醫的明文規定，鼓勵社會大眾，臨難施援。

二、規範重點

㈠主管機關／定義

緊急醫療救護法所稱**衛生主管機關：在中央為行政院衛生署❷；在直轄

市為直轄市政府；在縣（市）為縣（市）政府（第 2 條第 1 項）。本法所稱消防主管機關：在中央為內政部；在直轄市為直轄市政府；在縣（市）為縣（市）政府（同條第 2 項）。

緊急醫療救護事項包括：緊急傷病、大量傷病患或野外地區傷病之現場緊急救護及醫療處理；送醫途中之緊急救護；重大傷病患或離島、偏遠地區難以診治之傷病患之轉診；醫療機構之緊急醫療（第 3 條）。

1. 緊急醫療救護法施行細則之定義

依緊急醫療救護法施行細則第 2 條對於本法用詞加以定義：⑴緊急傷病：指具有急性及嚴重性症狀，如未即時給予醫療救護處理，將導致個人健康、身體功能嚴重傷害或身體器官機能嚴重異常之傷病。⑵緊急傷病患：指緊急傷病之患者。但不包括醫院已收治住院者。⑶大量傷病患：指單一事故、災害發生之傷病患人數達 15 人以上，或預判可能達 15 人以上者。⑷重大傷病患：指傷害或疾病狀況具生命威脅之危險，需專業醫療團隊予以立即處置者。

2. 緊急救護辦法之定義

依消防法第 24 條第 2 項授權訂定之緊急救護辦法第 3 條第 1 款，將「緊急救護」定義為：「**緊急傷病患或大量傷病患之現場急救處理及送醫途中之救護**」。本條款所指「緊急傷病患」，乃指下列情形之一：⑴因災害或意外事故急待救護者。⑵路倒傷病無法行動者。⑶孕婦待產者。⑷其他緊急傷病者（緊急救護辦法第 3 條第 2 款）。

㈡緊急醫療救護體系

1. 中央主管機關

⑴劃定緊急醫療救護區／訂定計畫

為促進緊急醫療救護設施及人力均衡發展，中央衛生主管機關應會同中

---

❷ 2013 年 7 月 19 日行政院院臺規字第 1020141353 號公告第 2 條第 1 項所列屬「行政院衛生署」之權責事項，自 2013 年 7 月 23 日起改由「衛生福利部」管轄。

央消防主管機關劃定緊急醫療救護區域，訂定全國緊急醫療救護計畫。其中，野外地區緊急救護應予納入（第5條第1項）。

⑵建立區域協調指揮體系

中央衛生主管機關為整合緊急醫療救護資源，強化緊急應變機制，應建立緊急醫療救護區域協調指揮體系，每年公布緊急醫療品質相關統計報告（第5條第2項）。

⑶委託組成緊急醫療應變中心

中央衛生主管機關應依緊急醫療救護法第5條第2項之緊急醫療救護區域協調指揮體系，委託醫療機構於各區域內組成區域緊急醫療應變中心，辦理即時監控區域內災害有關緊急醫療之事件；即時掌握區域內緊急醫療資訊及資源狀況；建置區域內災害醫療資源之資料庫。定期辦理年度重大災害有關緊急醫療之演練；協助中央衛生主管機關指揮區域內急救責任醫院派遣相關人員，協助處理大量緊急傷病患等（第9條）。中央衛生主管機關應將醫院緊急醫療業務及協助到院前緊急醫療業務，納入醫院評鑑（第11條第1項）。

2.地方政府

⑴訂定緊急醫療救護方案

直轄市、縣（市）政府應依轄區內之緊急醫療救護資源，配合第5條第1項之全國緊急醫療救護計畫，訂定緊急醫療救護實施方案，辦理緊急醫療救護業務（第6條）。各級衛生主管機關對災害及戰爭之預防應變措施，應配合規劃辦理緊急醫療救護有關事項；必要時，得結合全民防衛動員準備體系，實施緊急醫療救護（第7條）。

⑵定期督導考核

直轄市、縣（市）衛生主管機關對轄區內醫療機構之緊急醫療業務，應定期實施督導考核（第11條第2項）；醫療機構緊急醫療業務督導考核，應每年至少辦理一次（緊急醫療救護法施行細則第3條）。

⑶救災救護指揮中心任務

直轄市、縣（市）消防機關之救災救護指揮中心，應由救護人員24小時執勤，處理下列緊急救護事項：「⑴建立緊急醫療救護資訊。⑵提供緊急傷病患送達醫療機構前之緊急傷病諮詢。⑶受理緊急醫療救護申請。……。⑸聯絡醫療機構接受緊急傷病患。⑹聯絡救護運輸工具之設置機關（構）執行緊急救護業務。……（第 12 條）。」

⑷劃分救護區／人員基本配置

直轄市、縣（市）消防主管機關應依其轄區人口分布、地理環境、交通及醫療設施狀況，劃分救護區，並由救護隊或消防分隊執行緊急傷病患送達醫療機構前之緊急救護業務（第 13 條）。救護隊或消防分隊，每隊至少應配置救護車一輛及救護人員 7 名，其中專職人員不得少於半數（第 14 條）。

⑸公告公共場所應置急救設備

臺灣每年約有 2 萬名緊急傷病患者在到達醫院前即沒有心跳，若醫護人員在救護車上施予心臟電擊，患者存活率可從不到 1% 提升到 5%；參考日本經驗，若公共場所設有心臟電擊去顫器，患者存活率可達 38%。2013 年 1 月 16 日緊急醫療救護法修正公布，爰增訂經「中央衛生主管機關公告之公共場所，應置有自動體外心臟電擊去顫器或其他必要之緊急救護設備」（第 14 條之 1 第 1 項），鼓勵民眾救人。「場所管理權人或法人負責人於購置設備後，應送衛生主管機關備查後，登錄於救災救護指揮中心」（第 14 條之 1 第 2 項）。

我國為促進急救效率，仿先進國家，除推廣全民急救教育，更推動公共場所去顫計畫，遵循「三高一難」原則，即在「高密度、高風險、高效益、難達到」的原則，設置公共去顫器❸。自動體外心臟電擊去顫器 (Automated External Defibrillator, AED)：指經中央衛生福利主管機關查驗登記，取得輸入或製造許可證，具備電腦自動判讀個案心臟搏動及體外電擊去顫功能之設備（公共場所必要緊急救護設備管理辦法第 2 條第 2 款）。

---

❸ 王宗倫，〈空中旅行期間施行急救處置之法律責任分析〉，《月旦醫事法報告》，元照，第 21 期，2018 年 7 月，第 4 頁。

⑹緊急避難免責規定

救護人員以外之人，為免除他人生命之急迫危險，使用緊急救護設備或施予急救措施者，適用民法、刑法緊急避難免責之規定（第 14 條之 2 第 1 項）。救護人員於非值勤期間，前項規定亦適用之（第 14 條之 2 第 2 項）。

救護技術員執行到院前救護業務範圍，係依據救護技術員管理辦法所規定之救護項目，事實上多屬醫療行為，至少也是醫療輔助行為。王宗倫醫師認為，在緊急醫療救護法第 14 條之 2 的規範架構下，使救護人員於值勤期間是否得適用民法或刑法主張緊急避難免責，因法條未有明文而生疑義。此重大疏漏，恐嚴重損及救護人員之權利，儘速修法補正乃當務之急[4]。

㈢救護運輸工具／人員配置

1.救護車種類／設置登記

救護車分為一般救護車及加護救護車（第 15 條）；救護車之設置，應向所在地直轄市、縣（市）衛生主管機關申請許可登記，並向所在地公路監理機關申請特屬救護車車輛牌照；其許可登記事項變更時，亦同（第 16 條第 1 項）。

救護車之設置，以下列機關（構）為限：消防機關；衛生機關；軍事機關；醫療機構；護理機構；救護車營業機構；經直轄市或縣（市）衛生主管機關認定需要設置救護車之機構或公益團體（第 16 條第 2 項）。醫療或護理機構委託前項救護車設置機關（構）載送傷病患，應與受託人負連帶責任（第 16 條第 3 項）。

救護車設置機關（構）有下列情形之一，廢止其全部救護車之設置許可；其屬救護車營業機構者，並廢止其設立許可：⑴容留未具救護人員資格者擅自執行救護業務。⑵從事有傷風化或危害人體健康等不正當業務。⑶利用救

---

[4] 王宗倫，〈救護技術員「救護業務」之法律視角〉，《月旦醫事法報告》，第 52 期，2021 年 2 月，第 37 頁。

護車從事犯罪行為。(4)違反第 20 條規定，超收救護車服務費用經查屬實，而未依限將超收部分退還傷病患（第 49 條）。

2.救護車外觀基本特徵／出勤人員最低標準

救護車應裝設警鳴器、車廂內外監視錄影器及紅色閃光燈，車身為白色，兩側漆紅色十字及機關（構）名稱，車身後部應漆許可字號。未經所在地直轄市、縣（市）衛生主管機關核准，不得為其他標識（第 17 條第 1 項）。前項救護車非因情況緊急，不得使用警鳴器及紅色閃光燈（第 17 條第 2 項）。違反第 17 條第 2 項者，處新臺幣 6 萬到 30 萬元罰鍰（第 42 條第 1 款）。

救護車於救護傷病患及運送病人時，應有救護人員 2 名以上出勤；**加護救護車出勤之救護人員，至少應有 1 名為醫師、護理人員或中級以上救護技術員**（第 18 條）。違反者，處新臺幣 10 萬到 50 萬元罰鍰，並通知其限期改善；屆期未改善者，得按次處罰至改善為止（第 41 條第 1 項第 3 款）。

3.救護車消毒去污處理／公告

救護車應定期施行消毒，並維持清潔（第 18 條第 1 項）。救護車於運送傳染病或疑似傳染病之病人或運送受化學、輻射物質污染之病人後，應依其情況，施行必要之消毒或去污處理（第 18 條第 2 項）。醫院收治前項傳染病或疑似傳染病之病人，於一定傳染病，經依傳染病防治法規定報告該管主管機關並經其證實後，應通知運送救護車所屬之機關（構），採行必要措施；其一定傳染病之範圍，由中央衛生主管機關考量控制疫情與保護救護人員及第三人安全之需要公告之（第 18 條第 3 項）。救護車設置機關（構）違反第 19 條第 1 項或第 2 項規定者，處新臺幣 5 千到 2 萬 5 千元罰鍰，並通知其限期改善；屆期未改善者，按次處罰至改善為止（第 46 條）。

救護車依緊急醫療救護法規定所施行之定期消毒，每月應至少 1 次，並留存紀錄以供衛生主管機關查核（第 19 條第 1 項）。醫院收治本法第 19 條第 3 項所定一定傳染病或疑似一定傳染病之病人，經依傳染病防治法規定報告該管主管機關並經其證實後，應於 24 小時內將結果及應採行之必要措施，通知運送救護車所屬之機關（構）（緊急醫療救護法施行細則第 6 條）。

4.救護車執勤依規收費

救護車執行勤務，應依據所在地直轄市、縣（市）衛生主管機關訂定之收費標準收費（第20條）；救護車設置機關（構）違反依第20條所定標準超額收費者，處新臺幣6萬～30萬元罰鍰（第42條第1款）。

㈣救護技術員及作業程序

1.救護技術員分級／醫療指導制度

在緊急醫療或到院前救護之情形，救護技術員扮演著極為重要的角色。救護技術員分為初級、中級及高級三類（第24條第1項）。衛生福利部訂定發布「救護技術員管理辦法」：完成初級、中級救護員訓練課程合格之人員，由辦理訓練之機關（構）或團體，發給證書（辦法第5條第1項）；各級救護員證書之效期為3年（救護技術員管理辦法第6條第1項），效期內，完成各級繼續教育課程時數，得展延一次並以3年為限（救護技術員管理辦法第7條第1、2項）。

直轄市、縣（市）消防主管機關**應指定醫療指導醫師，其中並得增加具野外醫學專業者，建立醫療指導制度**，辦理：⑴各級救護技術員執行緊急救護之教育、訓練、督導及考核。⑵訂定各級救護技術員品質指標、執行品質監測。⑶核簽高級救護員依據預立醫療流程施行緊急救護之救護紀錄表（第25條第1項）。前項所定醫療指導醫師之資格、訓練及其他相關事項之辦法，由中央衛生主管機關會同中央消防主管機關定之（第25條第2項）。

2.施行緊急救護地點／作業程序

救護技術員施行緊急救護，以下列地點為限：⑴緊急傷病或大量傷病患之現場。⑵送醫或轉診途中。⑶抵達送醫目的醫療機構而醫護人員尚未處置前（第26條）。救護技術員應依緊急傷病患救護作業程序，施行救護（第27條第1項）。前項緊急傷病患救護作業程序，由直轄市、縣（市）衛生主管機關定之（第27條第2項）。

㈤救護業務

1.救護技術員名稱專用／依指示前往急救

緊急醫療救護人員之範圍，係指醫師、護理人員、救護技術員（第4條）。非救護技術員不得使用救護技術員名稱（第28條）；違反者，處新臺幣5千到2.5萬元罰鍰（第47條第1款）。救護人員應依救災救護指揮中心指示前往現場急救，並將緊急傷病患送達就近適當醫療機構（第29條）。違反者，處新臺幣1萬到5萬元罰鍰（第45條第2款）。

2.應訂定法規／演習／支援

直轄市、縣（市）衛生主管機關應訂定大量傷病患救護（含野外地區緊急救護）辦法，並定期辦理演習（第30條第1項）。直轄市、縣（市）衛生及消防等有關機關對發生於其鄰近地區之大量傷病患，應予支援（第31條）。

3.建立現場指揮系統

直轄市、縣（市）政府遇大量傷病患或野外緊急救護，應依災害規模及種類，建立現場指揮協調系統，施行救護有關工作（第32條第1項）。前項大量傷病患或野外緊急救護處理涉及軍事機密時，應會商軍事機關處理（第32條第2項）。遇大量傷病患或野外緊急救護，參與現場急救救護人員及救護運輸工具設置機關（構），均應依現場指揮協調系統之指揮，施行救護（第33條）。違反者，處新臺幣1萬到5萬元罰鍰（第45條第2款）。

4.保存救護紀錄／保密義務

救護人員施行救護，應填具救護紀錄表，分別交由該救護車設置機關（構）及應診之醫療機構保存至少7年（第34條第1項）。前項醫療機構應將救護紀錄表併病歷保存（第34條第2項）。救護人員違反第34條第1項規定，處新臺幣5千元到2萬5千元罰鍰（同法第47條第2款）；醫療機構違反第34條第2項規定，處新臺幣1萬到5萬元罰鍰，並通知限期改善；屆期未改善者，按次處罰至改善為止（第44條第1款）。

此外，救護技術員及其他參與緊急醫療救護業務之機關（構）所屬人員，因業務而知悉或持有他人之秘密，不得無故洩漏（第35條）。違反者，處新臺幣1萬到5萬元罰鍰（第45條第3款）。

㈥醫院緊急醫療救護業務

1. 建立流程及指揮系統、安排轉診

醫院應建立緊急傷病患處理作業流程及內部協調指揮系統，遇有緊急傷病患時應即檢視，並依其醫療能力予以救治或採取必要措施，不得無故拖延；其「**無法提供適切治療」時，應先做適當處置，並協助安排轉診**至適當之醫療機構或報請救災救護指揮中心協助（第36條第1項）。第36條第2項，授權中央衛生主管機關訂定「緊急傷病患轉診實施辦法」，以健全其轉診制度。

「無法提供適切治療」，依「緊急傷病患轉診實施辦法」第3條第1項規定，係指：因設備、人員、及其專長能力之限制，難以確定緊急傷病之病因或提供完整之診療時；傷病患負荷量過大，經調度院內人員、設備或設施，仍不能提供必要之處置。

醫院、診所遇有危急病人，應先予適當之急救，並即依其人員及設備能力予以救治或採取必要措施，不得無故拖延，醫療法第60條第1項訂有明文。又，醫院、診所因限於人員、設備及專長能力，無法確定病人之病因或提供完整治療時，應建議病人轉診。但危急病人應依第60條第1項規定，先予適當之急救，始可轉診（醫療法第73條第1項）；轉診應填具轉診病歷摘要交予病人，不得無故拖延或拒絕（醫療法第73條第2項）。醫師在符合醫療當時臨床所實踐之醫療水準，並知悉病患應轉診之醫療情況，即必須進行適當的轉診，包括轉診的說明義務及轉送義務的踐行❺；我國目前法院之判決，通常對於應轉診而未轉診者，認定或推定有過失❻。

---

❺ 廖建瑜，〈論緊急醫療救護法與轉診之轉送義務：診所能請消防局救護車轉診嗎？〉，《月旦醫事法報告》，第11期，2017年9月，第50頁。

❻ 臺灣高等法院88年上訴字第3364號刑事判決；王宗倫，〈人球還是義務？論轉診法律實務與醫療糾紛〉，《月旦醫事法報告》，第11期，2017年9月，第31–45頁。

2.指定地區急救責任醫院／責任醫院名稱專用

直轄市、縣（市）衛生主管機關應依轄區內醫院之緊急醫療設備及專長，指定急救責任醫院（第37條第1項）。非急救責任醫院，不得使用急救責任醫院名稱（第37條第2項）。違反第37條第2項規定，處新臺幣1萬到5萬元罰鍰（第45條第4款）。

3.緊急醫療處理能力分級評定

為提升醫院緊急醫療處理能力及加強轉診之成效，規定：中央衛生主管機關應辦理醫院緊急醫療處理能力分級評定；醫院應依評定等級提供醫療服務，不得無故拖延（第38條第1項）。醫院違反本條項規定者，處新臺幣6萬到30萬元罰鍰（第43條第3款）。

4.急救責任醫院權責

急救責任醫院應辦理：⑴全天候提供緊急傷病患醫療照護。⑵接受醫療機構間轉診之緊急傷病患。⑶指派專責醫師指導救護人員執行緊急救護工作。⑷緊急醫療救護訓練。⑸依中央衛生主管機關規定提供緊急醫療救護資訊等務（第39條第1項）。

5.不得無故拒絕救災救護派遣

遇緊急傷病或大量傷病患救護，或為協助其轉診服務，救災救護指揮中心得派遣當地醫院救護車及救護人員出勤，醫院不得無故拒絕（第40條）。醫院違反本條規定者，處新臺幣5萬～25萬元罰鍰（第43條第2款）。另，醫院辦理轉診，應先聯繫後送醫院。後送醫院不得拒絕接受其轉診（緊急傷病患轉診實施辦法第4條第1項）；病患或其家屬要求醫院將緊急傷病患轉診至非後送醫院時，醫院應告知其可能之風險，並記載於病歷（緊急傷病患轉診實施辦法第4條第2項）。醫院辦理轉診應妥適聯絡接受轉診之醫院，並提供病人病情、醫療處置等有關資料。並且應將聯絡的過程，作成紀錄（緊急傷病患轉診實施辦法第7條）；以及應協助病患選擇及安排適當之救護運輸工具、救護人員，並提供適當之維生設備及藥品、醫材（緊急傷病患轉診實施辦法第8條）。

三、緊急醫療救護未來之困境

臺灣的緊急醫療救護系統漸趨完善，在歷經九二一大地震、林肯大郡事件、八掌溪事件、邱小妹事件、八仙樂園塵爆事件，近期的臺鐵太魯閣列車事故等，每次事件的發生致使臺灣對於醫療救護系統會有所省思，檢討醫療救護體系之不足或缺失，期望能健全緊急醫療救護體系，提升緊急醫療救護的品質，使緊急傷病患得到最適宜的照顧。然而在我國、日本、世界各國，可觀察到醫療社會化的現象，日漸普及，醫療的目的在維護生命與健康，但社會所產生的各種力量，往往比個人自身的決定與醫療行為更能影響我們健康。

日本 2013 年全國急救專門醫師只有 3,626 人，急救專門醫師不足，夜間急救困難、醫療崩壞。2012 年急救運送的重症患者約有 2 成比例，相當 77,860 件被拒絕 1 次；被拒絕 10 次以上的有 684 件。根據 2013 年 3 月 5 日新聞報導：2013 年 1 月一位埼玉縣久喜市 75 歲男性，因呼吸困難請求救護車載送醫院，遭 25 家醫院拒絕 36 次無法接受治療而死亡。患者平常就醫醫院，也接到 3 次救護隊的請求，但正處理緊急病患，無法再接受；其他醫院因「處置困難」、「病床滿床」、「正在治療其他患者」及「無專門醫師」等由拒絕。日本夜間無法急救的情形，10 多年以前即屢次發生且為全國性❼；需急救的患者難以被接受的原因，乃醫師的絕對數不足。我國的醫療體系，醫院大型化、急診壅塞，未來，在緊急醫療救護的前端救護車載送傷病患至醫院時，是否將發生如同日本病患的持續被拒絕，因而死於救護車上案例，誠值深思並謀對策。

---

❼ 本田　宏，〈医療崩壊の真相、現場からの告白〉，《本当の医療崩壊はこれからやってくる！》，洋泉社，2015 年 2 月，第 3–4 頁。

想一想

1. 緊急醫療救護法第 3 條 2007 年修法增訂之「野外地區傷病」定義為何？何以本法及緊急醫療救護法施行細則未見規定？
2. 中央衛生主管機關公告之公共場所，應置有自動體外心臟電擊去顫器 (AED) 緊急救護設備，設置是否普遍？是否容易使用？

第九章

藥事法

「健康」的定義，不只是關注死亡率的變化或罹病率的多寡，也不是沒有病，而是身體、心理和社會適應方面，都處於完好狀態。人類與大自然鬥爭中創造原始的醫藥，醫藥學同其他科學一樣，源自於人類的社會實踐和物質生活的需要；藥學的發展，對全人類的健康、種族繁衍十分重要。但藥是用來以毒攻毒的特殊產物，「藥就是毒」❶，「藥」的生產過程或使用若有不當，不但無法救命保身，反有傷身害命危機，因此，「藥物」的研發、產製、販售、管理等行為，乃攸關民眾生命、身體健康，與公共利益極為相關，故需公權力介入，制定法律嚴加規範。

一、立法目的與法規沿革

我國藥物商管理之規定，最初於 1929 年 8 月 24 日由衛生部發布「管理藥商之規則」、1948 年 3 月 29 日及 1967 年 7 月 27 日名稱兩度修正為「管理藥商規則」。1970 年 8 月 17 日經立法程序，並經總統制定公布藥物藥商管理法全文 90 條；本法制定目的，在於有效杜絕偽藥、劣藥、禁藥，無照藥商等既存之事實，藉重罰以收宏效。

1993 年 2 月 5 日修正公布全文 106 條，名稱修正為藥事法，共分 10 章 106 條；本次修正草案，送立法院審議達 6 年之久。修正要點包括： 1.提升製造與輸入之藥物品質與健全管理、健全藥事專業人員執業功能、加強易被濫用藥品之管理。 2.加強中藥販賣、製造、調劑及供應之管理，增訂藥師執

---

❶ 岡本裕著、石玉鳳譯，《你早該知道的藥物真相：藥愈吃，病愈難好！》，三采文化，2013 年 12 月，第 74 頁。

行中藥業務；藥師親自主持之藥局，具有鑑定設備者，得執行藥品之鑑定業務（第 36 條）。3.增訂：藥物廣告之管理專章，強化藥物廣告及非藥物而宣稱具醫療效能之廣告管理；藥物製造、輸入許可證在有效期間內，基於維護健康及確保藥物安全與醫療效能之原因，中央衛生主管機關得重新評估，必要時並得撤銷之（第 48 條）、非本法所稱之藥物，不得為醫療效能之標示或宣傳（第 69 條）、業者辦理申請藥物許可證查驗等各項登記、如有使用不實資料或證件者，應予行政處分，涉及刑事責任例如偽造文書者，並移送司法機關辦理（第 97 條）。4.將旅客或隨交通工具服務人員攜帶自由藥品進口，排除於現行所定未經核准擅自輸入藥品之禁藥範圍之外，以符管理需要與社會現況。

而**藥事法 1993 年 2 月 5 日修正最大的爭議，在於增訂第 102 條醫藥分業制度，大幅限縮醫師的調劑權**，規定：「醫師以診療為目的，並具有本法規定之調劑設備者，得依自開處方，親自為藥品之調劑。全民健康保險實施二年後，前項規定以在省（市）衛生主管機關公告無藥事人員執業之偏遠地區或醫療急迫情形為限。」我國醫藥分業實施，由於制度牽動傳統醫藥兩業利益的重新分配，因此引起醫師及藥師的「街頭示威」、「休診抗議」等抗爭活動。醫藥分業涉及人民健康權的維護、醫師職業執行自由的限制，以及藥師職業執行內容的規定，在沒有法律明確授權的情形下，以主管機關公告來限制醫師職業執行自由，涉違反法律保留原則，使得整個醫藥分業法制有違憲之虞❷。

就此，司法院大法官會議釋字第 778 號解釋，認為**限制醫師藥品調劑權，尚未牴觸憲法第 23 條比例原則，與憲法第 15 條保障人民工作權之意旨，尚無違背**。藥事法施行細則第 50 條及行政院衛生署食品藥物管理局（現已改制為衛生福利部食品藥物管理署） 2011 年 4 月 12 日 FDA 藥字第 1000017608 號函說明三對於藥事法第 102 條第 2 項醫療急迫情形之解釋部分，「**立即使用**

❷ 楊百文，《醫藥分業法制之研究》，中正大學法律研究所碩士論文，2013 年。

藥品」，係指「醫師於急迫醫療處置時，當場施與針劑或口服藥劑」，均為增加法律所無之限制，逾越母法之規定，與憲法第 23 條法律保留原則之意旨不符。上開施行細則規定應自本解釋公布之日起，失其效力；上開函應自本解釋公布之日起，不再援用。

藥事法於 2015 年 12 月 2 日再次修正，大幅提高罰鍰金額及刑責刑度。最近一次（第 18 次）修正係 2018 年 1 月 31 日，本次修法最重要內容，乃增訂第四章之一章名 「西藥之專利連結」（增訂條文第 48 條之 3 至第 48 條之 22），即以「專利連結制度」保護新藥研發及避免學名藥侵權，並增訂相關的配套第 92 條之 1 行政罰鍰及第 100 條之 1 刑事責任等 。 專利連結的用意之一，在於提前解決學名藥上市後，可能面對的專利侵權問題。增訂條文，強化新藥智慧財產保護、增加新藥在我國上市的誘因，使病患有使用新藥物及新醫療方式之可能。

二、規範重點

藥事法第 1 條第 1 項明定：「藥事之管理，依本法之規定；本法未規定者，依其他有關法律之規定。但管制藥品管理條例有規定者，優先適用該條例之規定。」即管制藥品管理條例為藥事法之特別法，依中央法規標準法第 16 條前段規定：「法規對其他法規所規定之同一事項而為特別之規定者，應優先適用之。」

㈠主管機關與名詞定義

1. 主管機關與藥物管理機關

藥事法所稱衛生主管機關：在中央為衛生福利部；在直轄市為直轄市政府；在縣（市）為縣（市）政府（第 2 條）；中央衛生主管機關得專設藥物管理機關，直轄市及縣（市）衛生主管機關於必要時亦得報准設置（第 3 條）。依衛生福利部組織法第 5 條第 1 項第 2 款明定：食品藥物管理署為該部之次級機關，負責「規劃與執行食品、藥物與化粧品之管理、查核及檢驗事項」

等業務。

2013 年 7 月 23 日行政院衛生署升格為衛生福利部，所屬行政院衛生署食品藥物管理局同日升格為衛生福利部食品藥物管理署，其組織沿革行政院衛生署食品藥物管理局組織法，係於 2009 年 6 月 3 日制定公布，2010 年 1 月 1 日施行；由原行政院衛生署二個內部單位食品處、藥政處，以及二個附屬機關管制藥品管理局、食品藥物檢驗局合併而成立。掌理：1.食品、西藥、管制藥品、醫療器材、化粧品管理、計畫及法規之研擬。2.食品藥物化粧品之查驗登記、審核、給證及備查。3.應實施人體試驗之藥物，其人體試驗之審查與監督。4.食品藥物化粧品業者之生產流程管理、進口檢（查）驗、流通、稽查、查核及輔導等十餘種大項之業務。

中藥業務，於行政院衛生署升格為衛生福利部前，係由行政院衛生署中醫藥委員會負責，掌理中醫中藥各項行政事務及研究發展工作。行政院衛生署中醫藥委員會組織條例於 1994 年 12 月 15 日經立法院三讀通過，並於同年 12 月 30 日由總統公布施行。衛生福利部升格後，中醫藥委員會裁撤，改於衛生福利部內設中醫藥司承接中藥業務，從獨立的機關組織降為內部單位。

2.新藥／學名藥

化學製藥產業包括「新藥」及「學名藥」兩種。**「新藥」是指具有新療效而且有專利保護的化合物；「學名藥」是指超過專利保護期的藥物**。臺灣的製藥產業發展並不完整，未具國際競爭力，國人對製藥產業的瞭解不深。製藥產業不但是重要的民生工業，更是能保持穩定成長的高科技產業。多年來，全球藥品市場維持穩定成長態勢，根據 IMS Health 資料顯示，2015 年全球藥品市場規模達 1.07 兆美元；實證推估 2020 年我國製藥產業總產值達 830 億元❸。

新藥是一種具有療效的新化合物，其開發過程必須經過嚴格的測試，包

❸ 許毓真，〈全球到臺灣：製藥產業前景看好〉，《製藥產業年鑑 2016》，https://www2.itis.org.tw/UploadFiles/CustomPage/%E8%A3%BD%E8%97%A5%E7%94%A2%E6%A5%AD%E5%B9%B4%E9%91%912016-%E7%92%B0%E7%90%83%E7%A8%BF.pdf（2021 年 4 月 25 日瀏覽）。

括：體外測試、動物實驗及人體試驗，再經各國食品藥物衛生機構嚴格審核，通過後才可以上市。以前開發一種新藥所需時間約為 7～10 年，經費約需 3～5 億美金。近幾年，所需的研發時間及經費，成長快速。一個新藥平均需要 12 年的時間和高達 8.5 億美金的資金。

學名藥已無專利保護，任何製藥廠均可依照自己的方法製造這些藥物，只要其化學成分與原製藥廠產品成分相同，再加上一些簡單的臨床測試，就可以向衛生機關申請上市。學名藥是否具有原廠藥相同之療效，一直深受關切，且更是本土藥廠與原廠藥商各有所見之議題。國產 BA/BE 學名藥之安全療效，須以 BE 試驗（或 BA 併同臨床試驗）證實其與原廠藥之療效相當；而在藥品製造之品質控管方面，學名藥與研發廠藥係以相同的標準予以規範，即藥廠須在符合 cGMP[4] 之條件下進行生產。且學名藥之安全療效、品質皆須符合規定，始得准予登記上市。藥事法規定，製造學名藥之藥廠應符合「藥物製造工廠設廠標準」外，其產品上市前，應符合「藥品查驗登記審查準則」；上市後透過「全國藥品不良品通報系統」、「全國性市售品品質監測機制」及「療效不等性通報系統」等市售品品質防護網，以確保國產學名藥之品質與原廠藥相當。

3.相關名詞定義

藥 (drugs) 是指用於醫療之物，《康熙字典》記載：「藥，治病草。」除了藥外，一般人還會稱為「藥品」或「藥物」。藥品和藥物二者是否相同？藥事法如何加以定義？「藥品」泛指用於診斷、治療、減輕及預防人類疾病或其他足以影響人類身體結構及生理機能的物質；「藥物」則指藥品與醫療器材（如表 9-1）。而醫療器材之定義，以及中央主管機關依據藥事法第 13 條第 2 項授權於 2004 年 12 月 30 日所訂定發布之「醫療器材管理辦法」相關規範（全文 8 條），由於醫療器材管理法業於 2020 年 1 月 15 日制定公布全文 85 條，

---

[4] 國內藥廠原全面實施「優良藥品製造標準 (GMP)」，為提升國民用藥品質及拓展我國產品外銷，於 1999 年 5 月公告更高標準之「藥品優良製造規範 (cGMP)」。

施行日期由行政院定之；行政院在 2021 年 2 月 17 日已明令醫療器材管理法定自 2021 年 5 月 1 日施行。礙於篇幅，本書針對醫療器材管理法規定內容，暫不介紹。

表 9-1　藥事法相關名詞定義

名　詞	定　義	藥事法條號
藥　事	指藥物、藥商、藥局及其有關事項。	第 1 條第 2 項
藥　物	指藥品及醫療器材。	第 4 條
試驗用藥物	醫療效能及安全尚未經證實，專供動物毒性藥理評估或臨床試驗用之藥物。	第 5 條
藥　品	下列各款之一之原料藥❺及製劑：⑴載於中華藥典或經中央衛生主管機關認定之其他各國藥典、公定之國家處方集，或各該補充典籍之藥品。⑵未載於前款，但使用於診斷、治療、減輕或預防人類疾病之藥品。⑶其他足以影響人類身體結構及生理機能之藥品。⑷用以配製前三款所列之藥品。	第 6 條
新　藥	經中央衛生主管機關審查認定屬新成分、新療效複方或新使用途徑製劑之藥品。	第 7 條
製　劑	本法所稱製劑，係指以原料藥經加工調製，製成一定劑型及劑量之藥品。 製劑分為醫師處方藥品、醫師藥師藥劑生指示藥品、成藥及固有成方製劑（如圖 9-1）。	第 8 條
成　藥	指原料藥經加工調製，不用其原名稱，其摻入之藥品，不超過中央衛生主管機關所規定之限量，作用緩和，無積蓄	第 9 條

❺ 原料藥係由化學合成、植物提煉或生物技術製造，但病人無法直接服用的物質，一般須再經過添加輔料及加工製成而直接使用的藥物。原料藥雖用於藥品生產，非直接對於民眾販賣，惟原料藥本身具有藥理的活性物或成分，原料藥亦為藥品之一種。顧祐瑞，《圖解藥事行政與法規》，五南，2015 年 7 月，第 42 頁。

	性，耐久儲存，使用簡便，並明示其效能、用量、用法，標明成藥許可證字號，其使用不待醫師指示，即供治療疾病之用者。	
醫療器材	於診斷、治療、減輕、直接預防人類疾病、調節生育，或足以影響人類身體結構及機能，且非以藥理、免疫或代謝方法作用於人體，以達成其主要功能之儀器、器械、用具、物質、軟體、體外試劑及其相關物品。	第 13 條第 1 項
	醫療器材管理法❻第 3 條第 1 項：本法所稱醫療器材，指儀器、器械、用具、物質、軟體、體外診斷試劑及其相關物品，其設計及使用係以藥理、免疫、代謝或化學以外之方法作用於人體，而達成下列主要功能之一者：1.診斷、治療、緩解或直接預防人類疾病。2.調節或改善人體結構及機能。3.調節生育。	
藥　商	⑴藥品或醫療器材販賣業者。⑵藥品或醫療器材製造業者。	第 14 條
藥品販賣業者	⑴經營西藥批發、零售、輸入及輸出之業者。 ⑵經營中藥批發、零售、調劑、輸入及輸出之業者（如圖 9-2）。	第 15 條
藥　局	藥師或藥劑生親自主持，依法執行藥品調劑、供應業務之處所。	第 19 條第 1 項
偽　藥	指藥品經稽查或檢驗有下列各款情形之一者：⑴未經核准，擅自製造者。⑵所含有效成分之名稱，與核准不符者。⑶將他人產品抽換或摻雜者。⑷塗改或更換有效期間之標示者。	第 20 條
劣　藥	指核准之藥品經稽查或檢驗有下列情形之一者：⑴擅自添加非法定著色劑、防腐劑、香料、矯味劑及賦形劑者。⑵所含有效成分之質、量或強度，與核准不符者。⑶藥品中一部或全部含有污穢或異物者。⑷有顯明變色、混濁、沈澱、潮解或已腐化分解者。⑸治效能與核准不符者。⑹超過有效期間或保存期限者。⑺因儲藏過久或儲藏方法不當	第 21 條

❻ 2020 年 1 月 15 日制定公布，2021 年 5 月 1 施行。

	而變質者。(8)裝入有害物質所製成之容器或使用回收容器者。	
禁　藥	指藥品有下列各款情形之一者：「1.經中央衛生主管機關明令公告禁止製造、調劑、輸入、輸出、販賣或陳列之毒害藥品。2.未經核准擅自輸入之藥品。但旅客或隨交通工具服務人員攜帶自用藥品進口者，不在此限。」	第 22 條第 1 項
	前項第 2 款自用藥品之限量，由中央衛生主管機關會同財政部公告之。	第 22 條第 2 項
藥物廣告	係指利用傳播方法，宣傳醫療效能，以達招徠銷售為目的之行為。	第 23 條
標　籤	指藥品或醫療器材之容器上或包裝上，用以記載文字、圖畫或記號之標示物。	第 24 條
仿　單	指藥品或醫療器材附加之說明書。	第 25 條

資料來源：作者製表。

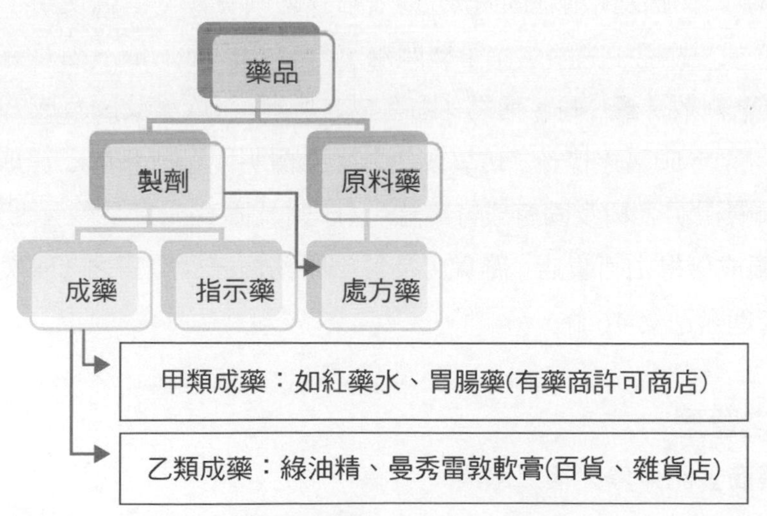

圖 9-1　藥品之製劑與原料藥
資料來源：作者自繪。

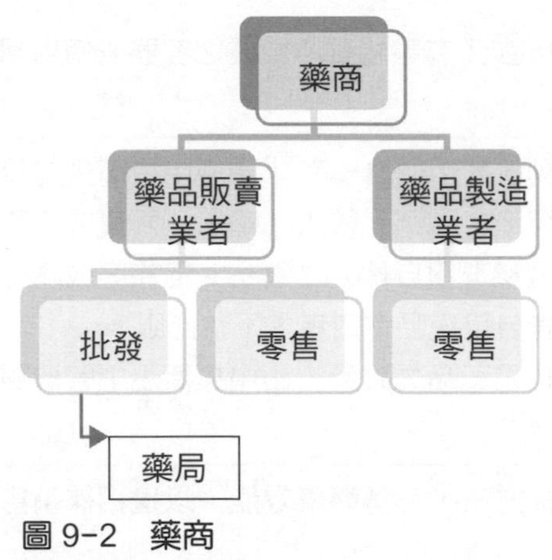

圖 9-2　藥商
資料來源：作者自繪。

4. 成藥及固有成方製劑管理辦法

中央衛生主管機關依藥事法第 8 條規定之授權，訂定發布成藥及固有成方製劑管理辦法，將成藥分甲、乙兩類（成藥及固有成方製劑管理辦法第 2 條第 2 項）；本辦法所稱「固有成方」，指我國固有醫藥習慣使用，具有療效之中藥處方，並經中央衛生主管機關選定公布者而言。依「固有成方」調製（劑）成之丸散、膏、丹，稱為「固有成方製劑」（成藥及固有成方製劑管理辦法第 5 條）。成藥之標籤、仿單或包裝，應標明甲類成藥或乙類成藥。固有成方製劑應標明名稱及固有成方字樣　（成藥及固有成方製劑管理辦法第 12 條）；乙類成藥得由百貨店、雜貨店及餐旅服務商兼營零售之（成藥及固有成方製劑管理辦法第 16 條）。

㈡藥商之管理

1. 藥商登記／停／復／歇業

申請為藥商者，應申請直轄市或縣（市）衛生主管機關核准登記，繳納執照費，領得許可執照後，方准營業；其登記事項如有變更時，應辦理變更登記（第 27 條第 1 項）；藥商分設營業處所或分廠，仍應依第 1 項規定，各別辦理藥商登記（第 27 條第 2 項）。

常被司機或工人當作提神飲料的維士比、保力達 P，在藥物分類上屬於指示用藥，需依照藥品標示的用法及用量服用，如不當服用嚴重者將損壞肝臟。且販售該等藥品應先申請販賣業藥商許可執照，領得許可執照後，始得營業。超商、菜市場、電視購物、情趣商店、檳榔攤、餐廳、大賣場等非藥商販售含酒精類口服液藥品，乃違反藥事法第 27 條規定，應處新臺幣 3 萬到 200 萬元罰鍰（第 92 條）。

藥商申請停業，應將藥商許可執照及藥物許可證隨繳當地衛生主管機關，於執照上記明停業理由及期限，核准復業時發還之。每次停業期間不得超過 1 年，期滿未經核准繼續停業者，應於停業期滿前 30 日內申請復業（第 27 條之 1 第 1 項）。藥商申請歇業，應將其所領藥商許可執照及藥物許可證一併繳銷；其不繳銷者，由原發證照之衛生主管機關註銷（第 27 條之 1 第 2 項）。藥商屆期不申請停業、歇業或復業登記，經直轄市或縣（市）衛生主管機關查核發現原址已無營業事實者，應由原發證照之衛生主管機關，將其有關證照註銷（第 27 條之 1 第 3 項）。

2. 無法繼續製造、輸入必要藥品之通報

藥商持有經中央衛生主管機關公告為必要藥品之許可證，如有無法繼續製造、輸入或不足供應該藥品之虞時，應至少於 6 個月前向中央衛生主管機關通報；如因天災或其他不應歸責於藥商之事由，而未及於前述期間內通報者，應於事件發生後 30 日內向中央衛生主管機關通報（第 27 條之 2 第 1 項）。中央衛生主管機關於接獲前項通報或得知必要藥品有不足供應之虞時，得登錄於公開網站，並得專案核准該藥品或其替代藥品之製造或輸入，不受第 39 條之限制（第 27 條之 2 第 2 項）。

藥商違反第 27 條之 2 第 1 項通報規定者，中央衛生主管機關得公開該藥商名稱、地址、負責人姓名、藥品名稱及違反情節；情節重大或再次違反者，並得處新臺幣 6 萬到 30 萬元罰鍰（第 96 條之 1 第 2 項）。

3. 中西藥販賣管理／製造監製

西藥販賣業者之藥品及其買賣，應由專任藥師駐店管理。但不售賣麻醉藥品者，得由專任藥劑生為之（第 28 條第 1 項）。中藥販賣業者之藥品及其買賣，應由專任中醫師或修習中藥課程達適當標準之藥師或藥劑生駐店管理（第 28 條第 2 項）。

西藥製造業者，應由專任藥師駐廠監製；中藥製造業者，應由專任中醫師或修習中藥課程達適當標準之藥師駐廠監製（第 29 條第 1 項）。

4. 藥商／特種藥品製造業應聘人員

藥商聘用之藥師、藥劑生或中醫師，如有解聘或辭聘，應即另聘（第 30 條）。違反者，處新臺幣 3 萬到 500 萬元罰鍰（第 93 條第 1 項）；衛生主管機關並得停止其營業（第 93 條第 2 項）。

從事人用生物藥品製造業者，應聘用國內外大學院校以上醫藥或生物學等系畢業，具有微生物學、免疫學藥品製造專門知識，並有 5 年以上製造經驗之技術人員，駐廠負責製造（第 31 條）。

㈢藥局管理／藥品調劑

1. 藥局執業登記

藥局應請領藥局執照，並於明顯處標示經營者之身分姓名。其設立、變更登記，準用第 27 條第 1 項之規定（第 34 條第 1 項）。藥局兼營第 19 條第 2 項之業務，應適用關於藥商之規定。但無須另行請領藥商許可執照（第 34 條第 2 項）。違反第 34 條第 1 項規定者，處新臺幣 2 萬元以上 10 萬元以下罰鍰（第 94 條）。

2. 藥師兼營中藥業務／藥品鑑定／調劑

修習中藥課程達適當標準之藥師，親自主持之藥局，得兼營中藥之調劑、供應或零售業務（第 35 條）。藥師親自主持之藥局，具有鑑定設備者，得執行藥品之鑑定業務（第 36 條）。

藥品之調劑，非依一定作業程序，不得為之；其作業準則，由中央衛生主管機關定之（第 37 條第 1 項）。前項調劑應由藥師為之。但不含麻醉藥品者，得由藥劑生為之。中藥之調劑，除法律另有規定外，應由中醫師監督為之（第 37 條第 2 項）。違反第 37 條第 1 項規定者，處新臺幣 2 萬到 10 萬元罰鍰（第 94 條）。

㈣藥物查驗登記

1.製造、輸入藥品／醫療器材查驗登記

製造、輸入藥品，應將其成分、原料藥來源、規格、性能、製法之要旨，檢驗規格與方法及有關資料或證件，連同原文和中文標籤、原文和中文仿單及樣品，並**繳納費用，申請中央衛生主管機關查驗登記，經核准發給藥品許可證後，始得製造或輸入**（第 39 條第 1 項）。向中央衛生主管機關申請藥品試製經核准輸入原料藥者，不適用前項規定；其申請條件及應繳費用，由中央衛生主管機關定之（第 39 條第 2 項）。第 1 項輸入藥品，應由藥品許可證所有人及其授權者輸入（第 39 條第 3 項）。違反第 39 條第 1 項規定者，處新臺幣 3 萬到 200 萬元罰鍰（第 92 條第 1 項）。

製造、輸入醫療器材，應向中央衛生主管機關申請查驗登記並繳納費用，經核准發給醫療器材許可證後，始得製造或輸入（第 40 條第 1 項）。前項輸入醫療器材，應由醫療器材許可證所有人或其授權者輸入（第 40 條第 2 項）。違反第 40 條第 1 項規定者，處新臺幣 3 萬元以上 2 百萬元以下罰鍰（第 92 條第 1 項）。

2.新藥許可證核發排他期限

中央衛生主管機關於核發新藥許可證時，應公開申請人檢附之已揭露專利字號或案號（第 40 條之 2 第 1 項）。新成分新藥許可證自核發之日起 3 年內，其他藥商非經許可證所有人同意，不得引據其申請資料申請查驗登記（第 40 條之 2 第 2 項）。前項期間屆滿次日起，其他藥商得依本法及相關法規申請查驗登記，符合規定者，中央衛生主管機關於前項新成分新藥許可證核發屆滿 5 年之次日起，始得發給藥品許可證（第 40 條之 2 第 3 項）。新成分新藥在外國取得上市許可後 3 年內，向中央衛生主管機關申請查驗登記，始得適用第 2 項之規定（第 40 條之 2 第 4 項）。

3.核准新增或變更適應症排他期限

藥品經中央衛生主管機關核准新增或變更適應症，自核准新增或變更適應症之日起 2 年內，其他藥商非經該藥品許可證所有人同意，不得引據其申請資料就相同適應症申請查驗登記（第 40 條之 3 第 1 項）。前項期間屆滿次日起，其他藥商得依本法及相關法規申請查驗登記，符合規定者，中央衛生主管機關於前項核准新增或變更適應症屆滿 3 年之次日起，始得發給藥品許可證（第 40 條之 3 第 2 項）。

4.許可證效期／展延與廢止

藥物製造、輸入許可證有效期間為 5 年，期滿仍須繼續製造、輸入者，應事先申請中央衛生主管機關核准展延之。但每次展延，不得超過 5 年。屆期未申請或不准展延者，註銷其許可證（第 47 條第 1 項）。藥物於其製造、輸入許可證有效期間內，經中央衛生主管機關重新評估確定有安全或醫療效能疑慮者，得限期令藥商改善，屆期未改善者，廢止其許可證。但安全疑慮重大者，得逕予廢止之（第 48 條）。

5.特定藥物製造／輸入專案核准／廢止

有下列情形之一者，中央衛生主管機關得專案核准特定藥物之製造或輸入，不受第 39 條及第 40 條之限制：⑴為預防、診治危及生命或嚴重失能之疾病，且國內尚無適當藥物或合適替代療法。⑵因應緊急公共衛生情事之需要經核准製造或輸入之藥物樣品或贈品，不得出售（第 48 條之 2 第 1 項）。有下列情形之一，中央衛生主管機關得廢止前項核准，並令申請者限期處理未使用之藥物，並得公告回收：⑴有完成查驗登記之藥物或合適替代療法可提供前項第 1 款情事之需要。⑵緊急公共衛生情事已終結。⑶藥物經中央衛生主管機關評估確有安全或醫療效能疑慮（第 48 條之 2 第 2 項）。

㈤西藥之專利連結

藥事法 2018 年 1 月 31 日修正，增訂專利連結專章（第 48 條之 3 至第 48 條之 22），計有 4 個核心程序：

1.新藥取得藥品許可證揭露專利資訊

醫藥廠商於提供商品或服務前，應自行檢索智慧財產局的專利公報或相關資料庫，瞭解商業行為是否他人的專利權保護範圍，避免侵權。為減輕學名藥藥廠檢索專利權的負擔及促進學名藥提早上市，新藥藥廠取得藥品許可證後，應於法定期間內揭露專利資訊。

2.學名藥藥廠以聲明釐清是否侵權

新藥廠商被課以義務，揭露及公告專利權內容及其產品的專利布局，對應的程序，乃要求學名藥藥廠先行釐清及確定是否有侵權疑義。新藥無任何專利權保護或所有專利權已消滅，醫藥衛生主管機關方可立即准予學名藥上市；若仍有專利權保護，學名藥藥廠應俟所有專利權消滅後，才由衛生主管機關准予學名藥上市。

3.在 12 個月內暫停核發藥品許可證釐清侵權爭議

新藥仍有專利權保護，衛生主管機關於 12 個月內不會准予學名藥上市，使當事人得循專利法的舉發撤銷或法院的訴訟程序，釐清侵權疑義。為使學名藥日後能提早上市，此 12 個月內衛生主管機關繼續審查學名藥申請案，並可先核發通過安全性及療效審查的通知函，以利侵權爭議釐清後立刻上市。

4.首家挑戰專利權的學名藥享 12 個月銷售專屬期間

學名藥藥廠如積極勇於挑戰新藥專利權之有效性或從事專利迴避設計，可享有 12 個月的銷售專屬期間獎勵，於此期間，醫藥衛生主管機關不會核准其他學名藥上市，確保首家挑戰專利權的學名藥藥廠有一定的利潤，促使學名藥儘快進入市場。

㈥藥物販賣與製造

1.禁止規定／須由醫師處方藥品之調劑供應原則與例外

藥商不得買賣來源不明或無藥商許可執照者之藥品或醫療器材　（第 49 條）。違反者，處新臺幣 3 萬到 2 百萬元罰鍰（第 92 條第 1 項）。

醫師處方藥品，係指「經中央衛生主管機關審定，在藥品許可證上，載明須由醫師處方或限由醫師使用者」（藥事法施行細則第39條）。須由醫師處方之藥品，非經醫師處方，得調劑供應。但下列各款情形不在此限：⑴同業藥商之批發、販賣。⑵醫院、診所及機關、團體、學校之醫療機構或檢驗及學術研究機構之購買。⑶依中華藥典、國民處方選輯處方之調劑（第50條第1項）。違反本條項規定者，處新臺幣3萬到2百萬元罰鍰（第92條第1項）。

「處方」（prescription或order）是醫師、牙醫師等合法執業醫師的「用藥指示」，病人經醫師診斷後，醫師會按照其病情的需要，將藥品之劑型、劑量和用法上的意見，開列在一張紙上，此即「處方箋」。醫師法第13條即規定：醫師處方時，應於處方箋載明下列事項，並簽名或蓋章：1.醫師姓名。2.病人姓名、年齡、藥名、劑量、數量、用法及處方年、月、日。

2.中西藥不得兼售原則／核准發給藥物輸入許可證後之管制

西藥販賣業者，不得兼售中藥；中藥販賣業者，不得兼售西藥。但成藥不在此限（第51條）。

藥品或醫療器材經核准發給藥物輸入許可證後，**為維護國家權益，中央衛生主管機關得加以管制**。但在管制前已核准結匯簽證者，不在此限（第54條）。經核准製造或輸入之**藥物樣品或贈品，不得出售**（第55條第1項）。

3.藥物優良製造準則／設廠標準及委託（受委）限制

製造藥物，應由藥物製造工廠為之：藥物製造工廠，應依藥物製造工廠設廠標準設立，並依工廠管理輔導法規定，辦理工廠登記。但依工廠管理輔導法規定免辦理工廠登記，或經中央衛生主管機關核准為研發而製造者，不在此限（第57條第1項）。違反者，處新臺幣3萬到2百萬元罰鍰（第92條第1項）。

藥物製造，其廠房設施、設備、組織與人事、生產、品質管制、儲存、運銷、客戶申訴及其他應遵行事項，應符合藥物優良製造準則之規定，並經中央衛生主管機關檢查合格，取得藥物製造許可後，始得製造。但經中央衛生主管機關公告無需符合藥物優良製造準則之醫療器材製造業者，不在此限

（第57條第2項）。

藥物工廠，非經中央衛生主管機關核准，不得委託他廠製造或接受委託製造藥物（第58條）。

㈦管制藥品及毒劇藥品之管理

藥品依規範管理目的之不同，區分為「管制藥品」及「毒劇藥品」。「管制藥品」依管制藥品管理條例第3條規定，係指具成癮性麻醉藥品、影響精神藥品，以及其他認為有加強管理必要之藥品。管制藥品限供醫藥及科學上之需用，**依其習慣性、依賴性、濫用性及社會危害性之程度，分四級管理**。醫師法第19條限制醫師，除正當治療目的之外，不得使用管制藥品及毒劇藥品。

「毒劇藥品」，則指列載於中華藥典毒劇藥表中之藥品；表中未列載者，由中央衛生主管機關定之（第12條）。藥師法第18條規範：藥師對於醫師所開處方，祇許調劑1次，其處方箋應於調劑後簽名蓋章，添記調劑年、月、日，保存3年，含有麻醉或毒劇藥品者保存5年。超過期限的處方，應予銷毀。

西藥販賣業者及西藥製造業者，購存或售賣管制藥品及毒劇藥品，應將藥品名稱、數量，詳列簿冊，以備檢查。管制藥品並應專設櫥櫃加鎖儲藏。管制藥品及毒劇藥品之標籤，應載明警語及足以警惕之圖案或顏色（第59條）。違反者，處新臺幣3萬到2百萬元罰鍰（第92條第1項）。

西藥販賣業者及西藥製造業者，購存或售賣管制藥品及毒劇藥品，應將藥品名稱、數量，詳列簿冊，以備檢查。管制藥品並應專設櫥櫃加鎖儲藏。管制藥品及毒劇藥品之標籤，應載明警語及足以警惕之圖案或顏色（第59條）。第59條及第60條所規定之處方箋、簿冊，均應保存5年（第62條）。違反第62條規定者，處新臺幣3萬到5百萬元罰鍰（第93條第1項）。

㈧藥品廣告之管理

1.廣告限制／事前審查

非藥商不得為藥物廣告（第 65 條）。違反者，處新臺幣 20 萬到 5 百萬元罰鍰（第 91 條第 1 項）。

藥商刊播藥物廣告時，應於「刊播前」將所有文字、圖畫或言詞，申請中央或直轄市衛生主管機關核准，並向傳播業者送驗核准文件。原核准機關發現已核准之藥物廣告內容或刊播方式危害民眾健康或有重大危害之虞時，應令藥商立即停止刊播並限期改善，屆期未改善者，廢止之（第 66 條第 1 項）。**藥物廣告在核准登載、刊播期間不得變更原核准事項**（第 66 條第 2 項）。違反第 66 條第 1 項、第 2 項規定者，處新臺幣 20 萬到 5 百萬元罰鍰（第 92 條第 4 項）。

2.禁刊播事項與資料保存

傳播業者不得刊播未經中央或直轄市衛生主管機關核准、與核准事項不符、已廢止或經令立即停止刊播並限期改善而尚未改善之藥物廣告（第 66 條第 3 項）。違反者，處新臺幣 20 萬到 5 百萬元罰鍰，其經衛生主管機關通知限期停止而仍繼續刊播者，處新臺幣 60 萬到 2 千 5 百萬元罰鍰，並應按次連續處罰，至其停止刊播為止（第 95 條第 1 項）。

接受委託刊播之傳播業者，應自廣告之日起 6 個月，保存委託刊播廣告者之姓名（法人或團體名稱）、身分證或事業登記證字號、住居所（事務所或營業所）及電話等資料，且於主管機關要求提供時，不得規避、妨礙或拒絕（第 66 條第 4 項）。違反者，處新臺幣 6 萬到 30 萬元罰鍰，並應按次連續處罰（第 95 條第 2 項）。

3.藥物廣告核准效期與展延／藥物廣告方式之限制及擬制

藥物廣告，經中央或直轄市衛生主管機關核准者，其有效期間為 1 年，自核發證明文件之日起算。期滿仍需繼續廣告者，得申請原核准之衛生主管機關核定展延之；每次展延之期間，不得超過 1 年。前項有效期間，應記明於核准該廣告之證明文件（第 66 條之 1）。

須由醫師處方或經中央衛生主管機關公告指定之藥物，其廣告以**登載於學術性醫療刊物為限**（第 67 條）。藥物廣告**不得**以下列方式為之：⑴**假借他人名義為宣傳者**。⑵**利用書刊資料保證其效能或性能**。⑶**藉採訪或報導為宣傳**。⑷**以其他不正當方式為宣傳**（第 68 條）。違反第 67 條、第 68 條規定者，處新臺幣 20 萬到 5 百萬元罰鍰（第 92 條第 4 項）。

非本法所稱之藥物，不得為醫療效能之標示或宣傳（第 69 條）；採訪、報導或宣傳，其內容暗示或影射醫療效能者，視為藥物廣告（第 70 條）。違反第 69 條規定者，處新臺幣 60 萬元以上 2 千 5 百萬元以下罰鍰，其違法物品沒入銷燬之（第 91 條第 2 項）。

㈨稽查及取締

1.派員檢查抽驗／輸入藥物邊境管理

衛生主管機關，得派員檢查藥物製造業者，販賣業者之處所設施及有關業務，並得出具單據抽驗其藥物，業者不得無故拒絕。但抽驗數量以足供檢驗之用者為限（第 71 條第 1 項）。違反者，處新臺幣 20 萬到 2 百萬元罰鍰（第 91 條第 1 項）。

為加強輸入藥物之邊境管理，中央衛生主管機關得公告其輸入時應抽查、檢驗合格後，始得輸入（第 71 條之 1 第 1 項）。

2.檢查醫療機構、藥局業務／藥商、藥局普查

衛生主管機關得派員檢查醫療機構或藥局之有關業務，並得出具單據抽驗其藥物，受檢者不得無故拒絕。但抽驗數量以足供檢驗之用者為限（第 72 條）。違反者，處新臺幣 3 萬元以上 2 百萬元以下罰鍰（第 92 條第 1 項）。

直轄市、縣（市）衛生主管機關應每年定期辦理藥商及藥局普查。藥商或藥局對於前項普查，不得拒絕、規避或妨礙（第 73 條）。

3.特種藥物之抽樣、檢驗、查訖封緘

依據微生物學、免疫學學理製造之血清、抗毒素、疫苗、類毒素及菌液等，非經中央衛生主管機關於每批產品輸入或製造後，派員抽取樣品，經檢

驗合格，並加貼查訖封緘，不得銷售。檢驗封緘作業辦法，由中央衛生主管機關定之（第 74 條第 1 項）。違反者，處新臺幣 3 萬到 2 百萬元罰鍰（第 92 條第 1 項）。

4. 藥物之標籤、仿單或包裝刊載規定

藥物之標籤、仿單或包裝，應依核准刊載下列事項：⑴廠商名稱及地址。⑵品名及許可證字號。⑶批號。⑷製造日期及有效期間或保存期限。⑸主要成分含量、用量及用法。⑹主治效能、性能或適應症。⑺副作用、禁忌及其他注意事項。⑻其他依規定應刊載事項（第 75 條第 1 項）。前項第 4 款經中央衛生主管機關明令公告免予刊載者，不在此限（第 75 條第 2 項）。違反者，處新臺幣 3 萬到 2 百萬元罰鍰（第 92 條第 1 項）。

藥造成的傷害稱為副作用，就像藥會變成毒一樣，所有的藥都有副作用。施用藥物的時候，除了會產生治療疾病的主作用（藥效）之外，還會產生對病患有害的副作用。副作用可以分成有害作用和無害作用，引發副作用的原因有二：⑴藥物產生主作用以外的作用。⑵主作用太強❼。

5. 發現重大危害藥品之處理

經許可製造、輸入之藥物，經發現有重大危害時，中央衛生主管機關除應隨時公告禁止其製造、輸入外，並廢止其藥物許可證；其已製造或輸入者，應限期禁止其輸出、調劑、販賣、供應、運送、寄藏、牙保、轉讓或意圖販賣而陳列，必要時並得沒入銷燬之（第 76 條）。

6. 涉嫌偽／劣／禁藥或不良醫療器材封存銷燬、銷燬

直轄市或縣（市）衛生主管機關，對於涉嫌之偽藥、劣藥、禁藥或不良醫療器材，就偽藥、禁藥部分，應先行就地封存，並抽取樣品予以檢驗後，再行處理；就劣藥、不良醫療器材部分，得先行就地封存，並抽取樣品予以檢驗後，再行處理。其對衛生有重大危害者，應於報請中央衛生主管機關核

---

❼ 生田哲著、李漢庭譯，〈精神分裂症用藥〉，《圖解藥理學入門（勉強したい人のための薬理学のきほん）》，世茂，2011 年 5 月，第 27 頁。

准後，沒入銷燬之（第 77 條第 1 項）。

7.查獲偽／劣／禁藥及不良醫療器材之處置

查獲之偽藥或禁藥，沒入銷燬之（第 79 條第 1 項）。查獲之劣藥或不良醫療器材，如係本國製造，經檢驗後仍可改製使用者，應由直轄市或縣（市）衛生主管機關，派員監督原製造廠商限期改製；其不能改製或屆期未改製者，沒入銷燬之；如係核准輸入者，應即封存，並由直轄市或縣（市）衛生主管機關責令原進口商限期退運出口，屆期未能退貨者，沒入銷燬之（第 79 條第 2 項）。

8.限時回收市售品

藥物有下列情形之一，其製造或輸入之業者，應即通知醫療機構、藥局及藥商，並依規定期限收回市售品，連同庫存品一併依本法有關規定處理：⑴原領有許可證，經公告禁止製造或輸入。⑵經依法認定為偽藥、劣藥或禁藥。⑶經依法認定為不良醫療器材或未經核准而製造、輸入之醫療器材。⑷藥物製造工廠，經檢查發現其藥物確有損害使用者生命、身體或健康之事實，或有損害之虞。⑸製造、輸入藥物許可證未申請展延或不准展延。⑹包裝、標籤、仿單經核准變更登記。⑺其他經中央衛生主管機關公告應回收（第 80 條第 1 項）。製造、輸入業者回收前項各款藥物時，醫療機構、藥局及藥商應予配合（第 80 條第 2 項）。違反第 80 條第 1 項第 5 款至第 7 款或第 2 項規定之一者，處新臺幣 2 萬元以上 10 萬元以下罰鍰（第 94 條）。

三、行政刑罰及救濟

1.製造或輸入偽藥或禁藥罪

製造或輸入偽藥或禁藥者，處 10 年以下有期徒刑，得併科新臺幣 1 億元以下罰金（第 82 條第 1 項）。犯前項之罪，因而致人於死者，處無期徒刑或 10 年以上有期徒刑，得併科新臺幣 2 億元以下罰金；致重傷者，處 7 年以上有期徒刑，得併科新臺幣 1 億 5 千萬元以下罰金（第 82 條第 2 項）。因過失犯第 1 項之罪者，處 3 年以下有期徒刑、拘役或科新臺幣 1 千萬元以下罰金。

第 1 項之未遂犯罰之（第 82 條第 3、4 項）。

按藥事法所稱禁藥，係指：⑴經中央衛生主管機關明令公告禁止製造、調劑、輸入、輸出、販賣或陳列之毒害藥品。⑵未經核准擅自輸入之藥品。但旅客或隨交通工具服務人員攜帶自用藥品進口者，不在此限（第 22 條第 1 項）。前項第 2 款自用藥品之限量，由中央衛生主管機關會同財政部公告之（第 22 條第 2 項）。有關旅客或船舶、航空器服務人員攜帶過量藥物進口處罰認定疑義，法務部 1995 年 9 月 5 日法 84 檢第 21108 號函釋略以：許可旅客或船舶、航空器服務人員攜帶進口之少量自用藥物，其攜帶進口之行為，不能論以輸入禁藥罪。

藥事法第 22 條第 1 項第 2 款但書，既規定許可旅客或隨交通工具服務人員攜帶自用藥品進口，且中央衛生主管機關會同財政部依「入境旅客攜帶行李物品報驗稅放辦法第 4 條」所公告「入境旅客攜帶自用農畜水產品、菸酒、大陸地區物品、自用藥物、環境用藥限量表」之「三、自用藥物及錠狀、膠囊狀食品」，針對「西藥」、「中藥材及中藥製劑」、「錠狀、膠囊狀食品」三項，定有數量之上限。因此，旅客或船舶、航空器服務人員攜帶自用藥物進口，**其攜帶進口之藥物，即非禁藥，其行為除非超越自用之目的，而為販賣等行為，若僅數量超過前開公告之限量表，尚難論以藥事法第 82 條、第 83 條之罪。**

2. 販賣、供應偽藥或禁藥罪

明知為偽藥或禁藥，而販賣、供應、調劑、運送、寄藏、牙保、轉讓或意圖販賣而陳列者，處 7 年以下有期徒刑，得併科新臺幣 5 千萬元以下罰金（第 83 條第 1 項）。犯前項之罪，因而致人於死者，處 7 年以上有期徒刑，得併科新臺幣 1 億元以下罰金；致重傷者，處 3 年以上 12 年以下有期徒刑，得併科新臺幣 7 千 5 百萬元以下罰金（第 83 條第 2 項）。因過失犯第 1 項之罪者，處 2 年以下有期徒刑、拘役或科新臺幣 5 百萬元以下罰金。第 1 項之未遂犯罰之（第 83 條第 3、4 項）。

所謂「牙保」，係指「媒介」。按「牙保」原乃刑法第 349 條第 1 項贓物罪構成要件其中之一，惟刑法於 2014 年 6 月 18 日修正公布時，已將「牙保」修正為「媒介」。

3. 違規藥物廣告處罰多樣

違反第七章規定之藥物廣告，除依本章規定處罰外，衛生主管機關得登報公告其負責人姓名、藥物名稱及所犯情節，情節重大者，並得廢止該藥物許可證；其原品名 2 年內亦不得申請使用（第 96 條第 1 項）。

4. 藥商使用不實資料或證件之處罰

藥商使用不實資料或證件，辦理申請藥物許可證之查驗登記、展延登記或變更登記時，除撤銷該藥物許可證外，2 年內不得申請該藥物許可證之查驗登記；其涉及刑事責任者，並移送司法機關辦理（第 97 條）。

5. 罰鍰裁罰機關

本法所定之罰鍰，除另有規定外，由直轄市、縣（市）衛生主管機關處罰之（第 100 條）。

6. 詐欺或虛偽不實方法提報資訊之處罰

新藥藥品許可證所有人依第 48 條之 3 至第 48 條之 6 規定提報專利資訊，以詐欺或虛偽不實之方法提報資訊，其涉及刑事責任者，移送司法機關辦理（第 100 條之 1）。依本法應受處罰者，除依本法處罰外，其有犯罪嫌疑者，應移送司法機關處理（第 101 條）。

7. 15 日內書面異議申請復核

依本法規定處罰之罰鍰，受罰人不服時，得於處罰通知送達後 15 日內，**以書面提出異議，申請復核**。但以 1 次為限（第 99 條第 1 項）。科處罰鍰機關應於接到前項異議書後 15 日內，將該案重行審核，**認為有理由者，應變更或撤銷原處罰**（第 99 條第 2 項）。**受罰人不服前項復核時，得依法提起訴願及行政訴訟**（第 99 條第 3 項）。

8. 四個月內敘明理由提出申復

依本法申請藥物查驗登記、許可證變更、移轉及展延之案件，未獲核准者，申請人得自處分書送達之日起 4 個月內，敘明理由提出申復。但以 1 次為限（第 99 條之 1 第 1 項）。中央衛生主管機關對前項申復認有理由者，應變更或撤銷原處分。申復人不服前項申復決定時，得依法提起訴願及行政訴訟（第 99 條之 1 第 2 項）。

四、相關法律：藥害救濟法

1960 年代，世界有名的「沙利竇邁 (Thaliomide)」藥害事件，孕婦服用此鎮定劑，因其副作用導致全世界 1 萬多名新生兒畸形；臺灣在 1962 年公告沙利竇邁為禁藥，但 2002 年該藥又重新取得藥物許可證。我國於 2000 年 5 月 31 日制定公布藥害救濟法全文 28 條並施行，使正當使用合法藥物之受害者，可獲及時救濟；本法於 2016 年 5 月 4 日及 2020 年 1 月 15 日二度修正。行政補償制度係透過政府行政力量的介入，對於遭受醫療傷害的病人，提供迅速與公平的補償管道，可節省爭議處理的成本。藥害救濟法之施行，已有效減少醫療糾紛之發生。

㈠請求救濟要件／名詞定義

因正當使用合法藥物所生藥害，得依本法規定請求救濟（第 4 條第 1 項）；前項救濟分為死亡給付、障礙給付及嚴重疾病給付；其給付標準，由主管機關另定之（第 2 項）。所謂「藥害」，指因藥物不良反應致死亡、障礙或嚴重疾病；「合法藥物」，指領有主管機關核發藥物許可證，依法製造、輸入或販賣之藥物；「正當使用」，指依醫藥專業人員之指示或藥物標示而為藥物之使用；「不良反應」，指因使用藥物，對人體所產生之有害反應（第 3 條第 1～4 款）。

㈡藥害救濟基金／委辦藥害救濟業務

為辦理藥害救濟業務，主管機關應設藥害救濟基金，基金之來源：1.藥物製造業者及輸入業者繳納之徵收金。2.滯納金。3.代位求償之所得。4.捐贈收入。5.本基金之孳息收入。6.其他有關收入（第 5 條）。藥害救濟金的主要來源，依藥害救濟法規定：藥物製造業者及輸入業者應於主管機關規定期限內，依其前一年度藥物銷售額一定比率，繳納徵收金至藥害救濟基金（第7條第1項）。2013年6月1日起藥害救濟徵收金比率，從千分之0.4調整為千分之0.5。

主管機關為辦理藥害救濟業務，得委託其他機關（構）或團體辦理下列事項；必要時，並得捐助成立財團法人，委託其辦理：1.救濟金之給付。2.徵收金之收取及管理。3.其他與藥害救濟業務有關事項（第6條第1項）。中央主管機關依此規定，捐助成立財團法人藥害救濟基金會，委託其辦理藥害救濟業務。

㈢藥害救濟業務

1.申報資料義務

藥物製造業者及輸入業者應依主管機關規定期限，申報當年度估算銷售額或前一年度銷售額及相關資料（第9條第1項）。主管機關為辦理藥害救濟及其相關業務，得要求藥物製造業者及輸入業者提供相關資料，藥物製造業者及輸入業者不得拒絕、規避或妨礙（第9條第2項）。違反第9條者，處新臺幣6萬到30萬元罰鍰，並得按次處罰；其有漏報或短報情事者，處應繳納徵收金之差額2倍至3倍之罰鍰（第22條）。

2.提供資料義務

為辦理藥害救濟及其相關業務，主管機關得向財稅機關、醫療機構及其他相關機關（構）或團體要求提供有關資料，被要求者不得拒絕、規避或妨礙（第10條）。違反者，處新臺幣2萬到10萬元罰鍰，並得按次處罰（第23條）。

3.保密義務

辦理本法所定藥害救濟相關業務之人員，因執行職務而知悉、持有藥物製造業者、輸入業者或藥害受害人之秘密者，不得無故洩漏，並不得為自己利益而使用（第11條）。違反者，處新臺幣6千元到3萬元罰鍰（第24條）。

4. 不得申請藥害救濟

有下列各款情事之一者，不得申請：⑴有事實足以認定藥害之產生應由藥害受害人、藥物製造業者或輸入業者、醫師或其他之人負其責任。⑵本法施行前已發見之藥害。**⑶因接受預防接種而受害，而得依其他法令獲得救濟。**⑷同一原因事實已獲賠償或補償。但不含人身保險給付在內。⑸藥物不良反應未達死亡、障礙或嚴重疾病之程度。⑹因急救使用超量藥物致生損害。……。⑼常見且可預期之藥物不良反應。⑽其他經主管機關公告之情形（第 13 條）。

5. 請求權時效

藥害救濟之請求權，自請求權人知有藥害時起，因 3 年間不行使而消滅（第 14 條）。

6. 返還藥害救濟給付

已領取藥害救濟給付而基於同一原因事實取得其他賠償或補償者，於取得賠償或補償之範圍內，應返還其領取之藥害救濟給付（第 17 條）。

7. 行政救濟

藥害救濟之申請人對救濟給付之審定如有不服，得依法提起訴願及行政訴訟（第 20 條）。藥物製造業者及輸入業者對於徵收金之徵收、滯納金或罰鍰之處分，如有不服，得依法提起訴願及行政訴訟（第 21 條）。

8. 藥害救濟案件

財團法人藥害救濟基金會統計 1999 年至 2021 年 7 月藥害救濟申請案件❽，共 3,809 件（如圖 9–3），平均獲救濟比率為 58.97%；總給付的金額為 5 億 3,707 萬元（如圖 9–6）。1. 死亡給付金額 3 億 9,281 萬元佔 73%；2. 障礙給付金額 8,857 萬元佔 17%；3. 嚴重疾病給付金額 5,568 萬元佔 10%（如

---

❽ 〈藥害救濟業務執行現況〉，財團法人藥害救濟基金會，2021 年 8 月，https://www.tdrf.org.tw/wp-content/uploads/2021/08/%E6%88%AA%E8%87%B3110%E5%B9%B47%E6%9C%88%E6%9B%B4%E6%96%B0%E6%95%B8%E6%93%9A%E8%B3%87%E6%96%99-1_325%E6%AC%A1.pdf（2021 年 9 月 13 日瀏覽）。

圖 9-4、9-5）。

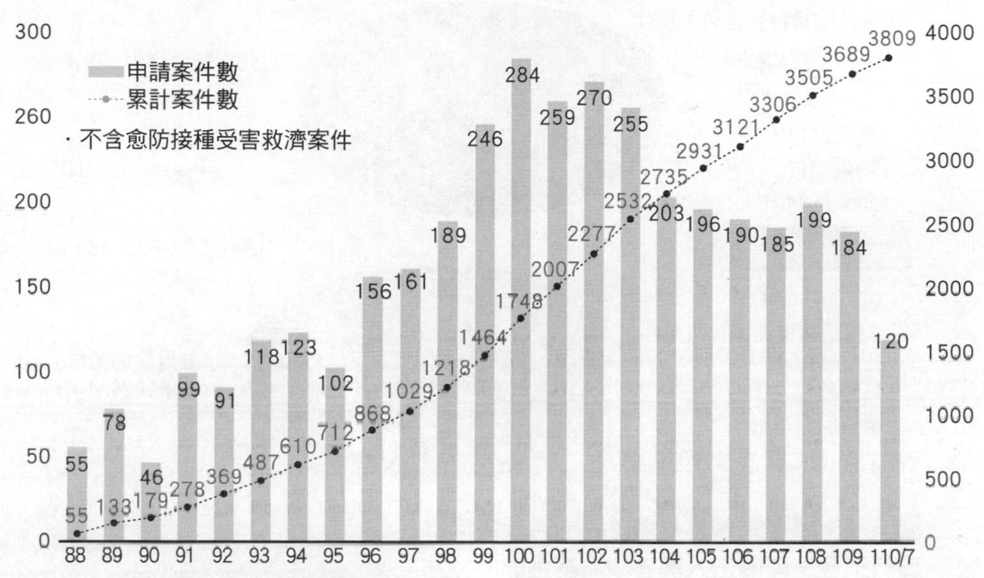

圖 9-3　歷年藥害救濟申請案件數統計

資料來源：財團法人藥害救濟基金會。

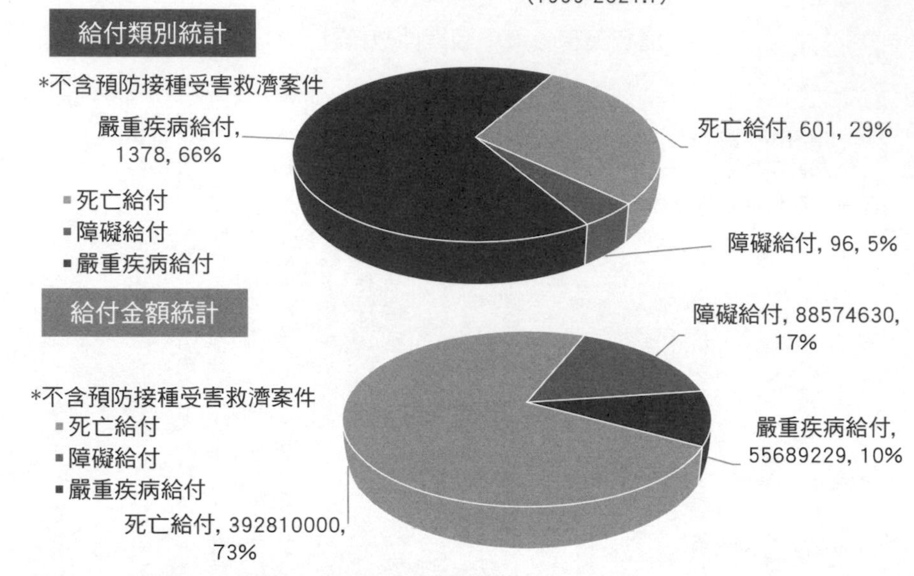

圖 9-4　歷年藥害救濟給付類別與金額統計

資料來源：財團法人藥害救濟基金會。

歷年給付類別及金額之性別差異統計

(1999-2020.7)

*不含預防接種受害救濟案件

給付類別	性別		案件數	性別		總金額(元)
	女	男		女	男	
死亡給付	247	354	601	NT$158,537,500	NT$234,272,500	NT$392,810,000
障礙給付	54	42	96	NT$53,005,542	NT$35,569,088	NT$88,574,630
嚴重疾病給付	747	631	1,378	NT$31,092,183	NT$24,597,046	NT$55,689,229
總計	1,048	1,027	2,075	NT$242,635,225	NT$294,438,634	NT$537,073,859

圖 9-5　歷年給付類別及金額之性別差異統計

資料來源：財團法人藥害救濟基金會。

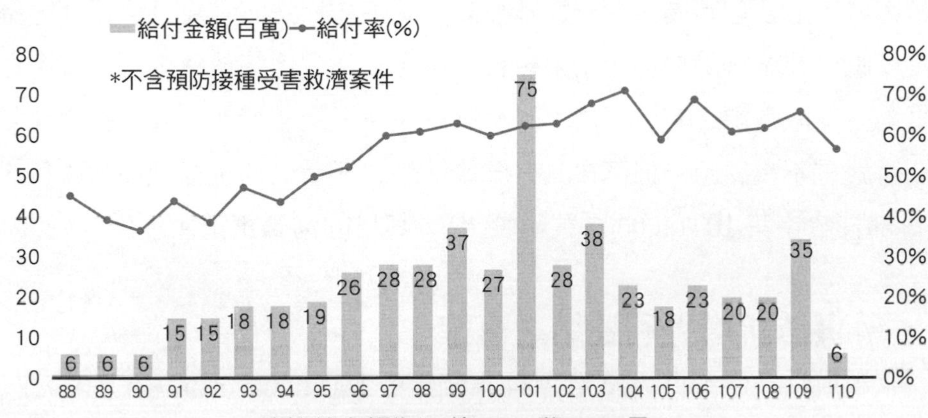

圖 9-6　歷年通過救濟之金額與給付率

資料來源：財團法人藥害救濟基金會。

㈣司法院大法官釋字第 767 號解釋

司法院大法官釋字第 767 號解釋指明：**藥害救濟法對於常見且可預期之藥物不良反應，明定不得申請藥害救濟，並未違反法律明確性原則及比例原則**，與憲法保障人民生存權、健康權及憲法增修條文第 10 條第 8 項國家應重視醫療保健社會福利工作之意旨，尚無牴觸。

「常見且可預期之藥物不良反應」，雖屬不確定法律概念，但「常見」、「可預期」意義，依一般人民日常生活與語言經驗，尚非難以理解，而藥物「不良反應」，於藥害救濟法第 3 條第 4 款亦已有明確定義。且常見、可預期之意義，主管機關參照國際歸類定義，將不良反應發生率大於或等於百分之一者，定義為系爭規定所稱之「常見」；且前揭標準業經藥害救濟法第 15 條所定之藥害救濟審議委員會所援用。其意義於個案中並非不能經由適當組成之機構，依其專業知識加以認定及判斷，且最終可由司法審查予以確認。系爭規定與法律明確性原則尚無不合。

國家所採取保障人民健康與醫療保健之社會福利救濟措施，多種多樣，為使正當使用合法藥物而受害者，獲得及時救濟，爰設藥害救濟制度，對於受藥害者，於合理範圍內給予適當補償。藥害救濟法將常見且可預期之藥物不良反應，完全排除於得申請藥害救濟範圍之外，係基於藥害救濟基金之財務平衡、有限資源之有效運用，以及避免藥商拒絕製造或輸入某些常見且可預期有嚴重不良反應，但確實具有療效藥品之考量（衛生福利部104年3月26日部授食字第1041400607號函參照），其目的洵屬正當。

五、藥事法新增專利連結之商榷

專利連結乃係源自美國於1984年制定的Hatch-Waxman Act (HWA)（原名為「藥品價格競爭與專利期補償法案」(Drug Price Competition and Patent Term Restoration Act)）。美國於1984年前，製藥產業之狀況為新藥的原開發廠為申請藥物上市許可，需投入極長的時間與極高的金錢成本，而導致新藥相關的專利權期限在藥物上市不久後即屆至。因此，原廠只好以高價銷售新藥，以回收所投入之研發成本。而**學名藥(Generic Drug)與專利藥是同成分、同劑量、同劑型，且申請為具有相同療效之藥物，但學名藥上市的申請、審查程序幾乎與新藥相同，對學名藥廠造成沉重的負擔。因學名藥之審查程序過於繁複，學名藥廠投入研發的意願低落，致上市取代新藥之學名藥數量甚少**。美國面臨迫切的公共衛生安全問題，於1984年通過了由國會議員Henry Waxman與參議員Orrin Hatch共同提出之HWA，以期能改善前述狀況，使得民眾能取得廉價而可負擔的藥物❾。

我國專利法第60條規定發明專利權之效力，不及於以取得藥事法所定藥物查驗登記許可或國外藥物上市許可為目的，而從事之研究、試驗及其必要行為，此即試驗免責之規定。專利法第53條規定取得許可證之醫藥品專利權，得以第一次醫藥品許可證申請延長專利權期間；又藥事法第40條之2，

❾ 林靖蓉，〈2018藥事法修法評析〉，《司法新聲》，第134期，2020年7月，第13-15頁。

則是有關資料專屬權及中央衛生主管機關應公開申請人檢附之已揭露專利字號或案號之規定。

2018 年藥事法修正新增第四章之一「西藥之專利連結」：**新藥藥品許可證所有人應揭示專利資訊，並由中央衛生主管機關對外公開**（第 48 條之 3 至第 48 條之 8）、新藥許可證所有人以外之藥商向主管機關提交學名藥上市許可證申請時，須一併提出四種不同類型的聲明（第 48 條之 9）、申請學名藥藥品許可證申請案，其申請資料齊備日最早者，給予其 12 個月之銷售專屬期間（第 48 條之 16）等。我國專利法第 71 條第 1 項、第 73 條第 1 項規定，任何人可對已核准之專利權提起舉發。智慧財產局就舉發成立與否所作之舉發審定書，性質上屬行政機關單方所做、對外直接發生法律效果之行政處分，故舉發未成，舉發人可循行政救濟程序，提起訴願、行政訴訟。

在我國無需待學名藥品上市，學名藥商本即可循專利舉發制度來儘早解決專利侵權的爭議。我國學名藥商本即可先走行政訴訟制度，就新藥的相關專利提起舉發、訴願、行政訴訟。在**新的藥事法下或可雙軌並進，提起舉發的同時，又提出第 48 條之 9 第 4 款的專利聲明，並進入專利侵權訴訟。此一修法可能導致涉案專利權同時於行政訴訟與民事侵權訴訟體系中進行訴訟，而生裁判矛盾，故引入專利連結之必要性，即值得三思**[10]。

想一想

1. 藥局的設立與經營條件為何？
2. 藥品臨床試驗在研究階段分為三期及上市後的監測期，主要目的為何？
3. 藥事法修法新增第四章之一「西藥之專利連結」，必要性為何？

[10] 林靖蓉，同前註，第 24、29–31 頁。

第十章

罕見疾病防治及藥物法

罕見疾病主要為基因缺陷所致，病患人數極少，不會快速增加、擴散，對於大多數的民眾並沒有立即的威脅性，執政者往往抱持家長主義式心態，行有餘力才給予協助。罕見疾病患者在社會中，可謂弱勢中的弱勢，相較於其他疾病患者或身心殘障者，罕見疾病患者必須面對更高的醫療不確定性，以及醫療資源匱乏、隨時可能面對死亡的威脅。

臺灣由於罕見疾病患者的人數稀少，相關的醫療技術與藥品的研發，需耗費許多的金錢與人力，醫界與藥商均乏研發與製造的意願，因即使投入大量的人力物力，也只能幫助極少數的病患而無利可圖，醫療機構或醫師投入更多的時間與精力照顧罕見疾病患者，卻換得不成比例的回報，大多不願投入罕見疾病患者的治療，致國內罕見疾病患者成為醫界孤兒。為使國內罕見疾病患者及其家庭能獲得合理的生存醫療照護機會，應謀求立法解決，並有長期妥適的政策規劃。

一、立法目的與法規沿革

美國是全世界最早制定法規及相關管理制度的國家，於 1983 年頒布「孤兒藥法」(Orphan Drug Acts)；日本以美國孤兒藥法案為範本，在 1993 年 10 月制定罕見疾病藥物相關條文 (Orphan Drug Legislation)。**罕見疾病的照顧重點，在於藥物之取得**，由於罕見疾病因疾病罹患人數稀少，使用的藥物缺乏市場的誘因，在自由市場運作的機制下，藥商缺乏誘因製造、輸入及販賣罕見疾病藥物，致罕見疾病患者取得所需治療藥物相當困難，如同孤兒般的無依無助，故又稱孤兒藥。我國為加強照顧罕見疾病病患，協助病患及時取得有效之治療藥物及維持生命所需之特殊營養食品，著手推動「罕見疾病防治及藥物法」之制定。

我國罕見疾病防治及藥物法之規劃、推動，係參考美國、日本、澳洲及歐盟等先進國家罕見疾病藥物法之條文及相關措施，調查研究國內罕見疾病發生率及罕見疾病藥物使用之狀況，函請各醫學中心及醫學相關學會，提供國內罕見疾病種類及用藥需求資料，作為制度草擬之參考。1998 年 4 月至 1999 年 1 月由前行政院衛生署委託生物技術開發中心，蒐集國外罕見疾病藥物法案及其相關資料，草擬「罕見疾病藥物法」初步條文。「罕見疾病藥物法（草案）」於 1999 年 11 月 17 日送行政院審議，於同年 12 月 1 日行政院第 2658 次院會通過草案，旋於同月 4 日將草案送請立法院審議。

罕見疾病防治及藥物法立法院在 2000 年 1 月 14 日完成三讀，以 40 多天完成立法，創立法院有史以來審查全新法案速度最快的記錄；總統於 2000 年 2 月 9 日制定公布全文 37 條；並自公布日起 6 個月施行。本法第 1 條第 1 項明定，**以「防治罕見疾病之發生，及早診斷罕見疾病，加強照顧罕見疾病病患，協助病患取得罕見疾病藥物及維持生命所需之特殊營養食品，並獎勵與保障該藥物及食品之供應、製造與研究發展」作為立法目的**。我國是世界上第五個為罕見疾病用藥立法的國家，結合疾病與藥物的雙重政策，罕見疾病防治及藥物法彰顯對人權及人道的重視，也是保障罕見疾病及其他弱勢醫療族群生存權及醫療權的里程碑。

罕見疾病防治及藥物法於 2005 年 1 月 19 日、2010 年 12 月 8 日、2015 年 1 月 14 日修正公布。配合中央行政機關組織基準法第 6 條第 1 項第 3 款規定，「委員會」屬二級機關或獨立機關名稱，爰將各項之「委員會」修正為「審議會」；提供罕見疾病病人與其家屬充分之疾病資訊及心理支持，以因應疾病對於病人與其家庭之生理及心理衝擊，並為關懷新生個案，以及為避免因遺傳因素於家族中發生新個案，修正中央主管機關應派遣專業人員訪視，提供照護諮詢，並增訂提供心理支持及生育關懷等服務等。

二、規範重點

㈠罕見疾病及藥物之定義

1.罕見疾病

本法所稱罕見疾病，指**疾病盛行率在中央主管機關公告基準以下或因情況特殊，經第4條所定審議會審議認定，並經中央主管機關指定公告**者（第3條第1項）。本條項所稱「疾病盛行率」，指中央主管機關參照醫事人員依本法第7條規定報告之資料及全民健康保險就醫資料所計算之年盛行率。前項年盛行率，至少每3年檢討1次（罕見疾病防治及藥物法施行細則第2條）。

所謂的罕見疾病，意指罹患率極低、人數極少的疾病，其中大部分為遺傳性疾病，只有部分為非遺傳或原因不明的疾病；就臺灣而言，80%的問題來自DNA，大多是隱性遺傳。根據美國罕見疾病協會(the National Organization for Rare Disorders)的界定，凡美國境內罹病人數少於20萬人之疾病，即屬於罕見疾病，依此推算，其盛行率為萬分之7.6❶。日本「孤兒藥法」則界定為：疾病人數少於5萬人者屬之。我國依「罕見疾病及藥物審議會」公告，係以**疾病盛行率萬分之一以下作為罕見疾病認定的標準；並以「罕見性」、「遺傳性」及「診療困難性」三項指標，綜合認定**。

大部分的罕見疾病係遺傳疾病，然而遺傳疾病未必是罕見疾病，例如：多指症、輕型地中海型貧血等。罕見疾病的原因，可能是先天性代謝異常、多重性先天性畸形、染色體異常、單基因病變、多基因病變、單一器官病變、神經病變、腦部病變、肌肉病變、骨頭病變、免疫疾病等❷。我國常見及法定的罕見疾病略如：軟骨發育不全症、黏多醣儲積症（黏寶寶）、成骨不全症（玻璃娃娃）、重型地中海型貧血、色素異常（白化症）、皮膚病變（泡泡龍、

---

❶ 〈立法院第四屆第二會期衛生環境及社會福利委員會審查「罕見疾病藥物法草案」第七次會議紀錄〉，1999年12月16日，《立法院公報》，第89卷第3期，第224、226頁。

❷ 顧祐瑞，《圖解藥事行政與法規》，五南，2015年7月，第266頁。

魚鱗癬）等。

2. 罕見疾病藥物／維持生命所需之特殊營養食品

本法所稱罕見疾病藥物，指依本法提出申請，經第4條所定審議會審議認定，並經中央主管機關公告，其主要適應症用於預防、診斷、治療罕見疾病者（第3條第2項）。

本法所稱維持生命所需之特殊營養食品，指經第4條所定審議會審議認定，並經中央主管機關公告，主要適用於罕見疾病病人營養之供應者。

㈡罕見疾病及藥物審議會設置與任務

1. 審議會組成

罕見疾病及藥物審議會（下稱審議會）由中央主管機關邀集政府機關代表、醫事學者專家及社會公正人士組成，其中委員名額，至少應有2分之1以上為具罕見疾病臨床治療、照護經驗或研究之醫事學者專家；單一性別不得少於3分之1（第4條第2項）。

2. 審議會任務／徵詢專家意見

審議會之任務，辦理以下事項；⑴罕見疾病認定之審議及防治之諮詢。⑵罕見疾病藥物及維持生命所需之特殊營養食品認定之審議。⑶罕見疾病藥物查驗登記之審議。⑷罕見疾病藥物與維持生命所需之特殊營養食品補助及研發之審議。⑸罕見疾病國際醫療合作之審議、協助及諮詢。⑹治療特定疾病之非罕見疾病藥物之審議。⑺其他與罕見疾病有關事項之諮詢（第4條第1項）。審議會辦理上述之事項，**應徵詢其他相關學者專家、產業或罕見疾病病人代表之意見**（第4條第3項）。

㈢醫事人員通報義務

醫事人員發現罹患罕見疾病之病人或因而致死者，應向中央主管機關報告（第7條）。本條規定之報告，應自發現之日起1個月內為之（罕見疾病防治及藥物法施行細則第5條）。

㈣病患訪視與權益保障

1.經病人同意派遣專人訪視

中央主管機關接獲前條報告或發現具有罕見遺傳疾病缺陷者，經病人或其法定代理人同意，應派遣專業人員訪視，告知相關疾病之影響，並提供病人及家屬心理支持、生育關懷、照護諮詢等服務（第 8 條第 1 項）。前項服務之內容、實施方式及其他應遵循事項之辦法，由中央主管機關定之（第 8 條第 2 項）。

2.人格尊重與維護隱私

從事前二條（第 7、8 條）業務之機關、機構、團體及其人員，應注意執行之態度及方法，尊重病人之人格與自主，並維護其隱私與社會生活之經營。前項人員，因業務知悉或持有之罕見疾病資料，應予保密，不得無故洩漏或交付（第 9 條）。

3.教育宣導及協助就學、就業

主管機關應辦理罕見疾病之教育及宣導，並由機關、學校、團體及大眾傳播媒體協助進行。主管機關於罕見疾病病人就學、就業或就養時，應協調相關機關（構）協助之（第 11 條）。

4.國際醫療合作

⑴申請人及程序

罕見疾病病人或其法定代理人得備具申請書、醫療或研究機構出具之證明書、診療計畫書及相關證明文件，向中央主管機關提出申請，經審議會審議通過後，中央主管機關得提供補助至國外進行國際醫療合作（第 13 條第 1 項）。

⑵申請補助

前項醫療合作為代行檢驗項目者，得由第 10 條規定之醫療或研究機構申請補助（第 13 條第 2 項）。前二項補助之申請程序、應備之書證資料及其他應遵行事項之辦法，由中央主管機關定之（第 13 條第 3 項）。

㈤罕見疾病藥物製造或輸入規制及保障

1. 製造或輸入之限制

除本法另有規定外，罕見疾病藥物非經中央主管機關查驗登記，並發給藥物許可證，不得製造或輸入（第 14 條）。

2. 查驗登記／臨床試驗

主要適應症用於預防、診斷或治療罕見疾病者，得申請查驗登記為罕見疾病藥物（第 15 條第 1 項）。前項申請查驗登記應備之書證資料、審查程序及相關事項之準則，由中央主管機關定之（第 15 條第 2 項）。罕見疾病藥物經中央主管機關查驗登記或專案申請核定通過，依全民健康保險藥物給付項目及支付標準之收載程序辦理時，應徵詢審議會之意見（第 15 條之 1）。

申請罕見疾病藥物查驗登記者，中央主管機關於必要時，得要求其進行國內臨床試驗，並應對臨床試驗之申請內容及結果，予以適當之公開說明（第 16 條）。

3. 特許保障與義務

⑴許可證效期及排他

罕見疾病藥物依本法查驗登記發給藥物許可證者，其許可證有效期間為 10 年。有效期間內，中央主管機關對於同類藥物查驗登記之申請，應不予受理（第 17 條第 1 項）。乃考量罕見疾病藥物稀少及昂貴，為鼓勵廠商申請藥證，爰給予 10 年的市場保護期，以增誘因。

⑵展延申請及期限

前項罕見疾病藥物於 10 年期滿後仍須製造或輸入者，應事先申請中央主管機關核准展延，每次展延不得超過 5 年。展延期間，同類藥物得申請中央主管機關查驗登記（第 17 條第 2 項）。藥物依本法查驗登記發給許可證後，如經中央主管機關公告不再列屬罕見疾病藥物者，其許可證之展延，適用藥事法有關規定（第 17 條第 3 項）。

⑶許可證所有人供藥義務

依第 1 項規定取得許可證之所有人，除因不可抗力之情形外，應於許可證有效期間內持續供應罕見疾病藥物；於特許時間內擬停止製造或輸入罕見疾病藥物者，應於停止日前 6 個月以書面通知中央主管機關（第 17 條第 4 項）。

4. 特許保障之例外規定

有下列情形之一者，中央主管機關得不受第 17 條第 1 項規定之限制，受理其他同類藥物之查驗登記申請，並發給許可證：⑴新申請人取得經查驗登記許可為罕見疾病藥物之權利人授權同意。本款所稱「罕見疾病藥物之權利人」，指「領有罕見疾病藥物許可證者」（罕見疾病防治及藥物法施行細則第 9 條）。⑵具相同適應症且本質類似之罕見疾病藥物之新申請案，其安全性或有效性確優於已許可之罕見疾病藥物。⑶持有罕見疾病藥物許可證者無法供應該藥物之需求。⑷罕見疾病藥物售價經中央主管機關認定顯不合理（第 18 條第 1 項）。依前項第 2 款至第 4 款規定經中央主管機關查驗登記發給許可證者，適用前條之規定（第 18 條第 2 項）。

㈥非營利罕藥專案申請許可

申請事由及申請人：罕見疾病藥物未經查驗登記或有第 18 條第 1 項第 3 款無法提供需求、第 4 款售價經認定顯不合理情形之一者，政府機關、醫療機構、罕見疾病病人與家屬及相關基金會、學會、協會，得專案申請中央主管機關許可。但不得作為營利用途（第 19 條第 1 項）。違反本條項規定，將專案申請之罕見疾病藥物充作營利用途者，處新臺幣 3 萬到 15 萬元罰鍰；其獲取之利益，沒入之；2 年內並不得再行提出罕見疾病藥物之專案申請（第 29 條）。

㈦行政管制與措施

1. 危害藥物限期回收／廢止許可

罕見疾病藥物經認定有危害人體健康之情事或有危害之虞者，中央主管機關得命藥商或專案申請者於期限內回收。必要時，並得廢止該藥物之許可

（第 20 條）。違反本條規定限期回收命令者，處新臺幣 3 萬到 15 萬元罰鍰，並按次連續處罰至回收為止（第 30 條）。

2. 年報、審定定期公告及規費收取

經依本法核准上市或專案申請之罕見疾病藥物，應由中央主管機關編列年報，載明其使用數量、人數、不良反應及其他相關報告等資料（第 21 條第 1 項）。藥商及專案申請者應提供相關資料，配合前項年報之辦理（第 21 條第 2 項）。罕見疾病及藥物之認定、許可、撤銷及廢止，中央主管機關應定期公告之（第 23 條）。依本法申請查驗登記、臨床試驗、許可證之核發、展延或專案申請者，應繳納審查費、登記費或證照費；其費額，由中央主管機關定之（第 24 條）。

3. 醫療照護費用補助

中央主管機關應編列預算，補助依全民健康保險法依法未能給付之罕見疾病診斷、治療、藥物與維持生命所需之特殊營養食品費用。其補助方式、內容及其他相關事項之辦法，由中央主管機關定之（第 33 條第 1 項）。前項補助經費，得接受相關單位或團體之捐助（第 33 條第 2 項）。

罕見疾病病人之醫療補助，依「罕見疾病醫療照護費用補助辦法」第 2 條規定，以罕見疾病診斷、治療、藥物、支持性與緩和性照護及維持生命所需之特殊營養食品、居家醫療照護器材所生費用者為限；其補助項目如下：⑴未收載於全民健康保險醫療服務給付項目及支付標準，或全民健康保險藥物給付項目及支付標準之醫療服務或藥物。⑵全民健康保險法第 45 條規定，定有給付上限，應由保險對象自付差額之特殊材料。……。⑷其他依全民健康保險法相關法令不給付，經罕見疾病及藥物審議會審議認可之項目。此外，罕見疾病之預防、篩檢費用，得依本辦法申請補助（罕見疾病醫療照護費用補助辦法第 3 條）；低收入戶及中低收入戶病人之醫療照護費用、維持生命所需之緊急醫療照護費用，得全額補助，不受本辦法第 7 條第 1 項所定補助金額及比率之限制（罕見疾病醫療照護費用補助辦法第 8 條）。

4.特殊營養食品之管理

醫療機構得專案申請輸入罕見疾病病人維持生命所需之特殊營養食品；其應備之書證資料、申請審查程序及其他應遵行事項之辦法，由中央主管機關定之（第 34 條）。中央主管機關應協助各診療醫院及罕見疾病病人，維持生命所需之特殊營養食品及需用罕見疾病適用藥物之緊急取得 （第 34 條之 1）。

三、罰 則

1.未經許可擅自製造、輸入或販賣等

擅自製造、輸入未經許可之罕見疾病藥物者，或明知未經許可之罕見疾病藥物，而販賣、供應、調劑、運送、寄藏、媒介、轉讓或意圖販賣而陳列者，依藥事法第 82 條（製造或輸入偽藥或禁藥罪）、第 83 條（販賣、供應偽藥或禁藥罪）規定處罰之（第 26 條）。

2.違反臨床試驗規定或未依規定停止供藥

違反第 16 條臨床試驗規定者，處新臺幣 3 萬到 15 萬元罰鍰；其情節重大者，藥商於 2 年內不得再申請該藥物之查驗登記，並得處醫療機構 1 個月以上 1 年以下停業處分（第 27 條）。違反第 17 條第 4 項規定，停止供應罕見疾病藥物，或未於停止日前 6 個月以書面通知中央主管機關者，處新臺幣 10 萬到 50 萬元罰鍰，必要時，並得廢止該藥物許可證（第 27 條之 1）。

3.查驗登記或展延提供不實資料

申請罕見疾病藥物查驗登記或展延登記，提供不實之書證資料者，處新臺幣 2 萬到 10 萬元之罰鍰，2 年內不得再申請該藥物之查驗登記；其已領取該藥物許可證者，撤銷之；其涉及刑責者，移送司法機關辦理（第 28 條）。

4.違反提供資料規定

違反第 21 條第 2 項藥商及專案申請者應提供相關資料之規定，藥商處新臺幣 1 萬到 5 萬元之罰鍰；專案申請者，其再申請罕見疾病藥物，中央主管機關得不予許可（第 31 條）。

四、罕見疾病防治及藥物對於健保財務之影響

㈠罕見疾病納入重大傷病就醫免部分負擔

按民眾罹患「重大傷病」，依全民健康保險法第48條第1項第1款，免依同法第43條及第47條規定自行負擔費用。而免自行負擔費用範圍、重大傷病之項目、申請重大傷病證明之程序及其他相關事項之辦法，由主管機關定之（第48條第2項）。依法律授權訂定發布之「全民健康保險保險對象免自行負擔費用辦法」第2條第1項所規定重大傷病項目及證明有效期限之附表，**罕見疾病全數納入全民健康保險重大傷病範圍，就醫可免除部分負擔**。

㈡治療罕見疾病藥費20年成長60倍

罕見疾病防治及藥物法實施逾20年，政府公告罕見疾病種類共有226種，國內罹患罕見疾病之人數，依照國民健康署統計至2021年3月31日的罕見疾病通報個案，累計為18,105人❸。另外，公告之罕見疾病藥物為119種，每年有超過千名之罕病患者使用；罕病特殊醫療器材1種；營養品部分有40種、116品項❹（如圖10-1、10-2、10-3）。

依據中央健康保險署1999年及2000年統計資料顯示，使用於治療罕見疾病患者之藥費，年平均支出逾1億元，平均每年每位罕見疾病患者治療藥費支出約21萬元。健保照護罕見疾病患者於2005年約3,500人，年藥費總支出5億元，至2013年增為6,783名，年藥費總支出為30億元，人數增加約一倍，藥費則成長六倍。使用醫療點數前20名最高的罕病患者，一年就花費3,886萬點。健保自2005年起設置罕病、血友病專款，用以支應罕病與血友病的藥費支出，以2016年為例，健保支付罕病的藥費為45億點❺。

---

❸ 〈110年3月罕見疾病通報個案統計表〉，國民健康署，2021年4月14日，https://www.hpa.gov.tw/Pages/List.aspx?nodeid=4356（2021年4月15日瀏覽）。

❹ 〈罕病知多少〉，財團法人罕見疾病基金會（資料更新至2020年12月底），http://www.tfrd.org.tw/tfrd/rare_a#（2021年4月15日瀏覽）。

近期，中央健康保險署李署長伯璋指出，2020 年罕病藥物健保支出約 60 億元，佔總預算不及 1%，近 5 年平均每年用藥成長率約 11.2%，一般新藥納保時間約 9.7 個月，而罕病藥物的納保給付時間更短，雖然有人認為罕藥納保速度趨緩，但**最大挑戰在於藥價過於昂貴**。2020 年 7 月 1 日將藥價昂貴的 SMA（脊髓性肌肉萎縮症）用藥納入健保，核定價格是史上最貴 245 萬 800 元，平均每個病人一年藥費 9 百萬元，全臺灣約 40 人符合用藥資格，總藥費約 4 億元❻。

罕病持續成長，主要原因為特殊罕藥單價非常高：⑴新檢驗技術發展，發現過去未曾知悉的罕見疾病。⑵新治療藥物之發展，讓病患死亡率下降，使用藥物時間延長。⑶病人少，生產成本高，藥品單價偏高。

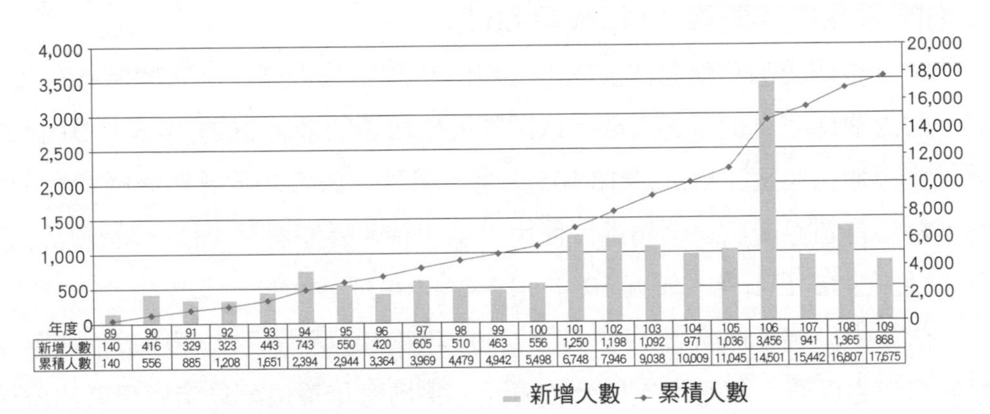

年度	89	90	91	92	93	94	95	96	97	98	99
新增人數	140	416	329	323	443	743	550	420	605	510	463
累積人數	140	556	885	1,208	1,651	2,394	2,944	3,364	3,969	4,479	4,942

年度	100	101	102	103	104	105	106	107	108	109
新增人數	556	1,250	1,198	1,092	971	1,036	3,456	941	1,365	868
累積人數	5,498	6,748	7,946	9,038	10,009	11,045	14,501	15,442	16,807	17,675

圖 10-1　罕見疾病個案通報人數

資料來源：財團法人罕見疾病基金會製表❼。

---

❺ 李伯璋，〈第三波健保改革之路：健保署的定位、挑戰與展望〉，財團法人罕見疾病基金會，2020 年 8 月 16 日，http://www.tfrd.org.tw/tfrd/library_d/content/id/5317（2021 年 4 月 15 日瀏覽）。

❻ 〈罕病法 20 年／台灣真幸福　60 億元照顧近萬名罕病患者〉，聯合報，2020 年 12 月 22 日。

❼ 〈罕病分類與介紹〉，財團法人罕見疾病基金會（資料更新至 2020 年 12 月底），http://www.tfrd.org.tw/tfrd/rare_b（2021 年 4 月 15 日瀏覽）。

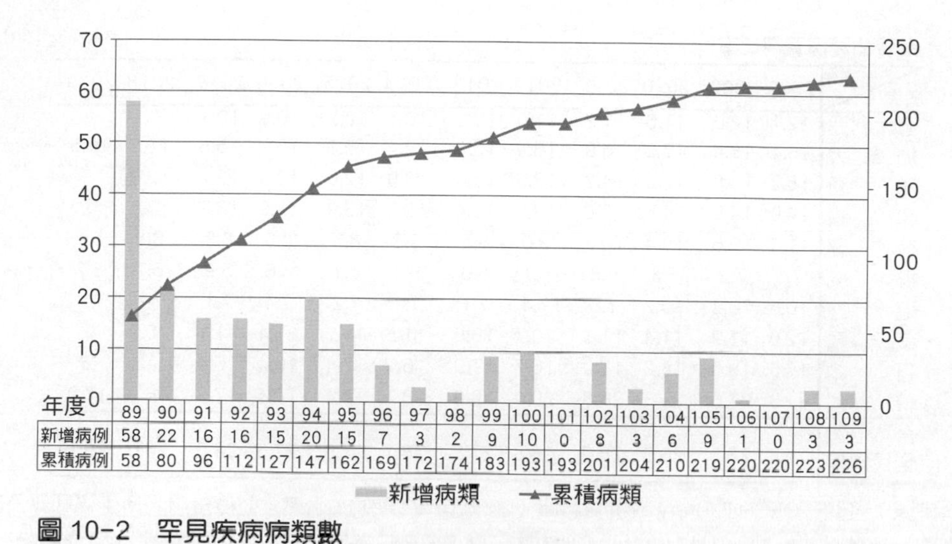

年度	89	90	91	92	93	94	95	96	97	98	99	100	101	102	103	104	105	106	107	108	109
新增病例	58	22	16	16	15	20	15	7	3	2	9	10	0	8	3	6	9	1	0	3	3
累積病例	58	80	96	112	127	147	162	169	172	174	183	193	193	201	204	210	219	220	220	223	226

圖 10-2　罕見疾病病類數

資料來源：財團法人罕見疾病基金會製表❽。

---

❽ 〈罕病分類與介紹〉，財團法人罕見疾病基金會（資料更新至 2020 年 12 月底），http://www.tfrd.org.tw/tfrd/rare_b（2021 年 4 月 15 日瀏覽）。

藥費佔醫療費用比率　　　　單位: %

西元年／國家	2008	2009	2010	2011	2012	2013	2014	2015	2016	2017	2018	2019
澳大利亞	12.1	12.0	11.6	11.2	11.0	10.9	10.4	10.2	10.9	10.1	…	…
加拿大	16.4	16.4	17.2	16.9	16.4	15.9	15.4	15.7	15.7	15.6	15.6	15.5
法國	15.2	14.8	14.5	14.2	13.5	13.0	13.0	12.6	12.3	12.2	12.0	…
德國	14.9	14.8	14.5	13.8	13.6	13.4	13.9	13.9	13.9	13.7	13.6	…
荷蘭	11.0	10.6	10.4	10.3	9.0	8.4	8.3	8.5	8.5	8.3	8.1	8.1
挪威	7.5	7.2	7.3	6.8	6.7	6.6	6.5	6.7	6.6	5.9	5.7	6.2
瑞典	10.5	10.3	10.2	7.8	7.4	7.1	7.1	7.2	7.4	7.1	7.1	…
美國	12.0	11.9	11.4	11.1	10.7	10.6	11.5	11.7	11.4	11.1	10.9	…
日本	17.5	18.5	18.2	17.0	16.7	17.0	16.7	17.4	16.4	16.4	…	…
韓國	21.3	21.6	21.3	20.8	20.0	18.8	18.1	17.4	17.4	17.2	16.9	17.0
台灣(全民健保)	26.8	27.2	26.6	28.0	26.8	27.8	28.1	27.5	27.5	28.0	28.6	29.1

資料來源：各國：OECD iLibrary 統計資料庫（2020/07/9 擷取）。台灣：醫療費用－衛生福利部公告各年全民健康保險醫療給付費用總額資料、藥費－健保署全民健康保險業務執行報告（109 年 5 月）、GDP－行政院主計總處國民所得統計摘要（109 年 5 月）。

註：1. 各國醫療費用採 Curative and rehabilitative care + Medical goods (non-specified by function) + Ancillary services (non-specified by function) + Long-term care (health)、藥費採 Prescribed medicines（荷蘭採 Pharmaceuticals and other medical non-durable goods，除藥費外尚包含血漿、疫苗等費用）。

2. … = not available。

圖 10-3　藥費佔醫療費用比率

資料來源：《109 年全民健康保險醫療給付費用總額協商參考指標要覽》，衛生福利部全民健康保險會彙製，2020 年 9 月，第 10 頁。

(三)應加強預防篩檢措施

只要有人類，世代都會有罕見疾病的問題，蓋以人類的演化有其風險，罕見疾病患者則為絕大數正常人擔下了演化的風險。生下有遺傳疾病的孩子是遺傳風險，不是造孽，更不是原罪，但防治的措施絕不可忽視[9]。罕見疾病多為隱性遺傳，若無適當之教育、宣導與防制，相關疾病極易因此遺傳至

[9] 《小於萬分之一的世界：罕見疾病者的尊顏》，行政院衛生署國民健康局，2003 年 12 月；陳亭華，《醫療資源分配倫理之探討——罕見疾病患者家庭之困境與權利》，國立中正大學社會福利學研究所碩士論文，2002 年 6 月；曾敏傑，〈罕見疾病與健保制度〉，《健康政策季刊》，行政院衛生署，2000 年 6 月，試刊號。

下一代，造成家庭之龐大負擔與耗費社會成本。**以重度的地中海型貧血患者為例，從出生到 20 歲，必須要花費 4 千萬元的醫療費用**，若能加強預防、篩檢的措施，應可減少社會成本龐大的支出。罕見疾病患者所凸顯的，不僅是疾病本身對醫療科技的挑戰，亦含醫學倫理與醫療資源分配的公平性問題，以及國人的公民權是否受到合理的保障等議題。政府對於罕見疾病的問題已有重視與瞭解，罕見疾病防治及藥物法制定與施行，泯除制度上的歧視與不友善，給予罕見疾病患者更多的機會，使他們將不會成為社會的負擔。

想一想

1. 罕見疾病藥物許可證特許保障 10 年，是否有違公平交易競爭秩序？
2. 罕見疾病藥物稀少且極為昂貴，2020 年罕病藥物健保支出約 60 億元，對於健保財務影響甚鉅，應採何種策略，兼顧人權與健保永續發展？

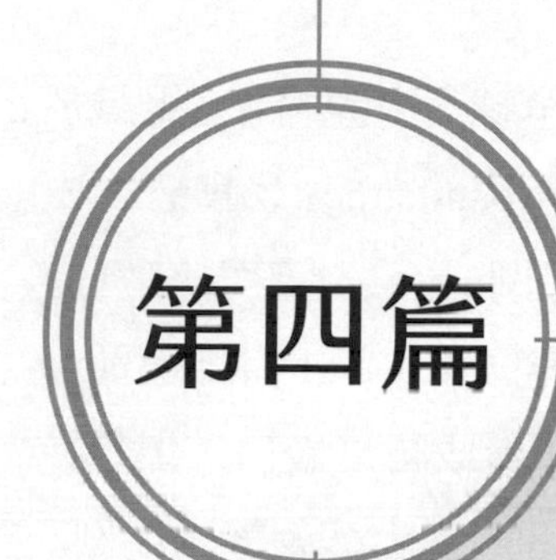

第四篇

公共衛生相關法規

第十一章

傳染病防治法

2020 年 1 月新冠狀病毒肺炎 (COVID-19) 肆虐全球，世界衛生組織於 2020 年 3 月 11 日宣布新型冠狀病毒肺炎全球大流行 (pandemic)；截至 2021 年 6 月 23 日，全球累計確診案例有 179,936,205 例，累計死亡案例有 3,898,261 例❶，更造成全球經濟重大損失。臺灣雖自 2020 年 1 月即超前部署防疫，獲得一定成果，但防疫政策稍一鬆綁，旋即造成防疫破口，爆發社區群聚感染，確診人數從 2021 年 5 月 14 日的 1,290 例、本土病確診 164 例、12 人死亡❷，至 2021 年 6 月 23 日短短 40 天，累計確診人數暴增至 14,260 例，其中 13,041 例本土病確診、599 人死亡❸。全國自 2021 年 5 月 19 日防疫提升至三級，風聲鶴唳、人人自危，距封城之日似僅一步之遙；警戒期限並經五次展延至 2021 年 7 月 26 日止，次日方降為二級。

傳染病隨著海陸空交通工具、民眾的活動、群聚，跨越國界與城鄉，快速的散播病毒，危害人民的生命與健康。防疫體系的建構、防疫與檢疫措施的規範、邊境管制，以及提供適足的醫療資源，以利民眾使用，是國家的責任；遵行與配合主管機關的防疫規定，則是人民的義務。政府為防治傳染病、控制疫情，必須執行許多資訊監控措施，由於 COVID-19 疫情特殊性，為監控與確診者有接觸風險而需居家隔離者，採取的資訊監控措施，更是前所未

---

❶ 〈各國疫情統計〉，PRIDE 政策研究指標資料庫，2021 年 6 月 23 日，https://pride.stpi.narl.org.tw/index/graph-world/detail/4b1141ad70bfda5f0170e64424db3fa3（2021 年 6 月 23 日瀏覽）。

❷ 中央流行疫情指揮中心在 2021 年 5 月 14 日公布國內疫情：累計 1,290 例確診，分別為 1,073 例境外移入，164 例本土病確診；個案中 12 人死亡。〈新增 29 例本土 COVID-19 病例，疫情調查持續進行中〉，2021 年 5 月 14 日，衛生福利部疾病管制署，https://www.cdc.gov.tw/Bulletin/Detail/L6TLOTilsKyHvun-Z_E3Dg?typeid=9（2021 年 5 月 29 日瀏覽）。

❸ 〈確診又逾百例！本土 +104 例、新增死亡 24 例〉，自由時報電子報，2021 年 6 月 23 日。

見。公共衛生監測無可避免將可能對人權造成危害，必須有其界限，使法益的衝突取得衡平❹。

一、立法目的與法規沿革

18、19 世紀鼠疫、天花和霍亂三大傳統流行病大流行，迫使國家必須承擔保護民眾健康的責任；英國在 1848 年通過「公共衛生法」，為世界第一部以公共衛生命名，明定國家強制力介入公共衛生領域的法律。由於西方國家積極地推動各種人口健康治理政策，造成全球公共衛生治理機制集體大進步。

隨著飛航、運輸設備的快速嶄新發展，現代傳染病不斷地擴大其影響國界及範圍，愛滋病、SARS❺、H1N1 新型流感、2014 年 3 月西非伊波拉病毒感染大流行，各造成多國、眾多人民的死亡。2015 年 5 月 20 日南韓出現中東呼吸道症候群冠狀病毒感染症 (MERS) 疫情。2020 年以來，全球陷於新冠狀病毒肺炎 (COVID-19) 的荼毒，迄 2021 年 7 月底已造成全球近 2 億人確診，病毒又一再變種，令人聞之色變。

我國於 1944 年 12 月 6 日國民政府制定公布傳染病防治條例，全文 35 條，作為執行傳染病防治工作之依據，**立法宗旨在於「杜絕傳染病之發生、傳染及蔓延」**；1999 年 6 月 23 日修正公布名稱及全文 47 條，名稱修正為「傳染病防治法」，明確劃分中央與地方的權責。2002 年、2004 年 1 月 7 日兩次微幅修正後，為因應新興之流行疾病，2004 年 1 月 20 日大幅度增修，條文自原 47 條增訂為 75 條，納入嚴重急性呼吸道症候群防治及紓困暫行條例部分條文內容，將 SARS 由指定傳染病，修正為第一類傳染病；課予醫療機構、醫事人員、地方主管機關、學術或研究機構人員，應配合之作為或不作為義務。另，**針對囤積居奇或哄抬物價行為且情節重大者，行為有違人性，足以動搖民心，故增訂刑責**。

---

❹ 中央社，〈大法官學術研討會　探討科技衍生人權保障課題〉，2020 年 12 月 5 日。

❺ 2003 年 3 月 15 日世界衛生組織 (WHO) 正式將 SARS 定名為「嚴重急性呼吸道症候群」(Severe Acute Respiratory Syndrome)。

由於傳染病防治法之規定，存有不確定法律概念，涉行政機關裁量權限，在SARS流傳期間之適用，滋生適法性之疑義，並為因應SARS對國內經濟、社會之衝擊，2003年5月2日制定公布「嚴重急性呼吸道症候群防治及紓困暫行條例」全文19條，施行日期溯及2003年3月1日至2004年12月31日止。旋又增修，惟本質仍屬限時法，法定2004年12月31日當然廢止。

我國為配合「國際衛生條例」2007年6月15日修正版之施行，爰修正相關法律：除了在2007年7月11日修正公布人類免疫缺乏病毒傳染防治及感染者權益保障條例；2007年7月18日再修正公布傳染病防治法全文77條，強化入出國（境）人員、運輸工具及其所載物品檢疫或相關措施之施行，以維護國內防疫安全並與國際接軌。傳染病防治法經2009年、2013年至2018年6次修正；2013年6月19日（第10次）之修正公布，對感染多重抗藥性結核病的民眾違反隔離命令，導致社區感染，增訂明知自己罹患第二類多重抗藥性傳染病，未遵行主管機關指示，以致傳染他人，比照天花、SARS等第一類傳染病，依傳染病防治法第62條規定，處以3年以下徒刑、拘役或50萬元以下罰金。最近一次，係2019年6月19日（第15次）修正公布，增訂第64條之1條文，將第63條罰金上限提高6倍至300萬元，並提高第64、65、66條罰鍰之上限等。為因應COVID-19疫情，2020年2月25日制定公布紓困振興特別條例，詳細介紹請參閱本章「五、相關法律：嚴重特殊傳染性肺炎防治及紓困振興特別條例」。

二、規範重點

㈠主管機關

主管機關：在中央為衛生福利部；在直轄市為直轄市政府；在縣（市）為縣（市）政府（第2條）。中央主管機關應訂定傳染病防治政策及計畫；設立預防接種受害救濟基金等有關事項；執行國際及指定特殊港埠之檢疫事項等（第5條第1項第1款）。地方主管機關依據中央主管機關訂定之傳染病防治政策、計畫及轄區特殊防疫需要，擬定執行計畫付諸實施，並報中央主管機關備查；辦理中央主管機關指示或委辦事項等（第5條第1項第2款）。

㈡五類傳染病

傳染病，**指由中央主管機關依致死率、發生率及傳播速度等危害風險程度高低**分類的疾病：第一類傳染病：指天花、鼠疫、嚴重急性呼吸道症候群等。第二類傳染病：指白喉、傷寒、登革熱等。第三類傳染病：指百日咳、破傷風、日本腦炎等。第四類傳染病：指前三款以外，經中央主管機關認有監視疫情發生或施行防治必要之已知傳染病或症候群。第五類傳染病：指前四款以外，經中央主管機關認定其傳染流行可能對國民健康造成影響之新興傳染病或症候群（第3條第1項）。

㈢防治義務／保密義務

主管機關應實施各項調查及有效預防措施，以防止傳染病發生；傳染病已發生或流行時，應儘速控制，防止其蔓延（第7條）。政府機關、醫事機構、醫事人員及其他因業務知悉傳染病或疑似傳染病病人之姓名、病歷及病史等有關資料者，不得洩漏（第10條）。違反第10條者，處新臺幣9萬到45萬元罰鍰（第64條第4款）。

㈣流行疫情、疫區認定／更正錯誤、不實訊息

傳染病流行疫情、疫區之認定、發布及解除，由中央主管機關為之；**第二類、第三類傳染病，得由地方主管機關為之，並應同時報請中央主管機關備查**（第8條第1項）。利用傳播媒體發表傳染病流行疫情或中央流行疫情指揮中心成立期間防治措施之相關訊息，有錯誤、不實，致嚴重影響整體防疫利益或有影響之虞，經主管機關通知其更正者，應立即更正（第9條）。違反第9條者，處新臺幣10萬到1百萬元罰鍰（第64條之1）；學術或研究機構所屬人員依第64條之1規定處罰者，得併罰該機構30萬到2百萬元以下罰鍰（第66條）。

㈤人格權益與平等原則

對於傳染病病人、施予照顧之醫事人員、接受隔離治療者、居家檢疫者、集中檢疫者及其家屬之人格、合法權益，應予尊重及保障，不得予以歧視（第11 條第 1 項）。非經前項之人同意，不得對其錄音、錄影或攝影（第 11 條第2 項）。政府機關（構）、民間團體、事業或個人不得拒絕傳染病病人就學、工作、安養、居住或予其他不公平之待遇。但……不在此限（第 12 條）。感染傳染病病原體之人及疑似傳染病之病人，均視同傳染病病人，適用本法之規定（第 13 條）。違反第 11 條、第 12 條者，處新臺幣 1 萬到 15 萬元罰鍰；必要時並得限期令其改善，屆期未改善者，按次處罰（第 69 條第 1 項第 1款）。

㈥傳染病防治醫療網／疫情指揮中心

中央主管機關得建立傳染病防治醫療網，將全國劃分為若干區，並指定醫療機構設傳染病隔離病房。經指定之醫療機構對於主管機關指示收治傳染病病人者，不得拒絕、規避或妨礙（第 14 條第 1 項）。違反者，處新臺幣 30萬到 2 百萬元罰鍰（第 65 條第 2 款）。

地方主管機關得成立流行疫情指揮中心，協調各局處參與防疫工作（第16 條第 3 項）。中央主管機關認有統籌各種資源、設備及整合相關機關（構）人員之必要時，**得報請行政院同意成立中央流行疫情指揮中心**，執行防疫工作；必要時，得協調國軍支援（第 17 條）。

㈦傳染病媒介之處理與補償

國內發生流行疫情時，地方主管機關對於經證實媒介傳染病之飲食物品、動物（或屍體），必要時，應禁止養、殺、賣、贈，並予以撲殺、掩埋、或其他必要之處置（第 23 條第 1 項）。地方主管機關應評定其價格，酌給補償費（第 24 條）。

㈧感染管制措施及查核

醫療機構應配合主管機關之規定執行感染控制工作，並應防範機構內發生感染；對於主管機關進行之輔導及查核，不得拒絕、規避或妨礙（第 32 條第 1 項）。醫療機構執行感染管制措施及查核辦法規定：醫療機構應設立感染管制會（醫療機構執行感染管制措施及查核辦法第 3 條）；醫療機構應建置疑似醫療照護相關感染個案、群聚或群突發事件之監測、處理機制並通報（醫療機構執行感染管制措施及查核辦法第 5 條）。醫療機構應訂定防範感染相關防護裝備之物資管理計畫、應儲備適當之安全存量（醫療機構執行感染管制措施及查核辦法第 15 條）；地方主管機關應定期查核轄區內醫療機構執行感染管制措施作業情形；至少每 2 年辦理 1 次（醫療機構執行感染管制措施及查核辦法第 17 條）。

㈨病史等詢問義務／報告義務

醫療機構人員於病人就診時，應詢問其病史、就醫紀錄、接觸史、旅遊史及其他與傳染病有關之事項；**病人或其家屬，應據實陳述**（第 31 條）。

醫師診治病人或醫師、法醫師檢驗、解剖屍體，發現傳染病或疑似傳染病時，應立即採行必要之感染管制措施，並報告當地主管機關（第 39 條第 1 項）。違反第 39 條者，處新臺幣 9 萬到 45 萬元罰鍰（第 64 條第 1、2 款）。

㈩機構及民眾配合防疫／機關採行措施

安養、養護、長期照顧、安置（教養）機構、矯正機關及其他類似場所，對於接受安養、養護之人，應善盡健康管理及照護之責任（第 33 條第 1 項）。前項機關（構）及場所應執行感染管制工作，防範感染；對於主管機關進行之輔導及查核，不得拒絕、規避或妨礙（第 33 條第 2 項）。民眾於傳染病發生或有發生之虞時，**應配合接受主管機關之檢查、治療、預防接種或其他防疫、檢疫措施**（第 36 條）。

地方主管機關於傳染病發生或有發生之虞時， 應視需要會同有關機關

（構），採取：**1.管制上課、集會、宴會或其他團體活動。2.管制特定場所之出入及容納人數。3.限制或禁止傳染病或疑似傳染病病人搭乘大眾運輸工具或出入特定場所等**（第37條第1項）。各機關（構）、團體、事業及人員對於前項措施，不得拒絕、規避或妨礙（第37條第2項）。

國內2021年5月中旬以來疫情飆升，政府快速採取許多防疫措施，包括：全國學校限期停課、指定行業定期停業；全臺三級警戒期間禁止室內5人以上、室外10人以上聚會等，藉以阻遏「萬華阿公茶室」、「麻將牌咖」、「K歌未眠咖」等傳染鏈。因此，室外10人以上機車騎士群聚等，即違反傳染病防治法第37條第1項規定，依同法第67條第1項，應處新臺幣6萬到30萬元罰鍰。

㈩檢疫措施／藥品緊急專案採購

為防止傳染病傳入國（境）或傳出國（境），主管機關**得施行相關檢疫或措施並得徵收費用**；商請相關機關停止發給特定國或地區人員之入國（境）許可（第58條第1項第6款）。中央主管機關於傳染病發生或有發生之虞時，得緊急專案採購藥品（第51條第1項）。

㈪媒體優先使用／防疫物資徵用、調用及補償

中央流行疫情指揮中心成立期間，各級政府機關得依指揮官之指示：1.優先使用傳播媒體與通訊設備，報導流行疫情及緊急應變相關資訊（第52條）；2.指定或徵用公、私立醫療機構或公共場所，設立檢疫或隔離場所；3.並得徵調相關人員協助防治工作（第53條第1項）；對於因指定、徵用、徵調或接受隔離檢疫者所受之損失，給予相當之補償（第53條第2項）。4.徵用或調用民間土地、工作物、建築物、防疫器具、設備、藥品、醫療器材、其他經中央主管機關公告指定之防疫物資，並給予適當之補償（第54條第1項）。

㈢強制隔離之程序與釋字第 690 號解釋

主管機關對於曾與傳染病病人接觸或疑似被傳染者，得予以留驗；必要時，並得令遷入指定之處所檢查、施行預防接種、投藥、指定特定區域實施管制或隔離等必要之處置（第 48 條第 1 項）。違反者，處新臺幣 6 萬到 30 萬元罰鍰（第 67 條第 1 項第 4 款）。

第一類傳染病病人，應於指定隔離治療機構施行隔離治療（第 44 條第 1 項）。主管機關應於強制隔離治療之次日起 3 日內作成隔離治療通知書，送達本人或其家屬，並副知隔離治療機構（第 44 條第 2 項）。傳染病病人於指定隔離治療機構施行隔離治療時，應於隔離病房內接受治療，不得任意離開；如有不服指示，**醫療機構應報請地方主管機關通知警察機關協助處理**（第 45 條第 1 項）。違反依第 44 條第 1 項、第 45 條第 1 項規定所為之處置，處新臺幣 6 萬到 30 萬元罰鍰（第 37 條第 1 項第 3 款）。

針對強制隔離之合憲性疑義，司法院大法官會議釋字第 690 號解釋指出：「……中華民國九十一年一月三十日修正公布之傳染病防治法第 37 條第 1 項規定：『曾與傳染病病人接觸或疑似被傳染者，得由該管主管機關予以留驗；必要時，得令遷入指定之處所檢查，或施行預防接種等必要之處置。』關於必要之處置應包含強制隔離在內之部分，對人身自由之限制，尚不違反法律明確性原則，亦未牴觸憲法第 23 條之比例原則，與憲法第 8 條依正當法律程序之意旨尚無違背。」

㈣傳染病致死屍體之處置

醫事機構或當地主管機關對於**因傳染病或疑似傳染病致死之屍體，應施行消毒或其他必要之處置；**死者家屬及殯葬服務業不得拒絕、規避或妨礙（第 50 條第 1 項）。屍體非實施病理解剖，不足以瞭解傳染病病因或控制流行疫情者，**得施行病理解剖檢驗；死者家屬不得拒絕**（第 50 條第 2 項）。

死者家屬對於經確認染患**第一類傳染病之屍體應於 24 小時內入殮並火化**；其他傳染病致死之屍體，有特殊原因未能火化時，應報請地方主管機關核准後，依規定深埋（第 50 條第 4 項）。**第 2 項施行病理解剖檢驗者，由中央主管機關補助其喪葬費用**（第 50 條第 5 項）。

三、疫苗及預防接種基金／預防接種受害救濟基金

㈠疫苗採購／預防接種基金

中央主管機關為推動兒童及國民預防接種政策，應設置基金，辦理疫苗採購及預防接種工作（第 27 條第 1 項）。基金來源：1.政府編列預算之補助。2.公益彩券盈餘、菸品健康福利捐。3.捐贈收入等（第 27 條第 2 項）。新增疫苗採購，應依中央主管機關傳染病防治諮詢會建議項目，依成本效益排列優先次序，並於次年開始編列經費採購。**相關會議應錄音並公開紀錄；成員應揭露自身利益相關資訊**（第 27 條第 4 項）。

我國過去的預防接種在全球居於領先地位，近年來，資源投入及導入新疫苗的腳步漸落後先進國家。2016 年我國的疫苗預算約新臺幣 19 億元；韓國當年投入新臺幣 80 億元；澳洲 2013 年疫苗預算近新臺幣 83 億元，為我國的 5 倍之多❻。

㈡預防接種／受害救濟

醫療機構應配合中央主管機關訂定之預防接種政策（第 29 條第 1 項）；醫療機構對於主管機關進行之輔導及查核，不得拒絕、規避或妨礙（第 29 條第 2 項）。**因預防接種而受害者，得請求救濟補償**。前項請求權，自請求權人知有受害情事日起，因 2 年間不行使而消滅；自受害發生日起，逾 5 年者亦同。

㈢預防接種受害救濟基金

中央主管機關應於疫苗檢驗合格時，徵收一定金額充作預防接種受害救

---

❻ 論壇「預防接種服務財務解決對策」委員會，〈獨立編列預防接種預算〉，《預防接種服務財務解決對策》，財團法人國家衛生研究院、衛生福利部，2020 年 11 月，第 65 頁。

濟基金（第 30 條）。預防接種受害救濟基金徵收及審議辦法規定：**本人或母體疑因預防接種而受害者，得依本辦法之規定請求救濟**（預防接種受害救濟基金徵收及審議辦法第 2 條）。疫苗製造或輸入廠商應繳納預防接種受害救濟基金，每一人劑疫苗，徵收新臺幣 1.5 元。但……中央主管機關得調整（預防接種受害救濟基金徵收及審議辦法第 3 條第 1 項）。預防接種受害救濟案件不予救濟：1.發生死亡、障礙、嚴重疾病或其他不良反應與預防接種確定無關。2.常見、輕微可預期預防接種不良反應。3.非因預防接種目的使用疫苗致生損害等（預防接種受害救濟基金徵收及審議辦法第 17 條）。

預防接種受害救濟案件，得酌予補助：1.經審議與預防接種無關者，為釐清症狀與預防接種關係之合理檢查及醫療費用，最高給予新臺幣 20 萬元。2.疑因預防接種受害致死經病理解剖者，給付喪葬補助費 30 萬元等（預防接種受害救濟基金徵收及審議辦法第 19 條）。

四、罰 則

1.囤積居奇或哄抬物價

於中央流行疫情指揮中心成立期間，對主管機關已開始徵用之防疫物資，有囤積居奇或哄抬物價之行為且情節重大者，處 1 年以上 7 年以下有期徒刑，得併科新臺幣 5 百萬元以下罰金（第 61 條）。

2.不遵行主管機關指示致傳染於人

對於明知自己罹患第一類傳染病、或第五類傳染病或第二類多重抗藥性傳染病，不遵行各級主管機關指示，**致傳染於人**，處 3 年以下有期徒刑、拘役或新臺幣 50 萬元以下罰金（第 62 條）。

3.散布假消息

對於散布有關傳染病流行疫情之謠言或傳播不實之流行疫情消息，足以生損害於公眾或他人者，依規定處新臺幣 50 萬元以下罰金（第 63 條）。

4.護理人員執行預防接種排除刑責

主管機關規定之各項預防接種業務及因應疫情防治實施之特定疫苗接種

措施，得由受過訓練且經認可之護理人員施行之，不受醫師法第 28 條、藥事法第 37 條及藥師法第 24 條之限制（第 28 條第 1 項）。

5. 拒絕、規避輔導查核防疫措施

拒絕、規避或妨礙主管機關輔導及查核依第 29 條第 2 項、第 32 條第 1 項所為之輔導及查核或第 37 條第 1 項第 1 款至第 5 款所採行之措施，處新臺幣 6 萬到 30 萬元罰鍰（第 67 條第 1 項第 2 款）。

6. 媒介傳染病食品、動物禁養賣贈

違反主管機關依第 23 條規定所為禁止或處置之規定者，處新臺幣 6 萬到 30 萬元罰鍰；其情節重大者，並得予以 1 年以下停業之處分（第 68 條）。

7. 拒絕、規避優先使用、徵調、徵用

拒絕、規避或妨礙各級政府機關依第 52 條、第 53 條第 2 項或第 54 條第 1 項所為之優先使用、徵調、徵用或調用，處新臺幣 6 萬到 30 萬元罰鍰（第 67 條第 1 項第 5 款）。

8. 安（養）護／長照機構拒絕、規避輔導或查核

拒絕、規避或妨礙主管機關依第 33 條第 2 項所為之輔導或查核，處新臺幣 115 萬元罰鍰；必要時，並得限期令其改善，屆期未改善者，按次處罰（第 69 條第 1 項第 2 款）。

9. 民眾拒絕、規避檢查治療防（檢）疫措施

拒絕、規避或妨礙主管機關依第 36 條規定所定檢查、治療或其他防疫、檢疫措施，處新臺幣 3 千元以上 1 萬 5 千元以下罰鍰；必要時，並得限期令其改善，屆期未改善者，按次處罰（第 70 條第 1 項第 2 款）。

10. 處罰執行機關

傳染病防治法所定之罰鍰、停業，除違反第 34 條規定者，由中央主管機關處罰外，由地方主管機關處罰之。但有下列情事之一者，中央主管機關得處罰之：⑴違反第 9 條、第 58 條至第 60 條規定者。⑵於中央流行疫情指揮中心成立期間，違反本法規定。

五、相關法律：嚴重特殊傳染性肺炎防治及紓困振興特別條例

㈠「COVID-19」（新型冠狀病毒）禍害全球

2019 年 12 月中國湖北省武漢市爆發「新型冠狀病毒」引發的肺炎，確診病例暴增，單日新增 1.3 萬人❼。世界衛生組織 (WHO) 遲至 2020 年 1 月 30 日根據國際衛生條例 (IHR) 召開緊急委員會議，宣布新型冠狀病毒肺炎疫情構成「國際關注公共衛生緊急事件」(Public Health Emergency of International Concern, PHEIC)，加以中國隱匿疫情，遂造成全球疫情的大爆發。WHO 嗣於 2020 年 2 月 11 日將此致命的「新型冠狀病毒」，正式命名「COVID-19」(corona virus disease)：「CO」取自「Corona」（冠狀）、「VI」來自「virus」（病毒）、「D」為「Disease」（疾病），「19」則是病毒爆發年份 2019 年❽；並呼籲全球將該病毒視為「頭號公敵」❾。

疫情持續延燒，截至 2020 年 6 月 2 日止，已導致全球超過 195 個國家 626 萬人確診，死亡人數超過 37.3 萬人；美國確診病例達 183.7 萬人（10.6 萬人死亡）❿。時隔 15 個月，2021 年 9 月 13 日止，全球確診人數 2 億 2,548 萬人成長近 36 倍，死亡人數 464.4 萬人達 12.4 倍之多；美國則有 4,185.3 萬人確診，達 22.8 倍⓫。

㈡制定特別法／限時法因應疫情

為有效防治嚴重特殊傳染性肺炎 (COVID-19)，維護人民健康，我國於

---

❼ 〈武漢肺炎新增臨床診斷　湖北確診單日暴增 1.3 萬人〉，2020 年 2 月 13 日，中央通訊社，https://www.cna.com.tw/news/firstnews/202002130023.aspx（2021 年 9 月 13 日瀏覽）。

❽ 〈新冠病毒命名 COVID-19〉，2020 年第 7 期，《亞洲週刊》，2020 年 2 月 17 日。

❾ 〈肺炎疫情：世衛組織解釋正式命名新冠肺炎為「COVID-19」緣由〉，2020 年 2 月 12 日，BBC NEWS／中文。

❿ 〈全球最新確診與死亡人數統計〉，2020 年 6 月 2 日，台灣英文新聞，https://www.taiwannews.com.tw/ch/news/3869160（2020 年 6 月 2 日瀏覽）。

⓫ 〈各國疫情統計〉，2021 年 9 月 13 日，PRIDE 政策研究指標資料庫，https://pride.stpi.narl.org.tw/index/graph-world/detail/4b1141ad70bfda5f0170e64424db3fa3（2021 年 9 月 13 日瀏覽）。

2020年1月15日已將「COVID-19」列為第五類法定傳染病，且為因應「COVID-19」疫情對國內經濟、社會之衝擊，迅於**2020年2月25日制定公布嚴重特殊傳染性肺炎防治及紓困振興特別條例全文19條**，施行期間自2020年1月15日起至2021年6月30日止；但第12條至第16條自公布日施行。本條例為傳染病防治法的特別法且為限時法，考量本條例定有罰則，基於處罰不溯及既往原則，爰以但書定明相關罰則自本條例公布日施行。

對於執行嚴重特殊傳染性肺炎之防治、醫療、照護工作者，以及受該傳染病影響而發生營運困難之產業、事業、醫療（事）機構、從業人員，政府依本條例、傳染病防治法第53條或其他法律規定，發給相關之補貼、補助、津貼、獎勵及補償。又，**接受隔離者、檢疫者，其人身自由受到限制，依司法院釋字第690號解釋意旨，應予以合理補償；**受隔離者、檢疫者及為照顧之家屬，符合一定條件得申請防疫補償。

㈢特別法重點

1. 對於經中央衛生主管機關公告之防疫器具、設備、藥品、醫療器材或其他防疫物資，哄抬價格或無正當理由囤積而不應市銷售者，處5年以下有期徒刑，得併科新臺幣5百萬元以下罰金。前項之未遂犯罰之（嚴重特殊傳染性肺炎防治及紓困振興特別條例第12條）。

2. 罹患或疑似罹患嚴重特殊傳染性肺炎，不遵行各級衛生主管機關指示，而有傳染於他人之虞者，處2年以下有期徒刑、拘役或新臺幣20萬元以上2百萬元以下罰金（嚴重特殊傳染性肺炎防治及紓困振興特別條例第13條）。

3. 散播有關嚴重特殊傳染性肺炎流行疫情之謠言或不實訊息，足生損害於公眾或他人者，處3年以下有期徒刑、拘役或科或併科新臺幣3百萬元以下罰金（嚴重特殊傳染性肺炎防治及紓困振興特別條例第14條）。

4. 違反傳染病防治法第48條第1項隔離措施者，處新臺幣20萬到1百萬元罰鍰；違反傳染病防治法第58條第1項第4款檢疫措施者，處新臺幣10萬到1百萬元罰鍰（嚴重特殊傳染性肺炎防治及紓困振興特別條例第15

條）。

5.有下列情形之一者，由中央目的事業主管機關、直轄市、縣（市）政府處新臺幣 5 萬到 1 百萬元罰鍰：⑴違反第 3 條第 3 項規定。⑵拒絕、規避或妨礙各級政府機關依第 5 條第 1 項所為之徵用或調用。⑶違反中央流行疫情指揮中心指揮官依第 7 條規定實施之應變處置或措施（嚴重特殊傳染性肺炎防治及紓困振興特別條例第 16 條）。

㈣兩次修法

由於嚴重特殊傳染性肺炎疫情蔓延全球，影響層面持續擴大，對於產業造成空前的衝擊，更影響人民的工作與生計，本條例原定經費上限僅新臺幣 6 百億元，不敷防治及紓困振興措施所需，爰於 2020 年 4 月 21 日修正公布，再追加特別預算 1 千 5 百億元，上限計新臺幣 2 千 1 百億元。

本條例施行後，全球疫情更形嚴峻，確診及死亡人數，數倍翻升。我國 2021 年 4 月前疫情尚稱穩定，詎料機師防疫措施放寬，隨即帶來社區感染及全臺疫情及死亡人數飆升，2021 年 5 月 18 日起，全臺停課改為遠距教學；並進入三級警戒。由於受疫情影響許多行業被迫停業、餐飲業禁止內用只能外帶等，影響眾多行業、民眾的生計，有擴大紓困之必要，行政院爰迅速提出嚴重特殊傳染性肺炎防治及紓困振興特別條例第 11 條 、第 19 條修正草案⑫，於 2021 年 5 月 31 日經立法院三讀通過，將本條例所需經費上限，修正為新臺幣 8 千 4 百億元（嚴重特殊傳染性肺炎防治及紓困振興特別條例第 11 條第 1 項）；本條例及其特別預算施行期間，延長一年「自 2020 年 1 月 15 日起至 2022 年 6 月 30 日止」（嚴重特殊傳染性肺炎防治及紓困振興特別條例第 19 條第 1 項）。

---

⑫ 〈政院感謝立法院三讀通過「嚴重特殊傳染性肺炎防治及紓困振興特別條例」修正草案　將於 6 月 3 日提出紓困特別預算案〉，行政院，2021 年 5 月 31 日，https://www.ey.gov.tw/Page/9277F759E41CCD91/3fe89002-a32a-4f66-b858-48f302d23891（瀏覽日期：2021 年 6 月 6 日）。

六、COVID-19 防治的倫理探討

疫苗主要給健康的人施打，是高度管制的產品，制定可行的法規是開發疫苗不可或缺的首要工作。而疫苗的研發需要尖端的科學智能、技術和人體試驗，以及投入大量的資金成本，對於經濟落後、貧困的國家而言，顯然遙不可及。因此，WHO、歐洲委員會及法國於 2020 年 4 月，針對 COVID-19 大流行而啟動「COVAX」，匯集政府、全球衛生組織、製造商、科學家、私部門、公民社會及慈善機構，為 COVID-19 診斷、治療，提供創新及公平獲得疫苗的途徑。在疫苗的分配上，數個 NGO 預計籌募百億美元基金，購買新型冠狀肺炎疫苗資助資源缺乏國家[13]。

各國各有疫苗預採購計畫，美國以 103.3 億美金預購 19 億劑的新冠疫苗；日本的採購政策，先向國外採購疫苗，再授權由國內製造[14]。當我國於 2021 年 5 月 15 日起國內疫情突然竄升告急，2021 年 6 月 4 日日本及時惠贈我國 124 萬劑 AZ 疫苗[15]；美國亦於 2021 年 6 月 19 日贈送我國 250 萬劑莫德納疫苗[16]，以解燃眉之急。

(一)疫情防治倫理原則

1. 優先順序決策中的歧視

疫情大流行之性質，過程依需要區分服務等級，世界衛生組織討論大流行的「階段性」，不同階段，需要不同的決策標準，如分流或優先順序的決定，而**拒絕病人接受挽救生命的治療，可能會有歧視的問題**。在 COVID-19

---

[13] 雲如臨、李敏西，〈由 COVID-19 疫苗看新興傳染病加速研發政策建言──台灣加速開發新型冠狀病毒疫苗的策略〉，《疫苗之研發、採購與安全性評估政策研議：由 COVID-19 看新興傳染病加速疫苗研發政策建言》，財團法人國家衛生研究院、衛生福利部，2021 年 5 月，第 51 頁。

[14] 雲如臨、李敏西，同上註，第 52 頁。

[15] 〈日本馳援台灣 124 萬劑 AZ 疫苗　日航專機起飛赴台〉，中央通訊社，2021 年 6 月 4 日。

[16] 〈250 萬劑莫德納疫苗來了　美方：捐贈為了救命〉，聯合報，2021 年 6 月 20 日。

大流行高峰期間，醫師需要根據臨床受益能力，快速評估病人的治療資格，一些身體不適的病人可能無法獲得重症加護或人工換氣等治療，對於老人及有長期健康狀況者，造成直接影響。決定必須基於臨床因素考量的結果，而非基於對個人生命的價值判斷，理論上，單以「年齡」或「失能」為由，直接「不予治療」，不僅不符合倫理且不合法，因已構成直接歧視；但COVID-19 續發嚴重呼吸衰竭的老年病人，可能有很高的死亡機會，故入住重症加護的優先順位較低。

2.衛生專業人員的風險管理

疫情高峰期間，醫院可能失去很多新病人入住的情形，以及醫師實際上無法轉診。即使提供有效的服務，醫師也因處理社區中多數嚴重的健康需求而承受更大的壓力，可能無法正常工作；且暴露於病毒中，會擔心自己與家人的健康，也可能需要隔離。故應採取不同的工作方式，包括：減少或取消不必要的服務、增加使用電話和視訊諮詢、取消所有非緊急任務等。

㈡疫苗分配／接種倫理原則

世界衛生組織於 2020 年 1 月 31 日宣布將新型冠狀病毒疫情提升為「國際公共衛生緊急事件」，根據衛生福利部疾病管制署資料，至 2021 年 8 月 29 日全球已超過 2.1 億人確診、450 萬人死亡，致死率 2.09%[17]。各國 COVID-19 的倫理框架略如：

1.英　國

英國政府發布倫理框架（2017 年修訂），目的在幫助人們從大流行期間作決策的戰略性思考，並提供臨床醫師倫理指導，採取下列幾項原則[18]：(1)**公平、平等**：每個人都很重要、平等，但並非每個人都會得到同等的對待。(2)**尊重**：使人們盡可能了解情況，有機會就影響自己的事情表達看法；尊重

[17] 衛生福利部疾病管制署，COVID-19 防疫專區，2021 年 8 月 29 日，https://www.cdc.gov.tw/.

[18] British Medical Association (2020). COVID-19 - ethical issues. A guidance note. https://www.bma.org.uk/media/2360/bma-covid-19-ethics-guidance-april-2020.pdf.

人們對照護與治療的個人選擇。(3)**大流行危害最小化**：減少傳播、干擾，學習有效的方法。(4)**共同努力**：需要相互支持，對自己的行為負責，並適當共享訊息。(5)互惠：應支持那些承擔更多負擔的人。(6)**相稱性**：交流的訊息必須與風險成比例；權利限制必須與目標相稱。(7)**靈活性**：計畫必須適應不斷變化的情況。(8)**公開透明的決策**：良好的決策將盡可能做到包容、透明與合理。

英國緊急事態科學委員會 (The Scientific Advisory Group for Emergencies) 疫苗接種原則，減少 COVID-19 大流行造成的死亡、疾病負擔、社會和經濟崩解；保護衛生服務在內的基本服務之持續運作。在平等尊重原則上，制定和執行分配和優先順序決定時，應同等對待所有個人與群體的利益；為所有符合接種疫苗優先標準的個人與團體，提供有意義的機會。在國內公平原則上，確保在國內對疫苗進行優先順序時，考慮群體的脆弱性、風險和需求，特別是社會弱勢人群可平等獲得。保護承受 COVID-19 額外重大風險和負擔，以保護他人（包括健康和其他工作人員）福祉的人[19]。

2.美　國

美國疾病管制署疫苗接種諮詢委員會 (The Advisory Committee on Immunization Practices) 確定四個倫理原則，在供給有限時，指導其決策過程[20]：(1)**效益最大化，危害最小化**：使用可獲得的最佳數據來促進公共衛生，並最大程度的減少死亡與嚴重疾病，從而尊重與照顧人們。(2)**減輕健**康不平等：減少 COVID-19 疾病與死亡負擔中的健康差距，並確保每個人皆有機會盡可能的健康。(3)**促進正義**：公平對待受影響的團體、人群與社區；消除對

---

[19] Scientific Advisory Group for Emergencies (2020). An Approach to Inform Planning and Subsequent Recommendations Based Upon Epidemiologic Setting and Vaccine Supply Scenarios. Supplementary document to session 03, SAGE October 2020 meeting. https://www.who.int/immunization/sage/meetings/2020/october/Session03_Roadmap_Prioritization_COVID-19_vaccine.pdf.

[20] Centers for Disease Control and Prevention. How CDC is making COVID-19 vaccine ecommendations. https://www.cdc.gov/coronavirus/2019-ncov/vaccines/recommendations-process.html.

COVID-19 疫苗接種的不公平、不公正與可避免的障礙。(4)**促進透明度**：作出清晰、可理解且開放供審查的決策；**允許並尋求公眾參與決策**的**過程及審查**。

3.加拿大安大略省

決策過程對於倫理和有效分配至關重要，有助於促進一致性、管理、盡責性和公眾信任；疫苗分發和優先排序決定，必須符合現有的人權保護措施，並對弱勢群體的 COVID-19 預防和治療採取額外的必要措施。加拿大安大略省使用下面倫理原則，指導 COVID-19 疫苗的優先排序和分發決策，此指引可在適當時進行調整，倫理框架如下[21]：(1)**傷害最小化，利益最大化**：減少與 COVID-19 相關的總體疾病和死亡，保護因生物、社會、地理和職業因素而引起的重病和死亡風險的人群；保護重要基礎設施，促進社會與經濟福祉。(2)**平等**：尊重所有人的平等倫理和人權，在沒有污名、偏見或歧視的情況下，分配疫苗，不要造成且積極減少與 COVID-19 相關疾病及死亡的差異，包括相關的健康社會決定因素的差異。(3)**公平**：確保同等優先考慮之群體中，每個人都有平等的接種機會；確保決策、執行和溝通的包容性、一致性、文化安全和適當的過程。(4)**透明度**：確保 COVID-19 疫苗優先排序的基本原則和合理性，決策過程及計畫清晰且易於理解，並公開溝通。(5)**合法性**：根據現有的最佳科學證據、共同價值觀與受影響的各方，考慮可行性、作出決策，以確保決策具有預期影響；並盡可能促進受影響的各方，參與決策的制定和審查。

(三)分配 COVID-19 疫苗的建議

WHO 制定 COVID-19 疫苗的公正分配架構，定義三種風險最高的族群，應優先獲得 COVID-19 疫苗的接種，**依序為：第一線衛生和護理工作者；65**

---

[21] Ministry of Health, Ontario, Canada. Ethical Framework for COVID-19 Vaccine Distribution. https://files.ontario.ca/moh–ethical–framework–for–covid-19–vaccine–istribution–en–2020–12–30.pdf.

歲以上者；未滿 65 歲身體健康狀況有問題者[22]。英國衛生部疫苗接種及免疫聯合委員會 (JCVI) 認為，新冠肺炎疫苗接種計畫，應以拯救性命及保護英國健保系統為前提，建議前線醫護人員及社工人員，享有優先接種順序，因其工作環境所伴隨的高暴露風險及可能將病毒傳染予其他易受傷害者 (U.K. Department of Health and Social Care, 2020)。

在 2020 年 8 月中，全球已有超過 170 個新冠肺炎疫苗正在臨床前試驗階段，7 組進入第三期臨床試驗，約 20 組進入第一、二期試驗階段 (Steckelberg, Johnson, Florit, & Alcantara, 2020; WHO, 2020 August)。為搶得「最快」的名號，已發生出許多引人疑慮現象。我國有高端疫苗、國光生技、聯亞生技、安特羅（國光子公司）與國衛院四組團隊。

我國 COVID-19 疫苗接種對象優先順序，依衛福部傳染病防治諮詢會預防接種組 (ACIP) 在 2020 年 7 月初，擬定 9 項 COVID-19 疫苗接種對象優先順序，涵蓋 1,380 萬人，按照職業、年齡及疾病三類的不同族群作排序，第 1 順位為醫事人員（維持醫療量能）[23]；順位接序為：2.中央及地方政府防疫人員（(1)維持防疫體系運作之中央及地方政府重要官員，(2)可能接觸個案之第一線防疫人員及協助居家檢疫或提供送餐等服務之村里長等人員，(3)可能與入境感染者近距離面對面接觸之海關檢查、證照查驗)；3.人員檢疫及動植物檢疫、安全檢查及航空保安人員)；4.維持社會運作必要人員（維持治安等社會機能之警察及憲兵等)；5.安養、養護、日間照顧、社福等長期照護機構受照顧者、照顧者及工作人員、居服員、社工人員（維持機構及社福照護系統運作之人員)；6.軍人（維持國家安全及正常運作之人員)；7.為 65 歲以上長者（感染後容易產生嚴重併發症或導致死亡)；8.為 19–64 歲具有易導

---

[22] 雲如臨、李敏西，〈由 COVID-19 疫苗看新興傳染病加速研發政策建言—台灣加速開發新型冠狀病毒疫苗的策略〉，《疫苗之研發、採購與安全性評估政策研議：由 COVID-19 看新興傳染病加速疫苗研發政策建言》，財團法人國家衛生研究院、衛生福利部，2021 年 5 月，第 52 頁。

[23] 蔡甫昌，〈傳染病大流行時的疫苗倫理〉，《人文與社會科學簡訊》，第 21 卷第 4 期，2020 年 9 月，第 15–16、18 頁。

致嚴重疾病之高風險疾病者（感染後容易產生嚴重併發症或導致死亡）；9.罕見疾病及重大傷病（可能增加感染及疾病嚴重風險之特殊疾病）；50-64 歲成人（感染後容易產生嚴重併發症或導致死亡）㉔。

為接近實現 COVID-19 疫苗接種計畫的目標，可與其他優先策略結合；優先考慮 65 歲以上者、有合併症者及傳播疾病風險最高者，乃最謹慎的方法。美國為疫苗分配提供的臨時指引中，主張優先考慮基本工作人員及最具可能嚴重疾病和死亡風險的人員，同時平衡分配給感染風險升高與獲得醫療保健機會較低的人。COVID-19 疫苗接種計畫的成功，可能取決於公眾是否願意接受所選的分配策略，並考慮強調透明度的重要性，以及如何反映社區價值觀等㉕。

㈣全球 COVID-19 疫苗分配的倫理框架議題

針對 COVID-19 疫苗的公正分配， Jecker, et al. (2021) 提出一個倫理框架，優先考慮前線和基本工作人員、嚴重疾病或死亡高風險人群，以及感染高風險人群：第一部分、說明疫苗分發應在全球範圍內進行，以加速發展和公平、有效的疫苗分配；第二部分、提出指導疫苗分配的倫理價值觀，包括幫助最需要的人、減少健康差距、挽救最多的生命等；第三部分、提出一個實用的倫理框架來幫助決策者。COVID-19 大流行期間，只有少數國家具備自行製造針對該病毒疫苗的能力，如果沒有努力公平分配疫苗，居住國很可能成為決定疫苗分配的最重要因素。

考慮對疫苗分配的兩種情境，以數學模型和計算工具進行分析：第一種情況，於 2020 年 3 月中旬問世，針對 SARS-CoV-2 病毒 80% 有效的 COVID-19 疫苗，首先分配給高收入國家，避免 33% 的死亡；在第二種情

㉔ 衛生福利部傳染病防治諮詢會預防接種組 (2020)。2020 年第 1 次會議紀錄。取自 https://www.cdc.gov.tw/File/Get/4bHZadZocQEZU8lfhvSBow.

㉕ Rohit Gupta R., Stephanie R Morain (2021). Ethical allocation of future COVID-19 vaccines. 47(3). BM Journal Med. Ethics. 137–141.https://jme.bmj.com/content/47/3/137.

況，按人口比例分配給所有國家，避免 61% 的死亡。在全球疫苗分配的一般倫理價值觀上，包括幫助最需要的人、減少健康差距、挽救最多的生命，這些價值觀支持指導決策和政策的實用框架。框架是「一份實用的文件，幫助我們思考應做什麼」，乃為幫助決策而設計，指出了價值或原則。對於 COVID-19 疫苗的公平公正的分配方法是什麼？每個國家應該向自己的人口分配，或應在全球範圍內分配劑量？Jecker, et al. (2021) 認為，應在全球範圍內分配疫苗，優先考慮全球的第一線和基本工作人員，並建議將疫苗優先分配給嚴重疾病，或死亡風險、感染風險較高的人[26]。

㈤公眾信任

目前眾多國家與團隊投入藥物與疫苗開發，並多方運用可能的加速研發策略。然因應緊急情況而加速研發，除了安全性與有效性問題外，亦將衍生許多倫理法律問題，如不實的科學資訊、施打後不良反應事件、強制施打之正當性、疫苗傷害救濟賠償、疫苗分配公平性等。而疫苗政策成效與民眾施打意願息息相關，更須重視資訊透明、社會溝通與公眾信賴之建立[27]。公共衛生專業人員必須藉由倫理分析的步驟，向公眾保證他們的誠信，並提供可以改善公眾健康的建議。公共衛生擁有的最重要資產，乃公眾之信任，公共衛生專業人員更應提倡促進社會正義及民眾健康的倫理最佳方法[28]。

㈥確診者隱私保護

公共衛生監測 (public health surveillance) 是一種持續、系統性的蒐集、分

---

[26] Jecker, N. S., Wightman A. G., Diekema, D. S. (2021). Vaccine ethics: an ethical framework for global distribution of COVID-19 vaccines. Journal of Medical Ethics 47(5). https://jme.bmj.com/content/47/5/308.

[27] 蔡甫昌，〈傳染病大流行時的疫苗倫理〉，《人文與社會科學簡訊》，第 21 卷第 4 期，2020 年 9 月，第 12–21 頁。

[28] 2001 An Ethics Framework for Public Health. Am J Public Health. 91(11):1776 – 1782.https://www.ncbi.nlm.nih.gov/pmc/articles/PMC1446875/.

析、解釋健康相關資訊的措施，以計畫、執行與評估公共衛生實務。我國目前有眾多的公共衛生監測系統存在，衛生主管機關，透過醫療院所等的通報，蒐集、利用並保存無數民眾可辨識身分的健康個人資料[29]。

我國個人資料保護法第 5 條規定：「個人資料之蒐集、處理或利用，應尊重當事人之權益，依誠實及信用方法為之，不得逾越特定目的之必要範圍，並應與蒐集之目的具有正當合理之關聯。」同法第 16 條授權公務機關「**為維護國家安全或增進公共利益所必要」（第 2 款）及「為防止他人權益之重大危害」（第 4 款），得為特定目的外之利用。公共衛生監測使用既有資料庫進行與原始蒐集目的不相容之利用時，須符合「公共利益」與「必要性」**[30]。

2020 年我國政府因 **COVID-19 疫情防治所需，而運用各種媒體與資訊通訊科技，引發一些新的個人資料與隱私權爭議**。以手機定位、健保卡查詢旅遊史為例，目前政府原則上掌握確診者資料與行蹤。除違規者或無法掌握行蹤者外，政府並未對社會大眾公開確診者個人資料、居住地點、就醫醫院、工作場所等資訊。上述防疫措施，在傳染病防治法、個人資料保護法、嚴重特殊傳染性肺炎防治及紓困振興特別條例等法律具授權基礎，符合依法行政原則[31]。臺灣目前 COVID-19 疫情嚴峻，疫苗雖已問世，但疫苗之取得不易及施打率偏低，因此，政府對就醫民眾查詢旅遊史，應可認為符合個人資料保護法第 16 條第 2 款、第 4 款規定。而公共衛生機構必須清晰、誠實的提供，有關公共和私人實體如何存儲、保護及使用 COVID-19 監測資料的訊息[32]。

---

[29] 江浣翠，〈公共衛生監測之規範問題研究──以美國法及我國現況為中心〉，《東吳法律學報》，第 29 卷第 1 期，2017 年 7 月，第 81–126 頁。

[30] 吳全峰，〈科技、風險與人權保障「公共衛生監測、基本人權與風險治理」與談稿〉，2020 年 12 月 5 日，司法院大法官 109 年度學術研討會。

[31] 何建志，〈COVID-19 疫情期間防疫與隱私之平衡：相關法律議題分析與社會正義觀點〉，《台灣法學雜誌》，第 387 期，2020 年 3 月，第 23–32 頁。

[32] Naomi Seiler, Katie Horton, Anya Vanecek, Claire Heyison (2020). Wise Use of Surveillance Data: Evolving HIV Policy and Emerging Considerations Regarding COVID-19. *Am J Bioeth* 20(10): 36–39.

透過實聯制簡訊，可勾勒出個人日常生活進出公共場所及消費的路徑，涉及人民高度的活動隱私。公共衛生機構以電子手段，來獲取、使用、維護和存儲個人健康訊息，在運用接收到的數據促進與保護民眾的健康的同時，必須積極維護數據的安全性，蓋以接收的資訊容易複製並傳輸給未經授權之人，可能威脅到隱私。**公共衛生專業人員應與法律和資訊部門合作，評估可能的威脅、實施更新的政策，發展預防性措施以保護資訊**，並有助於維護公共衛生機構的信譽和完整性㉝。

想一想

1. 根據 2019 年修正我國傳染病防治法之規定，請說明主管機關對於傳染病病人之處置措施。（109 高考）
2. 請說明我國對於中央主管機關執行傳染病防治法所定事項權責劃分的規定。（109 普考）
3. 請說明傳染病疫情爆發時，中央疫情指揮中心設立的法源基礎及其主要任務。（109 普考衛生技術）
4. 新冠肺炎 (Covid-19) 流行期間，朝野為了是否進行社區普篩而爭論，試述中央疫情指揮中心未進行社區普篩決策之理由。（109 普考衛生技術）
5. 請舉兩個例子說明資訊科技的整合運用於新冠肺炎傳染病疫情的防治工作。（109 普考衛生技術）
6. 國際間茲卡病毒感染症疫情蔓延，世界衛生組織 (WHO) 於 2016 年 2 月 1 日宣布此波疫情符合國際公共衛生緊急關注事件 (PHEIC)。我國疾病管制署於同年 2 月 2 日成立署級指揮中心，強化相關因應作為，並於當日將茲卡病毒感染症提升為第五類傳染病，授予主管機關茲卡病毒感染症防疫權

doi: 10.1080/15265161.2020.1806384.

㉝ Julie Myers, Thomas R. Frieden, ,Kamal M. Bherwani and ,Kelly J. Henning (2011). Privacy and Public Health at Risk: Public Health Confidentiality in the Digital Age. https://ajph.aphapublications.org/doi/full/10.2105/AJPH.2006.107706.

限。試問法律課以茲卡病毒患者配合主管機關防疫之義務與責任為何？（105 高考）

7. 傳染病通報時間與內容，均直接影響防疫工作。依據傳染病防治法之規定，何人負有向當地主管機關「通知」疫情之義務？其通知義務為何？請詳列之。（105 普考）

8. 依據傳染病防治法第 3 條規定，中央主管機關依致死率、發生率及傳播速度等危害風險程度高低，將傳染病分為幾類？各類傳染病的病名或定義為何？

9. 依據傳染病防治法第 39 條規定，醫師診治病人或醫師、法醫師檢驗、解剖屍體，發現傳染病或疑似傳染病時，應立即採行必要之感染管制措施，並報告當地主管機關。對於各類傳染病，完成病例之報告之時限為何？

10. COVID-19 疫情嚴峻，2021 年 6 月 23 日止，全球確診人數 17,993 萬人，疫苗雖已問世，但我國疫苗取得不易，疫苗分配與接種原則，應如何為最適當之規範？請說明之。

11. 因應嚴重特殊傳染性肺炎疫情，依據傳染病防治法第 5 條、第 6 條規範，訂定了整備應變計畫，其啟動機制區分為「整備」與「應變」兩階段，何謂「整備」與「應變」？以及我國在整備與應變主要策略為何？（109 高考衛生技術）

第十二章
人類免疫缺乏病毒傳染防治及感染者權益保障條例

愛滋病是 20 世紀新發現的致死性傳染疾病，美國於 1981 年通報全球第一個愛滋病例，40 年來全世界超過 6 千萬人感染病毒，死亡過半，引起社會極大恐慌。愛滋病人常受到歧視與排斥，外勞的引進致愛滋病在全球盛行，造成防疫的危機❶。拜科技進步之賜、抗愛滋病毒藥物的研究發明，使得愛滋病已不再是絕症，病患雖無法治癒，但可活得更久、更健康。**2015 年聯合國愛滋病規劃署 (UNAIDS) 設定 2030 年「終止愛滋病的公共衛生威脅」目標**❷。

一、立法目的與法規沿革

愛滋病是後天免疫缺乏症候群 (Acquired Immune Deficiency Syndrome, AIDS) 的簡稱，指因為病患身體抵抗力降低，導致得到各種疾病的症狀；愛滋病毒為人類免疫缺乏病毒 (Human Immunodeficiency Virus, HIV) 的簡稱，是一種破壞免疫系統的病毒。我國於 1984 年 12 月在一名外籍過境旅客身上驗出病毒，自 1985 年 2 月起，將後天免疫缺乏症候群列為報告傳染病；一年後，首次發現臺灣人感染案例。為積極防止感染、蔓延，1990 年 12 月 17 日制定公布「後天免疫缺乏症候群防治條例」全文 22 條，以「防止人類免疫缺乏病毒之感染、傳染及維護國民健康，並保障感染者權益」為立法目的，歷

---

❶ 陳永興，〈二次戰後的臺灣醫療發展〉，《臺灣醫療發展史》，月旦，1998 年 1 月，第 139 頁。

❷ Jon Cohen (2018). A campaign to end AIDS by 2030 is faltering worldwide. American Association for the Advancement of Science. https://www.sciencemag.org/news/2018/07/campaign-end-aids-2030-faltering-worldwide.

經 1997 年 12 月、1999 年 4 月、2000 年 1 月及 4 月、2005 年 3 月 5 次修正公布。2007 年 7 月 11 日再為大幅度修正公布全文 27 條，**並將法律名稱修正為「人類免疫缺乏病毒傳染防治及感染者權益保障條例」**。

本條例 2015 年 2 月 4 日第 7 次修正公布，修正條文除第 16 條第 3、4 項（愛滋治療費用）自公布後 2 年施行外，自公布日施行。本次修正重點為：基於國際人權趨勢，取消非本國籍人類免疫缺乏病毒感染者入境及停留、居留之限制；將人類免疫缺乏病毒感染，視為慢性病，病患對於是否接受醫療介入應具有選擇權，刪除原關於感染者拒絕檢查或治療之罰則；公務預算全額補助與全民健保給付。2017 年 2 月 4 日愛滋治療費用回歸健保給付正式生效，服藥期滿 2 年，其治療費用回歸健保支應，造成全民健保財務每年增加負擔 40 億元以上❸。統計 2017 年由全民健保給付的感染者人數 19,109 人，平均每年每人藥費 13.1 萬元，治療藥費 35 億元，藥費支出 25.04 億元；2018 年約增加 3 千人。

本條例嗣於 2018 年 6 月 13 日第 8 次修正公布，修正第 11、12、21～23 條條文，考量目前國內器官捐贈風氣尚未成形，為顧及愛滋感染者接受器官移植之需要，在不增加國內感染者人數且間接減少一般等待器官移植需求者等候時間，同時兼顧公平、倫理及人權之原則下，放寬病毒控制穩定的愛滋感染者，得於手術前以書面同意接受使用人類免疫缺乏病毒陽性之器官（第 11 條）；免除提供病毒陽性器官之感染者及使用該器官相關人員之罰責（第 21、22 條）。第 12 條增列但書規定，感染者因處於緊急情況或因身處隱私未受保障之環境下，得免履行告知義務，免除感染者之相關罰責（第 23 條）。最近一次 2021 年 1 月 20 日修正。

❸ 吳秀玲、葉明功、周淑婉，〈從法制面探討影響我國全民健康保險財務之因素〉，《中正財經法學》，中正大學財經法律學系，第 14 期，2017 年 1 月，第 266 頁。

二、規範重點

我國愛滋防治模式，偏屬於醫療化減害模式❹，從病患端著手，藉治療與個案追蹤，減少實害之擴散或疫情攀升。

㈠感染者人格與隱私保護

感染者之人格與合法權益應受尊重及保障，不得予以歧視，拒絕其就學、就醫、就業、安養、居住或予其他不公平之待遇（第 4 條第 1 項）。非經感染者同意，不得對其錄音、錄影或攝影（第 4 條第 3 項）。主管機關、醫事機構、醫事人員及其他因業務知悉感染者之姓名及病歷等有關資料者，除依法律規定或基於防治需要者外，對於該項資料，不得無故洩漏（第 14 條）。

㈡同意權之取得與例外

醫事人員除因第 11 條第 1 項規定外，應經當事人同意及諮詢程序，始得抽取當事人血液進行人類免疫缺乏病毒檢查（第 15 條第 4 項）。有下列情形之一，**因醫療之必要性或急迫性**，醫事人員得採集檢體進行人類免疫缺乏病毒感染檢測，**無需受檢查人或其法定代理人之同意**：1.疑似感染來源，有致執行業務人員因執行業務而暴露血液或體液受人類免疫缺乏病毒感染之虞。2.受檢查人意識不清無法表達意願。3.新生兒之生母不詳（第 15 條之 1 第 1 項）。因醫療之必要性或急迫性，**未滿 20 歲之人未能取得法定代理人之即時同意，經本人同意**，醫事人員得採集檢體進行病毒感染檢測（第 15 條之 1 第 2 項）。

㈢告知義務／接受治療及定期檢查

感染者有提供其感染源或接觸者之義務；就醫時，應向醫事人員告知其

---

❹ 減害計畫 (Harm reduction program) 包括：衛教諮商、清潔針具計畫、替代治療計畫等。

已感染人類免疫缺乏病毒。但處於緊急情況（例如：昏迷、休克意識不清）或身處隱私未受保障之環境者，不在此限（第12條第1項）。主管機關得對感染者及其感染源或接觸者實施調查。但不得侵害感染者之人格及隱私（第12條第2項）。感染者提供其感染事實後，醫事機構及醫事人員不得拒絕提供服務（第12條第3項）。違反第12條第1項本文之規定者，應處新臺幣3萬到15萬元罰鍰（第23條第1項）。

感染者、疑似感染者、與感染者發生危險性行為或共用針具、稀釋液、容器或有其他危險行為者，主管機關應通知其至指定之醫療機構接受人類免疫缺乏病毒諮詢與檢查（第15條）。感染者應接受治療及定期檢查、檢驗（第16條第1項）；感染者若拒絕，直轄市、縣（市）主管機關得施予講習或輔導教育（第16條第2項）。

旅館業及浴室業，其營業場所應提供保險套及水性潤滑液（第10條）。違反者，經令其限期改善，屆期未改善者，處營業場所負責人新臺幣3萬到15萬元罰鍰（第24條第1項）。

㈣醫事機構及醫事人員之配合義務

醫事人員發現感染者，應於24小時內向地方主管機關通報（第13條第1項）；主管機關為防治需要，得要求醫事機構、醫師或法醫師限期提供感染者之相關檢驗結果及治療情形，醫事機構、醫師或法醫師不得拒絕、規避或妨礙（第13條第2項）。醫事人員違反第13條規定者，處新臺幣9萬到45萬元罰鍰（第23條第2項）。

㈤放寬愛滋病感染者器官捐贈

有下列情形之一，應事先實施人類免疫缺乏病毒有關檢驗：1.採集血液供他人輸用。但有緊急輸血之必要而無法事前檢驗者，不在此限。2.製造血液製劑。3.施行器官、組織、體液或細胞移植（第11條第1項）。前項檢驗呈陽性反應者，其血液、器官、組織、體液及細胞，不得使用。**但受移植之**

感染者於器官移植手術前以書面同意者，不在此限（第 11 條第 2 項）。醫事機構對第 1 項檢驗呈陽性反應者，應通報主管機關（第 11 條第 3 項）。

㈥防治講習／替代治療機制

有下列情形之一，應接受人類免疫缺乏病毒及其他性病防治講習：1.經查獲有施用或販賣毒品之行為。2.經查獲意圖營利與他人為性交或猥褻之行為。3.與前款之人為性交或猥褻之行為（第 8 條第 1 項）。主管機關為防止人類免疫缺乏病毒透過共用針具、稀釋液或容器傳染於人，得**視需要，建立針具提供、交換、回收及管制藥品成癮替代治療等機制**（第 9 條第 1 項）；因參與前項之機制而提供或持有針具或管制藥品，**不負刑事責任**（第 9 條第 2 項）。

三、罰　則

㈠刑　責

由於將人類免疫缺乏病毒傳染於他人，危害公共衛生及個人法益至鉅，本條例第 21 條明定：「明知自己為感染者，隱瞞而與他人進行危險性行為或有共用針具、稀釋液或容器等之施打行為，致傳染於人者，處 5 年以上 12 年以下有期徒刑（第 21 條第 1 項）。明知自己為感染者，而供血或以器官、組織、體液或細胞提供移植或他人使用，致傳染於人者，亦同。但第 11 條第 2 項但書所定情形，不罰（第 21 條第 2 項）。違反第 11 條第 1 項或第 2 項本文規定者，依同條例第 22 條，應處新臺幣 3 萬元以上 15 萬元以下罰鍰，如因而致人感染人類免疫缺乏病毒者，處 3 年以上 10 年以下有期徒刑。」

㈡行政罰

違反第 11 條第 3 項、第 12 條、第 14 條、第 15 條第 1 項及第 4 項、第 15 條之 1 或第 17 條者，處新臺幣 3 萬元以上 15 萬元以下罰鍰。但第 12 條第 1 項但書所定情形，不罰（第 23 條第 1 項）。醫事人員違反第 13 條規定者，處新臺幣 9 萬元以上 45 萬元以下罰鍰（第 23 條第 2 項）。違反第 4 條第 1 項或第 3 項、醫事機構違反第 12 條第 3 項規定者，處新臺幣 30 萬元以上 150 萬元以下罰鍰（第 23 條第 3 項）。第 1 項及前項之情形，主管機關於必要時，得限期令其改善；屆期未改善者，按次處罰之（第 23 條第 4 項）。醫事人員有第 1 項至第 3 項情形之一而情節重大者，移付中央主管機關懲戒（第 23 條第 5 項）。

四、愛滋病防治的倫理探討

㈠歧視與偏見

歧視與偏見，使感染者處於被歧視的情境，進而影響到個案接受篩檢、治療與服藥的順從性等。感染愛滋病毒與行為相關，愛滋病毒感染者大多以負面形象呈現，承受多重刻板印象及愛滋污名，而影響感染者的靈性健康，包含：羞愧、自我責備、害怕病情公開、與他人關係的建立、自我價值感等❺。感染者告知家屬病情的瓶頸，在於「無法預期父母之反應」及「愛滋社會烙印」為兩大主因，應由：醫院實務、法令政策、新聞媒體及有力人士的參與等四個層面，著手協助愛滋感染者去除烙印❻。

㈡終止愛滋病的公共衛生威脅

我國為響應聯合國愛滋病規劃署所提出 2020 年達成「90–90–90」的目標（90% 感染者知道自己感染狀況，90% 知情感染者有服藥、90% 服藥者病毒量受到抑制），持續以預防、篩檢及治療三大面向，推動各項愛滋防治策略❼。2015 年聯合國愛滋病規劃署 (UNAIDS) 設定 2030 年「終止愛滋病的

❺ 余嘉惠、邱奕頎、鄭夙芬、柯乃熒，〈愛滋感染者的污名與靈性照顧〉，《護理雜誌》，第 65 卷第 3 期，2018 年 6 月，第 11–16 頁。

❻ 林欣柔，〈伴侶風險告知侵害感染者隱私？論愛滋接觸者追蹤與公衛人員之保密義務〉，《疫情報導》，第 30 卷第 23 期，2017 年 12 月，第 480–488 頁。

❼ 〈攜手團結　為愛向前，疾管署攜手微風集團，呼籲各界共創友善愛滋防治環境〉，衛生福利部疾

公共衛生威脅」目標，2010 年至 2030 年之間，新增愛滋病毒感染數及「與愛滋病相關的死亡」人數，下降 90% 時將實現這一目標❽。

2030 年以後，沒有任何預防與控制愛滋病毒的最終手段；在許多國家，**愛滋病毒將從流行病轉變為地方性公共衛生問題**。但即使實現 2030 年計畫，愛滋病毒仍將是地方性健康問題，愛滋病毒的預防和控制計畫未來仍將無法結束，需要建立整合衛生系統提供服務；更需要國家與全球挹注永續資金❾。

想一想

1. 依人類免疫缺乏病毒傳染防治及感染者權益保障條例規定，自 2017 年 2 月 4 日起，愛滋感染者確診開始服藥 2 年內醫療費用由衛生福利部疾病管制署編列預算支應，2 年後則由健保給付。請說明此一政策規定修改之源由，並說明改由健保給付之利弊得失？（107 高考）
2. 聯合國愛滋病規劃署 (UNAIDS) 在 2015 年設定以 2030 年「終止愛滋病的公共衛生威脅」之目標，請說明推動策略。

病管制署，2020 年 11 月 29 日，https://www.cdc.gov.tw/Bulletin/Detail/fw7zE9TbfF5BOStqDY_sbg?typeid=9（2021 年 5 月 31 日瀏覽）。

❽ Jon Cohen (2018). A campaign to end AIDS by 2030 is faltering worldwide. American Association for the Advancement of Science. https://www.sciencemag.org/news/2018/07/campaign-end-aids-2030-faltering-worldwide.

❾ Yibeltal Assefa, Charles F. Gilks (2020). Ending the epidemic of HIV/AIDS by 2030: Will there be an endgame to HIV, or an endemic HIV requiring an integrated health systems response in many countries? *International Journal of Infectious Diseases*. 100: 273–277.

第十三章

菸害防制法

吸菸是否憲法保障的權利？為維護國民的健康，國家對於吸菸危害有無警告任務？菸品標示健康警示圖文，是否屬於言論自由保障之範疇？菸品健康福利捐從哪兒來？錢用到哪兒去？等問題，是許多人感到關切或存疑或容易誤解的問題。

一、立法目的與法規沿革

吸菸及二手菸，是民眾健康的一大殺手，百害而無一利。二手菸是分布最廣且有害的「頭號的致癌物質」，菸的成癮性，等同於海洛因和古柯鹼；在菸品美麗的包裝下，隱藏其中，卻是高死亡率的事實。臺灣每年用在治療菸害引起的疾病，佔健保總額的 11.7%，吸菸者的平均年齡比未吸菸者的年齡少 22 歲。世界衛生組織 (WHO) 2008 年的報告指出，全球每年因菸害而死亡人數約 550 萬人，比愛滋病、肺結核、意外或自殺等因素導致死亡的人數總和還要來的高。**各國如不採取積極之防制措施，至 2030 年每年死於菸害人數將超過 800 萬人**，其中，超過 70% 集中於開發中的國家。

根據統計，國人十大死因中有七項與吸菸有相關，包括：惡性腫瘤、心臟疾病、腦血管疾病、肺炎、慢性阻塞性肺病、高血壓及糖尿病等，其中心臟、腦血管、高血壓性疾病，2018 年造成近 4 萬人死亡。菸品中的尼古丁等物質會加速動脈硬化，讓血液黏稠、血管缺乏彈性，一旦阻塞會造成缺血性中風；三手菸隱藏在環境中難以察覺，不僅跟二手菸一樣可怕，尤其幼童比大人更容易接觸到❿。

---

❿ 所謂「三手菸」就是當一位吸菸者在密閉的環境裡吸菸，菸霧隨著空氣沉澱到周圍的物質上，包

國家衛生研究院之估計，我國每年因吸菸造成新臺幣近 360 億元之生產力損失；吸菸對於個人的健康與生命構成嚴重威脅，浪費社會的醫療資源，為遏止菸害，1988 年董氏基金會促請政府推動菸害防制法，1991 年行政院衛生署完成菸害防制法草案，行政院院會通過，函送立法院審議。1997 年 3 月 4 日立法院三讀通過草案，1997 年 3 月 19 日制定公布全文 30 條，同年 9 月 19 日實施，對於菸品管理、吸菸年齡與場所限制、菸品廣告、販賣方式與對象及罰則等，均有明確規範。

世界衛生組織於國際間積極推動各項反菸活動，國際反菸潮流影響我國對於菸害防制之政策與立法。世界衛生組織 (WHO) 於 2003 年 5 月世界衛生大會 (WHA) 通過「菸草控制框架公約」(WHO Framework Convention on Tobacco Control, FCTC)，明揭締約國應透過立法、行政及國際合作方式，遏止菸害；包含管制菸品成分、禁止菸品促銷廣告與贊助、免於二手菸暴露等。我國立法院於 2005 年 1 月審議通過該公約，並由總統頒發加入書，2005 年 3 月 30 日批准。

為落實「菸草控制框架公約」之規範精神，期與全球的菸害防制趨勢和無菸環境接軌，菸害防制法於 2007 年 7 月 11 日修正公布全文 35 條。修正重點在於：擴大法定禁菸區範圍、加大菸品容器應標示吸菸有害健康警示圖文與戒菸相關資訊，提高菸品健康捐及罰鍰額度，限制菸品廣告途徑等。本次修正影響層面深遠，爰訂定 18 個月之緩衝期，修正條文自 2009 年 1 月 11 日生效，以利宣導。最近一次係 2009 年 1 月 23 日修正公布第 4、35 條條文。

二、規範重點

㈠菸品標示義務與言論自由

言論自由為普世人權，積極的言論自由，可以實現自我；消極不表意也

括吸菸者本身的衣物、頭髮，甚至住家的窗簾、沙發、牆壁、地面等。〈三手菸隱藏環境中　幼童更易受害〉，自由時報電子報，2020 年 7 月 10 日。

是自我實現的一種模式，**與個人維護人性尊嚴關係密切**；言論自由也是維持民主多元社會正常發展不可或缺之機制。菸害防制法第 7 條第 1 項規定：「菸品所含之尼古丁及焦油，應以中文標示於菸品容器上。但專供外銷者不在此限。」課予菸品業者於其商品標示中提供重要資訊之義務，**屬於對菸品業者不標示特定商品資訊的不表意自由之限制**。

㈡菸品健康福利捐及菸品之管理

2002 年政府依據菸酒稅法開徵菸品健康福利捐，菸害防制法修法時，將原規定於菸酒稅法非屬賦稅性質之菸品健康福利捐相關規定，改由菸害防制法予以規範；2007 年 7 月 11 日菸害防制法修正公布，將調高菸品健康福利捐之主導權，回歸衛生主管機關。菸害不僅對國民健康造成嚴重威脅，其相關醫療支出更對健保財務造成負擔，調高菸品健康福利捐除維護公益外，可發揮以價制量減少菸品消費，以及促進民眾健康的雙重效果。

1.菸品應徵健康福利捐金額

菸品應徵健康福利捐之金額：紙菸：每千支新臺幣 1 千元；菸絲、雪茄及其他菸品這三類的金額，皆為每公斤新臺幣 1 千元（第 4 條第 1 項）；中央主管機關及財政部，應每 2 年邀集財政、經濟、公共衛生及相關領域學者專家，依可歸因於吸菸之疾病，其罹病率、死亡率及全民健康保險醫療費用等，評估金額一次（第 4 條第 2 項）。評估結果認有調高必要時，應報請行政院核定，並送立法院審查通過（第 4 條第 3 項）。

世界衛生組織對菸害防制的六項行動策略建議，除監測菸品使用及政策、預防二手菸危害、提高戒菸服務、禁止菸品廣告外，還包含提高菸稅等。為充裕長期照顧特種基金財源，長期照顧服務法於 2017 年 1 月 26 日修正公布，第 15 條第 1 項增訂二種專用稅收挹注來源：「遺產稅及贈與稅稅率由 10% 調增至 20% 以內所增加之稅課收入」及「菸酒稅菸品應徵稅額由每千支（每公斤）徵收新臺幣 590 元調增至新臺幣 1,590 元所增加之稅課收入」。

菸酒稅法規定之菸酒，不論在國內產製或自國外進口，應依規定徵收菸酒稅，並於菸酒出廠或進口時徵收之。另，依菸害防制法第 4 條規定，**菸品應徵健康福利捐，係由菸酒稅稽徵機關於徵收菸酒稅時，代徵之**⓫。依菸酒稅法規定，自 2017 年 6 月 12 日起每包香菸菸稅從 11.8 元調漲 20 元，應徵 31.8 元；菸品應徵健康福利捐一包香菸自 2002 年起課 5 元、2006 年調漲為 10 元，2009 年起每包課 20 元。

2.菸品健康福利捐用途

菸害防制法第 4 條第 4 項規定，菸品健康福利捐應用於全民健康保險之安全準備、癌症防治、提升醫療品質、補助醫療資源缺乏地區、罕見疾病等之醫療費用、經濟困難者之保險費、中央與地方之菸害防制、衛生保健、社會福利、私劣菸品查緝等；**其分配及運作辦法，由中央主管機關及財政部訂定**，並送立法院審查。2007 年 10 月 11 日行政院衛生署與財政部會銜訂定發布菸品健康福利捐分配及運作辦法全文 8 條，分配 90% 供全民健康保險安全準備之用，惟於辦法施行前 2009 年 4 月 17 日修正，調降為 70%；2015 年 10 月 15 日再修正調降為 50%，影響健保財務之挹注每年約 66 億元，極為深遠。2019 年 5 月 24 日第 6 次修正，再將原第 6 款 5% 供補助經濟困難者保險費之用的規定，併入第 1 款與全民健康保險安全準備共用 50%。

3.禁止販賣方式／標示限制及警語

販賣菸品不得以：「自動販賣、郵購、電子購物或其他無法辨識消費者年齡」或「開放式貨架等可由消費者直接取得且無法辨識年齡」等方式。但雪茄不在此限（第 5 條）。

菸品、品牌名稱及菸品容器加註之文字及標示，不得使用淡菸、低焦油或其他可能致人誤認吸菸無害健康或危害輕微之文字及標示　（第 6 條第 1 項）。菸品容器最大外表正反面積明顯位置處，應以中文標示吸菸有害健康之警示圖文與戒菸相關資訊；其標示面積不得小於該面積 35%（第 6 條第 2 項）。**菸品所含之尼古丁及焦油，應以中文標示於菸品容器上**（第 7 條第 1 項）。

⓫ 黃惠麗，〈影響台灣菸酒稅收因素之研究〉，《財金論文叢刊》，第 29 期，2018 年 12 月，第 57 頁。

㈢兒童及少年、孕婦吸菸行為之禁止

未滿 18 歲者，不得吸菸（第 12 條第 1 項）。違反者，應令其接受戒菸教育；行為人未滿 18 歲且未結婚者，並應令其父母或監護人使其到場（第 28 條第 1 項）。無正當理由未依通知接受戒菸教育者，處新臺幣 2 千元以上 1 萬元以下罰鍰，並按次連續處罰；行為人未滿 18 歲且未結婚者，處罰其父母或監護人（第 28 條第 2 項）。

菸害防制法第 12 條第 2 項規定：孕婦亦不得吸菸。違反者，並無罰則規定。任何人不得供應菸品予未滿 18 歲者。任何人不得強迫、引誘或以其他方式使孕婦吸菸（第 13 條）；違反者，處新臺幣 1 萬到 5 萬元罰鍰（第 29 條）。

㈣吸菸場所之限制

1.全面禁菸場所

下列場所全面禁止吸菸：高級中等學校以下學校及其他供兒童及少年教育或活動為主要目的之場所（第 15 條第 1 項第 1 款）；醫療機構、護理機構、其他醫事機構及社會福利機構所在場所。但老人福利機構於設有獨立空調及獨立隔間之室內吸菸室，或其室外場所，不在此限（第 15 條第 1 項第 3 款）；大眾運輸工具、計程車、遊覽車、捷運系統、車站及旅客等候室（第 15 條第 1 項第 5 款）；金融機構、郵局及電信事業之營業場所（第 15 條第 1 項第 7 款）；教室、圖書室、實驗室、表演廳、會議廳（室）及電梯廂內（第 15 條第 1 項第 9 款）；3 人以上共用之室內工作場所等（第 15 條第 1 項第 12 款）。

上述第 3 款「醫療機構」之範圍，包含醫院之門口，以及有明顯之區界（圍牆、花圃、標線等方式）；第 12 款「3 人以上共用之室內工作場所」，臨時訪客、送貨員不包括；假日加班僅有 1 人，仍不得吸菸；人數三人包括所有部門計算，不問各別辦公室或空間是否三人。

2.未設吸菸區全面禁菸

下列場所除吸菸區外，不得吸菸；未設吸菸區者，全面禁止吸菸：大專校院、圖書館、博物館、美術館及其他文化或社會教育機構所在之室外場所

（第16條第1項第1款）；室外體育場、游泳池或其他供公眾休閒娛樂之室外場所（第16條第1項第2款）；老人福利機構所在之室外場所（第16條第1項第3款）；其他經各級主管機關指定公告之場所及交通工具（第16條第1項第4款）。

3.指定場所／孕婦幼兒在場禁菸

第15條第1項及第16條第1項以外之場所，經所有人、負責人或管理人指定禁止吸菸之場所，禁止吸菸（第17條第1項）；於孕婦或未滿3歲兒童在場之室內場所，禁止吸菸（第17條第2項）。此規定未區分該場所屬公共場所或非公共場所，在自宅家中，倘有孕婦或未滿3歲兒童在場，不得吸菸。惟如有違反，並無罰則。

㈤禁菸標示

禁菸場所應於所有入口處設置明顯禁菸標示，並不得供應與吸菸有關之器物（第15條第2項）。吸菸區之設置，應符：**吸菸區應有明顯之標示**；吸菸區之面積不得大於該場所室外面積2分之1，且不得設於必經之處（第16條第3項）。地方主管機關對吸菸區之設置及管理，應定期派員檢查（第19條）。

㈥菸品促銷與廣告之規範

促銷菸品或為菸品廣告，明定禁止使用之方式：以廣播、電視、電影片、錄影物、電腦網路、報紙、雜誌、海報、其他文字、圖畫、物品或電磁紀錄物為宣傳；折扣方式銷售菸品或贈品或獎品；以茶會、餐會、演唱會、演講會、體育或公益等活動為宣傳；其他經中央主管機關公告禁止之方式（第9條）。販賣菸品之場所，應於明顯處標示警示圖文；菸品或菸品容器之展示，應以使消費者獲知菸品品牌及價格之必要者為限（第10條第1項）。營業場所不得免費供應菸品（第11條）。

㈦菸害之教育及宣導

各機關學校應積極辦理菸害防制教育及宣導（第20條）；醫療機構、心理衛生輔導機構及公益團體得提供戒菸服務（第21條第1項）；電視節目、視聽歌唱及職業運動表演等，不得強調吸菸形象（第22條）。

三、罰　則

「製造或輸入」或「販賣」違反第6條第1、2項或第7條第1項規定之菸品者，「製造或輸入」處新臺幣100萬到500萬元罰鍰，並令限期回收；屆期未回收者，按次連續處罰，違規之菸品並銷毀之（第24條第1項）；「販賣」則處新臺幣1萬到5萬元罰鍰（第24條第2項）。

「製造或輸入業者」，違反第9條各款廣告禁止規定者，處新臺幣500萬到2,500萬元罰鍰，並按次連續處罰（第26條第1項）。「廣告業或傳播媒體業者」違反第9條各款規定，製作菸品廣告或接受傳播或刊載者，處新臺幣20萬到100萬元罰鍰，並按次處罰（第26條第2項）。

「製造或輸入業者」，違反第14條之規定者，處新臺幣1萬到5萬元罰鍰，並令限期回收；屆期未回收者，按次連續處罰（第30條第1項）。「販賣業者」違反第14條規定，處新臺幣1千到3千元罰鍰（第30條第2項）。

四、問題探討

㈠強制菸品標示健康警示圖文是否違憲

1.強制菸品警告標示具公益理由

菸品警告標示之目的，在於保護消費者吸菸所造成的健康危害，吸菸與癌症之間具有因果關係，業經醫學證實，並為公眾所周知，強制菸品警告標示，旨在使國人避免此種危險，而對於健康危害的警告，應屬國家正當、合法的任務，具有公益上的理由。

2.大法官釋字第577號解釋

由於外國香菸代理商其所代理進口之香菸，因未標示尼古丁及焦油含量而於超市上架販賣，經臺北市政府衛生局查獲，依菸害防制法規定處罰，受處分人不服， 提起行政救濟皆敗訴後聲請釋憲 。 司法院大法官會議釋字第577 號解釋意旨強調：憲法第 11 條保障人民有積極表意之自由，及消極不表意之自由，其保障之內容包括：主觀意見之表達及客觀事實之陳述。**商品標示為提供商品客觀資訊之方式，應受言論自由之保障，惟為重大公益目的所必要，仍得立法採取合理而適當之限制**。國家為增進國民健康，應普遍推行衛生保健事業，重視醫療保健等社會福利工作。菸害防制法第 8 條第 1 項規定：「菸品所含之尼古丁及焦油含量，應以中文標示於菸品容器上。」另同法第 21 條對違反者處以罰鍰，**對菸品業者就特定商品資訊不為表述之自由有所限制**，係為提供消費者必要商品資訊與維護國民健康等**重大公共利益，並未逾越必要之程度，與憲法第 11 條保障人民言論自由及第 23 條比例原則之規定均無違背**。

㈡電子煙應否禁止

1. 電子煙之風行與危害

電子煙的名稱為 e-cigarette (EC) 或 electronic nicotine delivery system (ENDS)，不含尼古丁者為 electronic non-nicotine delivery system (ENNDS)。美國人於 1963 年發明電子煙，然未能成功商業化；現代電子煙係中國人韓力在 2003 年間所發明⓬。電子煙係以電能驅動霧化器（如圖 13–1）⓭，加熱煙液（彈）內液體為煙霧，該液體可能混有尼古丁、丙二醇或其他香料等，以供使用者吸食，於 2003 年後出現於市面，目前被歸類為新興菸品。近年來，電子煙在歐美蔚為風行，使用人數不斷上升，相較於傳統紙捲菸，電子煙的體積較小、方便攜帶、有多種添加氣味，並以各種亮麗包裝吸引兒童及青少年嘗試（如圖 13–2），或免於課徵相關稅捐，具有價格競爭力，逐漸進

⓬ 郭斐然，〈電子煙危害與公共議題〉，《臺灣醫界》，第 62 卷第 11 期，2019 年 11 月，第 12–17 頁。

⓭ 〈電子煙防制知能（交通人員版）〉，衛生福利部簡報，2019 年 7 月，https://www.cda.org.tw/cda/get_attachment?fid=014&aid=ff8080816c46c7ce016ce13e32e6004a（2021 年 7 月 28 日瀏覽）。

入消費者手中；也被青少年認為時尚而成為新的吸菸入門 (gateway) 物質，進而提高青少年對尼古丁、成癮物質的依賴程度。根據衛生福利部食品藥物管理署於 2016 年受委託檢驗的 3,062 件電子煙檢體，即檢驗出近 8 成的電子煙含有具成癮性的尼古丁⓮。

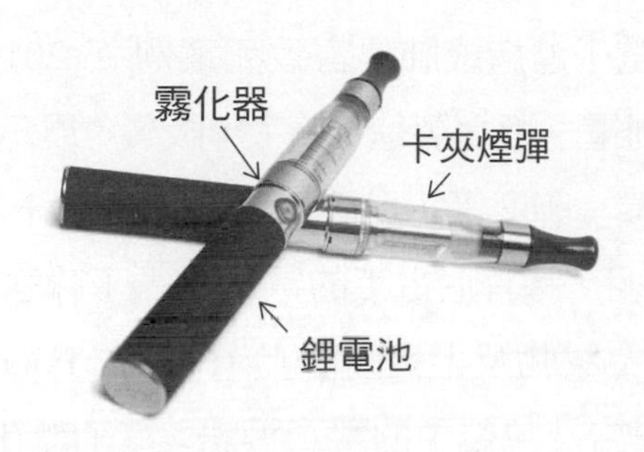

圖 13-1
資料來源：〈電子煙防制知能（交通人員版）〉，衛生福利部簡報，2019 年 7 月。

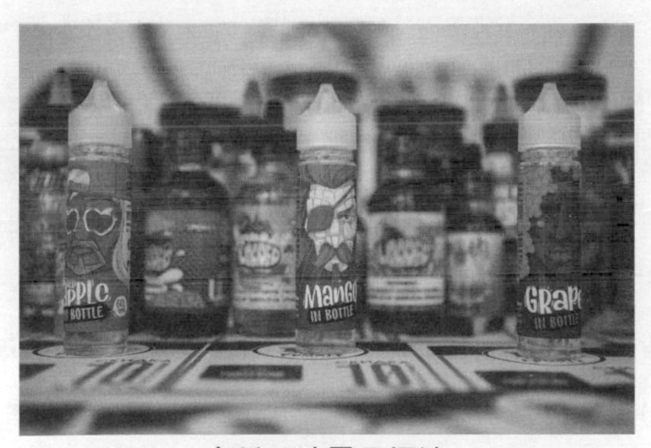

多種口味電子煙油

圖 13-2
資料來源：〈電子煙防制知能（交通人員版）〉，衛生福利部簡報，2019 年 7 月。

美國 FDA 及毒物管控中心 (American Association of Poison Control Center, AAPCC) 統計數字顯示，電子煙中毒通報事件從 2011 年的 271 件，

⓮ 〈食藥署稽查 8 成電子煙竟含有尼古丁〉，自由時報，2017 年 8 月 23 日。

至 2014 年的 3,783 件，成長 14 倍，與市場上其他的尼古丁／菸草產品相比，電子煙含有更高濃度的尼古丁。接觸電子煙或液體尼古丁的一些兒童和幼兒，常病重需急診就診，噁心、嘔吐乃最顯著的症狀。2021 年截至 5 月 31 日止，毒物管控中心受理電子煙裝置和液體尼古丁暴露案例達 2,063 件[15]。

2. 電子煙之管制情況

國際間發生多起電子煙造成肺傷害致死案例，2019 年世界衛生組織建議，應從嚴禁止或限制電子煙之製造、輸入、販賣、展示及使用；美國麻州、密西根州、加州、南韓、印度等，已陸續立法禁止電子煙。美國食品藥物管理局 (FDA) 2016 年 5 月，將有尼古丁的電子尼古丁輸送設備 (ENDS) 等非傳統菸品列入「聯邦食品藥物及化粧品法」(Federal Food, Drug, and Cosmetic Act) 之管制範圍，含廣告及包裝中的警示標語。電子煙在歐盟境內於 2016 年 5 月販售合法化，但對於電子煙煙油中尼古丁的濃度等項，訂有標準，且產品需貼警告標籤、禁止所有電子煙跨境廣告等[16]。紐西蘭「無菸環境及管制電子煙產品修訂法案」於 2020 年 11 月起生效，旨在以合法電子煙產品協助成年人戒菸，禁止販售電子煙產品給未滿 18 歲的青少年、禁止廣告、限制加味產品的販售場域。日本對於無尼古丁的電子煙，採取開放態度；但對於含有尼古丁的電子煙，則歸類為醫療產品，依藥事法規範，販售須取得主管機關核准[17]。

臺灣的電子煙超過 9 成來自中國走私，但中國於 2019 年已禁止販賣電子煙；WHO 於 2020 年 12 月發表專家會議強調：加熱菸、電子煙等菸品，並沒有比傳統香菸來得健康，同樣對人體有害，故應加強管理。我國 18 歲以上

---

[15] American Association of Poison Control Centers. Electronic Cigarettes and Liquid Nicotine Data. May 31, 2021. https://aapcc.org/track/ecigarettes-liquid-nicotine

[16] Burki, T. K. (2019). Changes in e-cigarette policies worldwide. 20 (11): 1487.

[17] 〈《菸害防制法》修正案，再掀新式菸品與電子煙規範爭議——常見爭點、各國法規一次看〉，法律白話文國際站，2020 年 9 月 4 日，https://crossing.cw.com.tw/article/13894（2021 年 6 月 3 日瀏覽）。

國人電子煙使用率，從 2018 年的 0.6% 增至 2020 年的 1.7%，升高近 3 倍，成為威脅國民健康的一大警訊[18]。我國對於電子煙尚未直接以法律加以明確限制，針對含有毒品、尼古丁的電子煙，分別依毒品危害防制條例、藥事法相關規定處置。由於所有菸品及類菸品均有害健康，必須加強管制，使兒童、青少年健康免於菸害[19]，2020 年 5 月 29 日衛生福利部國民健康署預告修正菸害防制法（草案），將電子煙納入菸害防制法管制，增訂「類菸品」定義、禁止加味菸品、提高禁止吸菸年齡及購菸年齡至 20 歲等。

3. 電子煙是否狀似菸品？

使用含毒品或尼古丁之電子煙，涉有違反毒品危害防制條例、藥事法；如使用不含毒品或尼古丁電子煙，得否適用菸害防制法第 14 條：「任何人不得製造、輸入或販賣菸品形狀之糖果、點心、玩具或其他任何物品。」違反者，依第 30 條第 2 項處罰？按衛生福利部國民健康署 2014 年函釋略以[20]：電子煙係將類似煙霧之蒸氣吸入肺中，產生模仿吸食菸品情形之效果，故外型雖非與菸品完全一致，**卻有類似吸菸情形**，仍足令未成年人產生認知之混淆，為避免未成年人提早接觸真正菸品，**仍為本法所禁止**。惟臺灣新北地方法院 108 年度簡字第 143 號行政訴訟判決認為，該案件中電子煙的外觀明顯為長方體，並不類似傳統紙菸、雪茄的外觀，且體積大小、重量、形狀和顏色，與傳統菸品的外型有很大的差別，認定非屬菸害防制法第 14 條規定「菸品形狀之其他任何物品」，爰撤銷訴願決定跟原行政處分。

---

[18] 〈警訊！台灣電子煙使用率成長 3 倍　使用族群集中年輕男女〉，自由時報，2021 年 7 月 6 日。

[19] 〈電子菸無助戒菸！醫警告電子菸危害：肺活量半年少 3 成！〉，早安健康新聞中心，2021 年 3 月 2 日，https://www.edh.tw/article/26637（2021 年 6 月 3 日瀏覽）。

[20] 衛生福利部國民健康署 2014 年 1 月 11 日國健教字第 1039906978 號解釋函。

想一想

1. 我國菸害防制法為避免菸品廣告行銷氾濫，對菸品之促銷廣告方式及其場域有何規範？（105 普考）
2. 根據菸害防制法之規定，請說明何謂「菸品廣告」及菸品廣告主要限制為何？（106 普考）
3. 世界衛生組織對菸害防制的六項行動策略之建議為何？
4. 電子煙對於人體造成何種危害？我國如何管制？
5. 依據「菸品健康福利捐分配及運作辦法」，我國菸品健康福利捐之金額，最大比率用於下列哪一項用途？
6. 菸害防制中的門診戒菸醫療服務，是由衛生福利部哪一個內部單位或所屬機關在負責推動？

第十四章

精神衛生法

臺灣近幾年來，社會上隨機殺人案件頻傳，2014 年 5 月鄭〇於臺北捷運板南線車廂內連續殺人案；2015 年龔〇安在臺北市北投區文化國小對 8 歲女學生割喉案；2016 年 3 月王〇玉於臺北市西湖捷運站外對 4 歲女童小燈泡砍頭案；2019 年 7 月鄭〇在臺鐵自強號列車上補票爭執刺死鐵路警察等，皆涉及精神異常者之殺人重大犯罪事件，造成社會的極度恐慌；殺警案嘉義地方法院以凶嫌罹患「思覺失調症」❶，一審判決無罪，更引起社會譁然。有關精神疾病患者之犯罪問題、強制住院和強制鑑定涉及人身自由限制之正當程序、社會公共秩序的維護，以及精神衛生法之規範是否周全等議題，必須適時審慎檢討，以兼顧病患之基本人權及社會公共利益。

一、立法目的與法規沿革

我國精神衛生法係參考國外制度，從精神衛生醫療體系及設施、精神醫療業務、病人權益保護等面向作規範。由於經濟繁榮，政治、社會制度快速變革，帶給民眾極大的衝擊，應接受積極性醫療的精神病患者，至少佔全人口的千分之三，約 6 萬人；其中約 2 萬人須接受住院治療，其餘可在社區中接受門診及復健治療。對於精神疾病患者，如未能給予適當的醫療照顧，不僅危害病患個人健康及家庭幸福，更會影響社會的安寧與安全❷。

---

❶ 日本在 1995 年推動「精神分裂症更名」運動，2002 年成功更名為「統和失調症」；韓國則於 2012 年更名為「調弦症」。我國在 2012 年跟上國際趨勢，由台灣精神醫學會等團體積極推動精神分裂症更名運動。2014 年 5 月衛生福利部正式公告「Schizophrenia」中文譯名，由「精神分裂症」更名為「思覺失調症」。賴德仁、吳家銘主編，《發展多元、整合、友善、復元為導向的社區精神病人照護體系》，財團法人國家衛生研究院、衛生福利部，2020 年 12 月，第 116 頁。

精神疾患 (Psychiatric disorder) 又稱精神病或精神異常 (Mental disorder)，係指可導致病患顯著困擾或功能損害的行為或心理模式 。醫療法於 1986 年 11 月 24 日公布施行，然未涵蓋精神醫療應有的規定，精神疾病患者因社會的誤解和歧視，遭受許多不公平對待致權益受損，爰有制定專法之必要，中央衛生主管機關自 1982 年起，推動精神衛生法立法工作。精神衛生法（草案）於 1990 年 11 月 23 日經立法院三讀通過，12 月 7 日制定公布，全文 52 條，以「**促進國民心理健康，預防及治療精神疾病，保障病人權益，支持並協助病人於社區生活」 作為立法目的**（第 1 條）。精神衛生法經 2000 年、2002 年二度微修；2007 年 7 月 4 日全文修正公布（共 63 條），最近一次係於 2020 年 1 月 15 日修正公布。

2007 年 5 月底，精神疾病重大傷病卡之請領人數突破 18 萬人，且精神衛生法部分條文不符需求面臨適用瓶頸；為避免精神衛生體系偏重醫療，忽略社區化服務，促進社區照顧發展及積極保障精神病患和家屬權益，精神衛生法於 2007 年 7 月 4 日大幅度全文修正，將精神衛生體系由高度醫療化、集中化，轉向著重社區化的照護服務，支持病人回歸社區正常生活；增訂媒體反歧視條款；將原僅需兩位專科醫師簽名即可強制住院之機制，改為審查會鑑定機制；緊急安置不得超過 5 日，限安置 2 日內必須完成強制鑑定；禁止對於精神疾病患者為違法或不當行為，包括：遺棄、身心虐待、強迫或誘騙病人結婚等。

依據《2011 年度全民健康保險醫療統計》顯示，臺灣有 113,183 人被診斷為「精神分裂症」(Schizophrenia)；佔全臺灣人口比為 0.4%；《2019 年全民健康保險醫療統計》，呈現「精神、行為和神經發展疾病」別之就診人數（不含急診），每 10 萬人口為 11,011 人[3]。「精神分裂症」通常發生在 15～35 歲

---

❷ 《立法院內政及司法兩委員會審查「精神衛生法草案」案第一次聯席會議紀錄（第 84 會期）》，1989 年 12 月 9 日，《立法院公報》，第 79 卷第 41 期，第 223 頁。

❸ 《2019 年全民健康保險醫療統計》，衛生福利部，2020 年 12 月，https://dep.mohw.gov.tw/dos/cp-5034-57477-113.html（2020 年 12 月瀏覽）。

之間，症狀的特徵：幻聽、幻覺、妄想❹。參照全球統計精神分裂症終生盛行率❺為 1%，推測有一半以上罹患精神分裂症者，並未接受醫療；對於精神疾病知識的缺乏、社會的污名等因素，尤其「精神分裂」一詞的負面觀感，嚴重影響精神疾病患者及時就診率❻。**2014 年 5 月衛生福利部公告 Schizophrenia 中文譯名，由「精神分裂症」更名為「思覺失調症」**❼。

「思覺失調症」患者，主要以思考障礙為主，包括：思考、知覺、情感、行為等各方面的問題，導致病人對外界的刺激無法做正確判斷和分析，進而脫離現實、呈現畏縮退化及錯亂的現象（如圖 14–1），阻礙人際關係發展，需要別人照顧。思覺失調症在臺灣的盛行率約每千人有 2～3 人；大多數學者認為病因可能由多種因素所造成：**高遺傳率、痛苦的幼年經驗、社會文化背景差異、腦內多巴胺過高等**，病人在發病階段，危險性最高❽。

---

❹ 生田哲著、李漢庭譯，〈精神分裂症用藥〉，《圖解藥理學入門　（勉強したい人のための薬理学のきほん）》，世茂出版，2011 年 5 月，第 51 頁。

❺ 疾病盛行率 (Prevalence proportion) 係描述某一段時間，患有某一疾病人數的比例，是公共衛生中基本的測量。在不同的年齡、地區、性別、時間、不同族群，都有不同的疾病盛行率。而發生率 (Incidence rate) 則係描述某一時間點，罹患某一疾病人數的速率。

❻ 台灣精神醫學會，〈創造雙贏　「精神分裂症」 更名需要大家支持〉，2013 年 1 月 23 日，http://www.sop.org.tw/news/l_info.asp?/5.html（2021 年 4 月 12 日瀏覽）。

❼ 台灣精神醫學會，〈Schizophrenia 中文譯名由「精神分裂症」更名為「思覺失調症」的歷史軌跡〉，2014 年 5 月 30 日，http://www.sop.org.tw/news/l_info.asp?/13.html（2021 年 4 月 12 日瀏覽）。

❽ 《思覺失調症的介紹》，臺中榮民總醫院護理部編印，2019 年 3 月，4 版，第 2–6 頁。

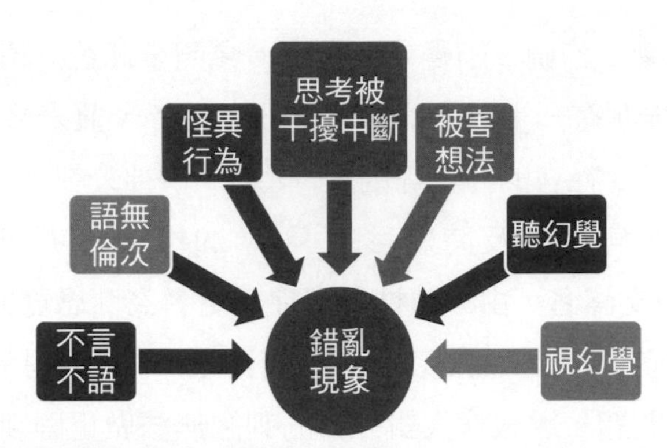

圖 14-1　思覺失調症患者的錯亂現象
資料來源：《思覺失調症的介紹》，臺中榮民總醫院護理部編印，2019 年 3 月，4 修，第 6 頁。

二、規範重點

精神疾病係指，思考、情緒、知覺、認知、行為等精神狀態表現異常，致其適應生活之功能發生障礙，需給予醫療及照顧之疾病；其範圍包括精神病❾、精神官能症❿、酒癮、藥癮及其他經中央主管機關認定之精神疾病，但不包括反社會人格違常（第 3 條第 1 款）。嚴重病人係指，病人呈現出與現實脫節之怪異思想及奇特行為，致不能處理自己事務，經專科醫師診斷認定者（第 3 條第 4 款）。

㈠精神衛生體系

1. 中央主管機關權責

中央主管機關掌理事項包括：民眾心理健康促進、精神疾病防治政策；病人保護業務之規劃事項、全國病人資料之統計事項、各類精神照護機構之

❾ 例如：精神分裂症（思覺失調症）及相關疾患、情感性疾患（躁鬱症、重鬱症）、物質相關疾患、器質性精神病等。

❿ 精神官能症是憂鬱症、焦慮症、恐慌症、強迫症、厭食（暴食）症的統稱，俗稱「自律神經失調」。

輔導／監督及評鑑事項；國民心理衛生與精神疾病之調查、研究及統計等（第4條第1項）；應每4年公布包含前項各款事項之國家心理衛生報告（第4條第2項）。

⑴精神疾病預防及醫療服務網

中央主管機關得依人口及醫療資源分布情形，劃分醫療責任區域，建立區域精神疾病預防及醫療服務網，並訂定計畫實施（第5條）。

⑵諮詢性組織／強制鑑定、社區治療審查會

中央主管機關應邀集精神衛生專業人員、法律專家、「病情穩定之病人、病人家屬或病人權益促進團體代表」，辦理：促進民眾心理衛生政策、精神疾病防治制度、防治資源規劃、特殊治療方式之諮詢事項（第13條第1項）。中央主管機關應成立精神疾病強制鑑定、強制社區治療審查會，審查精神疾病嚴重病人強制住院、強制社區治療有關事項（第15條）。

2.地方主管機關權責事項

直轄市、縣（市）主管機關掌理轄區事項：民眾心理健康及精神疾病防治、中央訂定之病人服務與權益保障政策、法規之方案規劃及執行事項；病人就醫與權益保障政策；病人保護業務之執行事項等（第6條）。應由社區心理衛生中心，辦理心理衛生宣導、教育訓練、諮詢、轉介服務、自殺、物質濫用防治及其他心理衛生等事項（第7條）。

3.建構憂鬱症整體照護系統

研究指出，自殺死亡者推估有75%與憂鬱症有關，臺灣自殺率持續地上升，中、壯年是社會的中堅分子，也是十年內自殺死亡人數增加最多的一群；自殺者的年齡也不斷地下降。衛生福利部於2020年6月16日公布2019年國人10大死因，自殺在2019年死因排名第11，死亡人數為3,864人。年輕人自殺主因，來自於家庭支持系統的崩解、家庭關係不良，加上社會競爭性、青少年常得獨自面對心理的改變⓫；應重視青少年的心理健康，積極的預防

⓫　〈青少年自殺列死因第2位　一年257人喪命〉，中央社，2020年6月16日，

及更進一步的健康促進。為防治自殺的發生，**提高民眾對憂鬱症的認知及早就醫治療，落實青少年的心理健康促進**，臺北市自 2003 年 6 月起即推出**憂鬱症共同照護網，結合基層醫療非精神科及精神科醫護人員，共同推動憂鬱症整體照護系統；**約四分之三的憂鬱症病患可在六週內顯著改善症狀。

4. 目的事業主管機關權責

各級教育主管機關應推動各級學校心理衛生教育，建立學生心理輔導、危機處理及轉介機制等事項。各級主管機關應協助前項工作之推動及建立（第 10 條）。

㈡強制鑑定與強制社區治療審查會之組織與程序

精神衛生法原規定經兩位醫師審查即可強制就醫，以致爭議頻繁，曾有一年高達 1 萬多件的強制就醫案，使用多達 4 億元的醫療經費，因誤診而導致的醫療資源浪費，難以估算。為提升精神病患之人權保障，精神衛生法爰修正，**改變強制就醫的審查機制**，必須經審查會之鑑定。

1. 審查會之組織

精神疾病強制住院、強制社區治療有關事項，由中央主管機關精神疾病強制鑑定、強制社區治療審查會（簡稱審查會）審查（第 15 條第 1 項）。成員應包括：專科醫師、護理師、職能治療師、心理師、社會工作師、病人權益促進團體代表、法律專家及其他相關專業人士（第 15 條第 2 項）。醫事人員、社會工作師者，應有 7 年以上之相關工作經驗；並依受理案件性質，邀集各類成員 7 人以上審查之（精神疾病強制鑑定強制社區治療審查會作業辦法第 3 條第 2 項、第 4 條第 1 項）。

2. 審查會之程序

審查會召開審查會議，**得通知審查案件之當事人或利害關係人到場說明，**或主動派員訪查當事人或利害關係人（第 15 條第 3 項）。審查會成員應以客

---

https://www.cna.com.tw/news/ahel/202006160150.aspx（2021 年 4 月 26 日瀏覽）。

觀、公正態度為案件之審查，對審查內容或因審查而知悉之資訊，**應保守秘密，不得洩漏**；設有應予迴避規定（精神疾病強制鑑定強制社區治療審查會作業辦法第 5 條）。審查會議以視訊或其他科技通訊設備方式使相關人員為必要說明時，得視同到場說明（精神疾病強制鑑定強制社區治療審查會作業辦法第 6 條）。審查會強制住院可否之決定，應送達嚴重病人及其保護人（第 41 條第 3 項）。

㈢病人保護及權益保障

1.禁止違法及不當行為／行動限制

對病人不得有：遺棄、身心虐待、留置無生活自理能力之病人於易發生危險或傷害之環境、強迫或誘騙病人結婚、其他對病人或利用病人為犯罪或不正當之行為（第 18 條）。因醫療、復健、教育訓練或就業輔導之目的，限制病人之居住場所或行動者，應遵守相關法律規定，於必要範圍內為之（第 21 條）。

2.嚴重病人應置保護人／緊急處置

經專科醫師診斷或鑑定屬嚴重病人者，應置保護人一人（第 19 條第 1 項）；保護人應考量嚴重病人利益，由監護人、法定代理人、配偶、父母、家屬等互推一人為之（第 19 條第 2 項）。嚴重病人無保護人者，應由其戶籍所在地之直轄市或縣（市）主管機關選定適當人員、機構或團體為保護人（第 19 條第 3 項）。嚴重病人情況危急，**非立即給予保護或送醫，其生命或身體有立即之危險或有危險之虞者，由保護人予以緊急處置**。保護人不能即時予以緊急處置者，直轄市、縣（市）主管機關得自行或委託機構或團體為之。緊急處置所需費用必要時，得由直轄市、縣（市）主管機關先行支付（第 20 條）。

3.禁止歧視

病人之人格與合法權益應受尊重及保障，不得予以歧視。對病情穩定者，不得以曾罹患精神疾病為由，拒絕就學、應考、僱用或予其他不公平之待遇

（第 22 條）。傳播媒體之報導，不得使用與精神疾病有關之歧視性稱呼或描述，並不得有與事實不符或誤導閱聽者對病人產生歧視之報導（第 23 條）。如使用「瘋漢」、「人魔」、「不定時炸彈」等用語，違反者，將處以 10 萬元以上 50 萬元以下罰鍰，並限期更正，屆期未更正得按次連續處罰（第 52 條）。

4.隱私權保護

未經病人同意（嚴重病人經保護人同意）者，**不得對病人錄音、錄影或攝影，並不得報導其姓名或住（居）所**（第 24 條第 1 項）；精神照護機構保障病人安全之必要，設置監看設備不受限制，但應告知病人（嚴重病人應告知保護人）（第 24 條第 2 項）。住院病人應享有個人隱私、自由通訊及會客之權利；非因病情或醫療需要，不得限制（第 25 條第 1 項）。

5.強制住院費用負擔／稅捐減免／書面申訴

嚴重病人依本法相關規定接受強制住院治療之費用，由中央主管機關負擔（第 26 條第 1 項）；接受強制社區治療之費用，其不屬全民健康保險給付範圍者，由中央主管機關負擔（第 26 條第 2 項）。病人或其扶養者應繳納之稅捐，應按病人病情嚴重程度及家庭經濟情況，給予適當減免（第 27 條）。病人或其保護人，認為精神照護機構及其工作人員，有侵害病人權益時，得以書面向精神照護機構所在地之直轄市、縣（市）主管機關申訴（第 28 條）。

㈣協助就醫、通報及追蹤保護

1.協助就醫／通報

病人或有精神衛生法第 3 條第 1 款所定精神疾病狀態之人，其保護人或家屬，應協助其就醫（第 29 條第 1 項）。經專科醫師診斷或鑑定屬嚴重病人者，醫療機構應將其資料通報直轄市、縣（市）主管機關（第 29 條第 3 項）。

2.協助就醫／追蹤保護

矯正機關、保安處分處所及其他以拘禁、感化為目的之機構或場所，如有病人或有精神衛生法第 3 條第 1 款所定狀態之人，應由該機關、機構或場所提供醫療，或護送協助其就醫（第 30 條第 1 項）。違反者，處其負責人新臺幣6千元到3萬元罰鍰（第53條）。警察或消防機關於執行職務時，發現病人或疑似病人有傷害他人或自己或有傷害之虞者，或接獲民眾通知有前開之人時，應即護送就近適當醫療機構就醫（第32條第1項）。精神衛生法第30條之機關、機構或場所**於病人離開時，應即通知其住（居）所在地直轄市、縣（市）主管機關予以追蹤保護**，並給予必要之協助（第31條）。精神照護機構於病人擅自離開該機構時，應即通知其保護人；病人行蹤不明時，應即報告當地警察機關（第34條）。

㈤精神醫療照護業務

1.照護方式／告知義務／安置及追蹤計畫

病人之精神醫療照護，應視其病情輕重、有無傷害危險等情事，採取：門診、急診、全日住院、日間留院、社區精神復健、居家治療、其他照護方式（第35條第1項）。精神醫療機構診治病人或於病人住院時，**應向其本人及其保護人說明病情、治療方針、預後情形、住院理由及其應享有之權利等有關事項**（第36條）。精神醫療機構於住院病人病情穩定或康復，無繼續住院治療之必要時，應通知本人或保護人辦理出院，不得無故留置病人（第38條第1項）；並應協助擬訂具體可行之復健、轉介、安置及追蹤計畫（第38條第2項）。

2.精神醫療上之強制措施

強制住院許可本質上，係以強制醫療協助之行政處分，如對處分不服，得循訴願及行政訴訟途徑救濟。

嚴重病人傷害他人或自己或有傷害之虞，經專科醫師診斷有全日住院治療之必要者，其保護人應協助嚴重病人，前往精神醫療機構辦理住院（第41條第1項）。

⑴緊急安置與強制鑑定

嚴重病人拒絕接受全日住院治療者，直轄市、縣（市）主管機關得指定精神醫療機構予以緊急安置，並交由**二位以上指定之專科醫師進行強制鑑定**。

但於離島地區，強制鑑定得僅由一位專科醫師實施（第 41 條第 2 項）。

⑵申請許可強制住院（附意見／證明文件）

強制鑑定結果仍有全日住院治療必要，經詢問嚴重病人意見，仍拒絕接受或無法表達時，應即填具強制住院基本資料表及通報表，並檢附嚴重病人及其保護人之意見及相關診斷證明文件，向審查會申請許可強制住院（第 41 條第 3 項）。

3. 緊急安置／強制住院期限／聲請法院裁定停止

緊急安置期間，不得逾 5 日，並應進行必要之治療；強制鑑定前兩天即須完成，若 5 天內仍無法取得強制住院許可，必須停止緊急安置（第 42 條第 1 項）。

強制住院期間，不得逾 60 日。但經二位以上指定之專科醫師鑑定**有延長之必要，並報經審查會許可者，得延長之；**其延長期間，每次以 60 日為限。嚴重病人病情改善而無繼續強制住院必要者，應即為其辦理出院並通報（第 42 條第 2 項）。

經緊急安置或強制住院之嚴重病人或其保護人，得向法院聲請裁定停止緊急安置或強制住院；聲請人對裁定不服，得於裁定送達後 10 日內提起抗告，但不得再抗告。聲請及抗告期間，對嚴重病人得繼續緊急安置或強制住院（第 42 條第 3 項）。嚴重病人或保護人請求法院裁定停止住院，未發現法院命令停止住院之例⓬。

4. 強制社區治療／期限延展／協助執行

嚴重病人不遵醫囑致其病情不穩或生活功能有退化之虞，經專科醫師診斷有接受社區治療之必要，其保護人應協助嚴重病人接受社區治療（第 45 條第 1 項）。嚴重病人拒絕接受社區治療時，指定之專科醫師診斷仍有社區治療之必要，嚴重病人拒絕接受或無法表達時，指定精神醫療機構應即填具強制

⓬ 黃啟禎，〈精神衛生法上之強制措施與法官保留〉，《社會變遷下醫療法制發展之研究㈠》，東海大學法律學院，2014 年 11 月，第 82 頁。

社區治療基本資料表、通報表，並檢附嚴重病人及其保護人之意見及相關診斷證明文件，事前向審查會申請許可強制社區治療；可否之決定，應送達嚴重病人及其保護人（第 45 條第 2 項）。

強制社區治療期間，不得逾 6 個月。但經直轄市、縣（市）主管機關指定之專科醫師診斷有延長必要，並報經審查會許可者，得延長之；其延長期間，每次以一年為限。嚴重病人病情改善而無繼續強制社區治療必要者，辦理強制社區治療之機構、團體，應即停止強制社區治療，並即通報主管機關（第 45 條第 3 項）。強制社區治療得以不告知嚴重病人之方式為之，必要時並得洽請警察或消防機關協助執行（第 46 條第 2 項）。

5. 特殊治療／報告

教學醫院為治療精神疾病之需要，經擬訂計畫，提經有關醫療科技人員、法律專家及社會工作人員會同審查通過後，得施行特殊治療方式：1. 精神外科手術。2. 其他經中央主管機關公告之特殊治療方式（第 47 條）。教學醫院於施行前條所定之特殊治療方式期間，應向中央主管機關提出治療情形報告；中央主管機關認有安全之虞者，教學醫院應即停止該項治療方式（第 48 條）。

㈥醫療行為之限制

1. 限制行動自由之事由

精神照護機構為保護病人安全，經告知病人後，得限制其活動之區域範圍（第 37 條第 1 項）。精神醫療機構**為醫療之目的或為防範緊急暴力意外、自殺或自傷之事件，得拘束病人身體或限制其行動自由於特定之保護設施內，並應定時評估，不得逾必要之時間**（第 37 條第 2 項）；並立即護送其就醫（第 37 條第 3 項）。拘束身體或限制行動自由，不得以戒具或其他不正當方式為之（第 37 條第 4 項）；並應依醫囑而為，醫師應於病歷載明其方式、理由、評估頻率及起訖時間等（精神衛生法施行細則第 6 條第 1 項）。

2. 治療方式之同意

精神醫療機構因病人病情急迫，經一位專科醫師認有必要，並依第 50 條之規定取得同意後，施行精神衛生法第 47 條及 49 條治療方式之精神醫療機構，**應善盡醫療上必要之注意，經說明並取得書面同意後**，始得為之：(1)病人為成年人，應經本人同意。但於嚴重病人，得僅經其保護人同意。(2)病人為未滿 7 歲之未成年人，應經其法定代理人同意。(3)**病人為滿 7 歲之未成年人，應經其本人及其法定代理人之同意**。但於嚴重病人，得僅經其法定代理人同意（第 50 條）。

三、罰 則

1. 違反特殊治療／報告義務／取得同意

教學醫院違反第 47 條、第 48 條、或精神醫療機構違反第 49 條或第 50 條規定之一者，處新臺幣 6 萬到 30 萬元罰鍰；情節重大者，並處 1 個月以上 1 年以下停業處分。非教學醫院施行第 47 條之特殊治療方式者，處新臺幣 20 萬到 100 萬元罰鍰；情節重大者，並處 1 個月以上 1 年以下停業處分或廢止其開業執照。

2. 違反對病人禁止之行為

違反第 18 條各款規定情形之一者，處新臺幣 3 萬到 15 萬元罰鍰，並得公告其姓名。病人之保護人違反第 18 條各款規定情形之一者，除依前項規定處罰外，直轄市、縣（市）主管機關得令其接受直轄市、縣（市）社政主管機關辦理之 8 到 50 小時之輔導教育，並收取必要之費用。拒不接受前項輔導教育或時數不足者，處新臺幣 3 千到 1 萬 5 千元罰鍰，經再通知仍不接受者，得按次處罰至其參加為止（第 57 條）。

3. 精神復健機構違規情形

精神復健機構下列情形之一者，處新臺幣 3 萬到 15 萬元罰鍰，並限期改善；屆期不改善或情節重大者，並處 1 個月以上 1 年以下停業處分或廢止其開業執照：(1)違反依第 16 條第 2 項所定辦法有關設置或管理之規定；(2)未經第 41 條第 2 項、第 3 項或第 42 條所定程序，緊急安置或強制病人住院；(3)未經第 45 條所定診斷或申請程序，而強制病人社區治療；(4)違反第 37 條之規定（第 54 條）。

四、精神衛生的倫理探討

㈠去機構化政策

美國在 19 世紀已有精神病人強制住院的有關規定，由政府興建大型州立精神病院收治精神病患，由於當時缺乏有效的治療方法，加上病人長期與外界隔離，疾病更加慢性化、退化，許多研究指出，精神病人長期住院治療後的復原機會竟可能比在自然生活環境下的復原機會更低。由於住院病人愈積愈多，病房擁擠不堪，有些醫院甚至有上萬名的病患，許多醫院管理不善，使得精神病院成為人間地獄，病患受虐待及不人道的事情時有所聞。

1950 年代由於精神藥物的發明，精神疾病症狀得到迅速有效的控制，加上各種心理治療及復健治療，使得大部分精神病人不需要住院治療，改由門診治療即可在社區中穩定的生活。1960 年代美國各州的精神衛生法已相繼修定，為保障病患的人權，「強制住院」規定有三項重大改革：**1. 強制住院的條件，規定不確定的寬鬆修正為明確而嚴格。2. 強制住院的期限，規定不明確改為短而明確。** 3. 病患有申訴的權利，由法院安排聽證，以判決患者是否應強制住院。美國的精神衛生法雖重視病人的人權，以社區精神醫療為導向，儘可能減少病人住院，但有關措施並未能完全配合，例如社區缺乏精神醫療復健服務設施，**病患雖擁有充分自由，但卻流落街頭乏人照顧，製造社會問題⓭**。例如，2015 年，患有嚴重精神疾病的成年人中有 34.7% 並未獲得任何治療。

美國自推動去機構化政策以來，精神衛生政策與倫理的論述，聚焦在提供心理衛生服務的系統中尋求其價值。關鍵價值在於增加獲得機會、促進康復與增能、增進社區融合、公民權平等，以及鼓勵個人對自己的慢性健康管理負起責任。期望促進這些價值的制度與政策，可減少精神疾病的死亡率、

⓭ 許君強，《醫療衛生制度與法規》，巨流，2007 年 9 月，第 183–185 頁。

發病率及隨之而來的社會負擔[14]。

㈡病人自主的倫理考量

臺灣的醫病關係中，常常是醫療人員、病人、家屬間的互動關係。如三者之態度不一致時，則容易產生爭議。如家屬擔心病人返家後會有暴力、不吃藥，堅持要以穩定的病人繼續強制留院，這時醫療人員如何以病人的權益為最高考量，並與家屬之期望取得平衡，亦即病人自主的倫理考量，至為重要。再者，受到因污名化與刻板印象之影響，病人常在社區受到排斥，而影響病人回歸社區的可能性。如何不犧牲病人的權益，亦即公平正義的議題[15]。

五、精神衛生法缺失探討

㈠限制人身自由之處置應否改由法院裁定

我國精神衛生法規定緊急安置、強制住院及延長強制住院之審理機關為衛生福利部，考量法定之強制作為均涉及人身自由之限制，為完善「法官保留」原則，符合身心障礙者權利公約 (CRPD)[16]第 14 條規定以及兒童權利公約 (CRC)[17]之精神，**擬將限制人身自由之處置，修正改由法院裁定**，草案於 2019 年 5 月 31 日函送行政院審議。草案第 1 條將保護對象，從「國民」修正擴大為「人民」；草案第 17 條強制住院及強制社區治療之許可，由審查會審查改由法院裁定，以及法院裁定之日起接受強制住院或強制社區治療，「由全民健康保險給付醫療治療費用」(草案第 30 條)，將現行強制住院治療之費用由中央主管機關負擔，修正變更為健保給付，對於健保財務將造成一定程

---

[14] Richard, J. B. and Heather Z. (2019). Ethics in Mental Health Care: A Public Health Perspective. *The Oxford Handbook of Public Health Ethics* DOI: 10.1093/oxfordhb/9780190245191.013.21

[15] 張家銘、周希誠、賴德仁，〈精神醫學倫理在本土的應用〉，《台灣醫學人文學刊》，2004 年 3 月，第 5 卷第 1–2 期，第 97–108 頁。

[16] 我國於 2014 年立法院通過施行《身心障礙者權利公約施行法》，正式將身心障礙者權利公約內國法化。

[17] 我國於 2014 年立法院通過施行《兒童權利公約施行法》，正式將兒童權利公約內國法化。

度之影響。

精神衛生法的緊急安置、強制住院及社區治療，涉及剝奪人身自由。刑事被告之人身自由限制，須有「法官保留原則」的適用；對於精神病患所為之強制措施，與刑事案件之拘禁相較，雖原因與依據及程序，有所差異，但就人身自由之限制與剝奪，並無不同，產生此類程序，應否適用法官保留原則之質疑⑱。衛生福利部擬修法「將現行精神疾病強制住院、強制社區治療由審查會審查之規定，改由法院審理及裁定」，**就此，應有再深入檢討衡酌利弊之必要**。

蓋以精神疾病病人人身自由之保障，與精神疾病病人發病現場危害性、病人及社會大眾人身安全和安寧秩序破壞之不確定、嚴重性，所欲保護的公共利益，顯屬人權保障之衝突事項，應優先保護最具核心價值之部分，並需審慎考量法官在認知掌握精神疾病病人受外在環境刺激連續且進展的變化與病人內在的病情瞬間爆發之醫學專業能力之有無等。精神衛生法之強制治療措施，不僅是醫療問題更關乎當事人之基本人權，法律與醫學兩個領域在此類措施上之結合，必須比一般醫療更為緊密。關於**非刑事程序中拘束精神病患的人權保障上，聯合國並不限定同意權的主體一定非法官不可**⑲。

㈡精神醫療照護投入經費比例偏低

精神疾病是人類歷史上最古老、持續最久的疾病之一，迄今，精神疾病造成的失能，仍迫切需要更多的幫助與支持。世界經濟論壇 (The World Economic Forum) 認為，精神疾病相較於其他非傳染性疾病，特別是年輕及處於主要工作年齡的族群造成影響，對於經濟成本的衝擊最大，在 2010 年影響達 2.5 兆美元，估計到 2030 年每年高達 6 兆美元。精神疾病佔全球醫療照護費用的 13%，卻只得到 3% 的經費，許多國家甚至沒有在精神衛生上投入

---

⑱ 黃啟禎，〈精神衛生法上之強制措施與法官保留〉，《社會變遷下醫療法制發展之研究㈠》，東海大學法律學院，2014 年 11 月，第 89 頁。

⑲ 黃啟禎，同上註，第 109–111 頁。

經費[20]。

精神疾病與愛滋病這兩種帶來全球衛生沉重負擔的疾病，難以治療且**同樣籠罩在污名化與歧視性待遇之下**。國家與慈善家投入大量的資源在愛滋病。反觀精神疾病治療上，科學進展並未向前多少，早期的藥物造成精神疾病患者身體晃動、舌頭伸縮、全身顫抖；新一代的藥物，也會造成新陳代謝症狀、肥胖與心血管疾病[21]。

期盼在精神疾病上，能如同愛滋病獲取相當的關注與增加相當的醫療資源，亦能得到社會對其基本人權的尊重和心理支持，開展精神病患掙脫社會排除與隔離之藩籬，落實我國身心障礙者權利公約施行法之立法意旨。

㈢規範精神疾病防治事項心理健康促進比重不足

2001 年世界衛生組織正式對全球公告，認為精神疾病是全球普遍性、真實性可被診斷、可以預防與治療，而精神障礙者是造成家屬及社區負擔的主要來源，各國最迫切的需求，是發展國家心理衛生政策，研擬解決心理問題的方案，促進國人心理健康及消除心理障礙[22]。事實上，許多精神疾病和心理問題，係社會問題的現象，醫療及社會的雙向作用，幾乎所有問題都用醫療手段去定義及解決，醫療手段被過度使用。

精神衛生法主要規範精神疾病防治事項，有鑑於心理健康促進比重偏低，跨政府機關網絡合作不佳，為呼應各公約精神病人自主及自由權、平等生活及社區融合，宣示國民心理健康之重要性，並整合執行民眾心理健康資源，衛生福利部研擬修法「納入促進民眾心理健康之初級預防」，增加心理健康促進事項之比重，並增訂「各部會於推動心理健康促進、精神病人社區服務之

---

[20] 劉漢曦編譯，〈一個關於兩種疾病的故事：精神疾病與愛滋病〉，《月旦醫事法報告》，第 11 期，2017 年 9 月，第 62–64 頁。

[21] 劉漢曦編譯，同上註，第 59–63 頁。

[22] 何建民，《台灣精神衛生法制之研究》，臺灣師範大學政治學研究所在職進修碩士班碩士論文，2009 年，摘要。

職責」之規定[23]，深表贊同。

想一想

1. 我國精神衛生法立法主要目的為促進國民心理健康，預防及治療精神疾病，保障病人權益，支持並協助病人於社區生活。根據該法規範，何謂「社區精神復健」與「社區治療」？以及強制社區治療主要項目為何？（106 高考）
2. 根據身心障礙者權利公約，締約國應該確保身心障礙者在與他人平等基礎上：享有人身自由及安全的權利，不被非法或任意剝奪自由，任何對自由之剝奪均須符合法律規定，且於任何情況下均不得以身心障礙作為剝奪自由之理由。試問，我國精神衛生法對於有傷害自己或他人之虞之嚴重病人，經緊急安置後，倘若有必要進一步強制住院治療，提供病人那些程序保障可以確保強制住院治療限於「必要」？（107 高考）
3. 強制社區治療得以不告知嚴重病人之方式為之，是否妥適？
4. 強制住院、強制社區治療涉及人身自由之限制，但時效上緊迫由行政機關審查決定，擬修法改為「法官保留」，由法官衡量裁定，是否可行？
5. 精神衛生法條文所涉心理健康促進比重偏低，跨政府機關網絡合作不佳，擬修法「納入促進民眾心理健康之初級預防」，以公共衛生角度而言，應如何加強此層面的健康促進工作？

---

[23] 衛生福利部，〈精神衛生法修正草案報告〉，2018 年 7 月。

第十五章

食品安全衛生管理法

世界人權宣言第 25 條第 1 項規定：「人人有權享受其本人及其家屬的健康及福利所需之生活程度，舉凡衣、食、住、醫藥及必要之社會服務均包括在內；……有權享受保障。」但食品在科技化時代，大規模的生產、製造、儲藏、運送及販賣過程中，稍有不慎，遭受微生物、化學物質的污染；或食品業者為獲取暴利，故意添加工業用的物品，導致消費者身體健康受到傷害，國家對於食品安全衛生之維護、管制與行動，負有責任。日本憲法第 25 條強調：「國民均享有維持健康且文化性之最低限度生活的權利。國家應就一切生活方面，努力提高與增進社會福祉、社會保障及公共衛生。」

一、立法目的與法規沿革

1962 年世界衛生組織 (WHO) 及聯合國糧農組織 (FAO) 及共同設立食品法典委員會 (CAC)，作為制定食品安全標準的國際組織；嗣並共同設置國際食品安全網絡 (INFOSAN) 作為食品安全機制，旨在促進食品安全資訊交流及國際間的合作；食品安全問題必須在國際進行更密切的聯繫❶。

歐盟於 1997 年發表食品安全白皮書 (White Paper on Food Safety)，以周全的食品安全規範、食品安全監控系統，提供消費者充分的資訊，以協助其消費選擇等行動。2002 年初成立歐洲食品安全局 (EFSA)，本於「透明、統一、迅速的認證過程」與「充分保障消費者選擇的權利」的原則，對食品安全進行把關。日本於 2003 年制定食品安全基本法，強化食品安全管理對策；

---

❶ 程立民、林清同，〈食品安全風暴下政府的因應作為〉，《治未指錄：健康政策與法律論叢》，中華民國健康政策與法律學會，第 2 期，2014 年 1 月，第 206 頁。

並於 2007 年成立直屬內閣的國家食品安全委員會，對食品安全進行協調管理和風險評估❷。

為管理食品衛生安全及品質，維護國民健康，我國「食品衛生管理法」於 1975 年制定公布，全文 32 條。嗣為因應社會環境改變之需，1983 年 11 月 11 日首次修正，即為大幅度的修正公布，全文 38 條；1997 年 5 月 7 日至 2012 年 8 月 8 日，再經 7 次修正，主要針對 2011 年飲料食品加添塑化劑的嚴重影響，損害民眾健康而修法。

2013 年 5 月下旬國內又爆發黑心食品事件，不肖廠商販售工業用原料給全國數家知名食品大廠，即食品添加順丁烯二酸毒澱粉事件，為求口感 Q 軟，布丁、豆花、粉圓、肉圓等食品加添有毒物質，有害人體健康；之後再爆出胖達人香精麵包事件、大統長基食品廠遭查出油品摻偽假冒等事件。為回應外界要求嚴懲黑心食品商，立法院於 2013 年 5 月 31 日火速三讀通過食品衛生管理法修正案，同年 6 月 19 日修正公布，全文共 60 條；大幅提高食品違法添加行為的罰則，若致人於死，可處無期徒刑或 7 年以上有期徒刑，並得併科新臺幣 24 萬元以下罰金❸。2014 年 2 月 5 日第 10 次修正公布，將「食品衛生管理法」名稱修正為「食品安全衛生管理法」；強化安全管理，加重罰則也納入許多重要的管理制度，包括：「源頭管理及登錄制度」，食品業者應強制登錄、建立產品追溯追蹤制度；「食品添加物查驗登記制度」、基因改造食品標示入法、外包裝需標示來源、聘用專門職業或技術證照人員、新增消費者損害賠償、保障揭弊者工作權或減免刑責之「窩裡反條款」、增列食品「三級管理制度」，創設食品安全保護基金等。

2014 年再爆黑心油事件，爰於 12 月 10 日、2015 年 2 月 4 日及 12 月 16 日修正，以遏不法；2017 年 11 月 15 日及 2018 年 1 月 24 日復為修正，俾臻周延。食品安全衛生管理法於 2019 年 4 月 3 日及 17 日接連 2 次修正之後，

---

❷ 程立民、林清同，同上註，第 210 頁。

❸ 〈食管法三讀　祭無期重刑、增列求償條款〉，《自由時報》，2013 年 6 月 1 日，第 A4 版。

最近一次（第 18 次）修正係 2019 年 6 月 12 日，增訂公布第 46 條之 1，對於「散播有關食品安全之謠言或不實訊息，足生損害於公眾或他人者」，處以刑責，以避免假訊息引起民眾恐慌，進而危害公眾安全。

二、規範重點

本法所稱主管機關：在中央為衛生福利主管機關；在直轄市為直轄市政府；在縣（市）為縣（市）政府（第 2 條）。針對「食品」、「特殊營養食品」、「食品添加物」、「食品器具」、「食品容器或包裝」、「食品用洗潔劑」、「食品業者」、「標示」、「營養標示」、「查驗」、「基因改造」、「加工助劑」等名詞，食品安全衛生管理法第 3 條以 12 款規定，分別加以定義；例如「食品」，定義為係「指供人飲食或咀嚼之產品及其原料」（第 3 條第 1 款）。

㈠行政院／地方食品安全會報

行政院應設食品安全會報，加強全國食品安全事務之協調、監督、查緝；由行政院院長擔任召集人，跨部會協調食品安全風險評估及管理措施，建立食品安全衛生預警及稽核制度，至少每 3 個月開會 1 次，必要時得召開臨時會議（第 2 條之 1 第 1 項）。會報決議之事項，各相關部會應落實執行，每季追蹤管考對外公告，並納入每年向立法院提出之施政方針及施政報告（第 2 條之 1 第 3 項）。**各直轄市、縣（市）政府應設食品安全會報**，由各該政府首長擔任召集人，至少每 3 個月舉行會議 1 次（第 2 條之 1 第 2 項）。

㈡食品安全風險管理

1. 風險評估／評估諮議會

主管機關採行之食品安全衛生管理措施，**應以風險評估為基礎，滿足國民享有之健康、安全食品知的權利，以科學證據、事先預防、資訊透明等原則**，建構風險評估以及諮議體系（第 4 條第 1 項）。中央主管機關應組成食品風險評估諮議會（第 4 條第 2 項）。

「風險評估」(risk assessment)，是以科學方法評估經由食品攝入人體有害成分的機率，以及有害成分劑量對健康危害的程度。風險評估是由醫學、營養學、流行病學、食品科技等相關專家，共同執行的科學程序；目的在於藉此科學程序，取得危害發生的機率及其嚴重程度的科學實證，作為研判分析之參考依據，將風險控制在人體健康可接受的範圍。各國食品法一般採用的風險評估程序，包括四大步驟：危害辨識、劑量反應評估、暴露評估及風險特性描述❹。

面對可能造成消費大眾健康安全危害或威脅疑慮的產品，涉及科學檢驗標準的安全值設定，也**直接影響到國家管制手段的投入時機及方式**。法律對於科學的不確定，傳統的危害防止國家任務，已被提升至風險預防。有鑑於中國三聚氰胺毒奶事件，國家基於國民身體生命健康維護之義務，在食品安全疑慮仍不確定前，採取必要之抑制或保護措施，即「預防」的概念，主要用意是自始不想讓危險防護的強制性法律效果發生。風險預防之特徵在於，有發生危險的可能性，卻因受限於現有的科學知識，無法預設未知事物發生的蓋然性❺。

衛福部於 2020 年 6 月 4 日依第 4 條第 4 項之授權規定，訂定「食品風險評估諮議會設置辦法」，置委員 15～19 人（食品風險評估諮議會設置辦法第 4 條第 1 項），每半年開會一次（食品風險評估諮議會設置辦法第 6 條）；委員應獨立行使職權，不受任何干涉（食品風險評估諮議會設置辦法第 11 條）。本會委員及列席人員對會議資料、委員意見或會議結論應予保密，不得洩漏（食品風險評估諮議會設置辦法第 10 條第 1 項）。此外，依據第 4 條另訂有「食品檢驗方法諮議會設置辦法」、「食品安全衛生與營養諮議會設置辦法」、「基因改造食品諮議會設置辦法」等三種子法規。

我國食品安全衛生管理法引進風險管理制度，採行不同於歐盟原先設計

❹ 邱錦天、李根永，《食品安全衛生管理法之理論與實務》，2014 年 11 月，元照，第 11–12 頁。

❺ 程明修，〈行政法上之預防原則 (Vorsorgeprinzip)——食品安全風險管理手段之擴張〉，《月旦法學雜誌》，第 167 期，2009 年 4 月，第 127–136 頁。

規定，由中央主管機關「同時掌理風險評估與風險管理之決策」，致難有客觀、可受消費大眾普遍信賴的評估結果，使得據以採行的風險管理措施備受質疑❻。

2.管理措施

中央主管機關對重大或突發性食品衛生安全事件，必要時得依預警原則、風險評估或流行病學調查結果，公告對特定產品或特定地區之產品採取管理措施：⑴限制或停止輸入查驗、製造及加工之方式或條件。⑵下架、封存、限期回收、限期改製、沒入銷毀（第4條第5項）。

3.安全監測體系／通報系統

各級主管機關依科學實證，建立食品衛生安全監測體系，於監測發現有危害食品衛生安全之虞的事件發生時，應主動查驗並發布預警或採行必要管制措施（第5條第1項）；並應設立通報系統，依食品引起或感染症中毒，分由食品藥物管理署或疾病管制署受理疑似食品中毒事件通報（第6條第1項）。醫療機構診治病人時發現有疑似食品中毒之情形，應於24小時內向當地主管機關報告（第6條第2項）。

㈢食品業者衛生管理

1.自主管理（檢驗）／通報義務

食品業者應實施自主管理，訂定食品安全監測計畫；並應將其產品原材料、半成品或成品，自行或送交機關（構）檢驗；上市（櫃）及其他經中央主管機關公告類別及規模之食品業者，應設置實驗室。發現產品有危害衛生安全之虞時，應即主動停止製造、加工、販賣及辦理回收，並通報直轄市、縣（市）主管機關（第7條第1～3、5項）。

2.符合規範準則／登錄／取得驗證

食品業者之從業人員、作業場所、設施衛生管理及其品保制度，均**應符**

---

❻ 張永明，〈審慎開放高風險食品進口〉，《月旦醫事法報告》，第8期，2017年6月，第61–71頁。

合食品之良好衛生規範準則。經中央主管機關公告類別及規模之食品業：應符合食品安全管制系統準則之規定；應向中央或直轄市、縣（市）主管機關申請登錄，始得營業；應取得衛生安全管理系統之驗證（第8條第1～3、5項）。衛福部訂定「食品安全管制系統準則」，作為鑑別、評估及管制食品安全危害；並另訂「食品業者登錄辦法」子法規，以利登錄。

3.追蹤系統／衛生管理人員／產品責任保險

食品業者應保存產品原材料、半成品及成品之來源相關文件。經中央主管機關公告類別與規模之食品業者，應依產業模式，建立產品原材料、半成品與成品供應來源及流向之追溯或追蹤系統。食品業者應以電子方式申報追溯或追蹤系統之資料（第9條第1～2、4項）。主管機關訂有「食品及其相關產品追蹤追溯系統管理辦法」子法規，以利執行。經中央主管機關公告類別及規模之食品業者，應置衛生管理人員（第11條第1項）；應置一定比率，並領有專門職業或技術證照之食品、營養、餐飲等專業人員（第12條第1項）；並應投保產品責任保險（第13條第1項）。主管機關訂有「食品業者專門職業或技術人員設置及管理辦法」子法規，以利管理。

㈣食品衛生管理

1.禁止規定／狂牛症／瘦肉精

食品或食品添加物有下列情形之一者，不得製造、加工、調配、包裝、運送、貯存、販賣、輸入、輸出、作為贈品或公開陳列：**變質或腐敗**、未成熟而有害人體健康（第15條第1項第1～2款）、**有毒或含有害人體健康之物質或異物**（第15條第1項第3款）；攙偽或假冒、逾有效日期（第15條第1項第7～8款）；添加未經中央主管機關許可之添加物（第15條第1項第10款）。

有第15條第1項第3款行為者，處7年以下有期徒刑，得併科新臺幣8萬元以下罰金。情節輕微者，處5年以下有期徒刑、拘役或科或併科新臺幣8萬元以下罰金（第49條第1項）。

第15條第1項第3款有害人體健康之物質，包括非疫區但近10年內有發生牛海綿狀腦病（俗稱狂牛症）或新型庫賈氏症（造成神經細胞死亡，腦組織變成海綿樣）病例之國家或地區牛隻之頭骨、腦、眼睛、脊髓、絞肉、內臟等產製品（第15條第3項）。國內外之肉品及其他相關產製品，除依中央主管機關為風險評估所訂定安全容許標準者外，不得檢出乙型受體素（俗稱瘦肉精）（第15條第4項）。

2.屠宰衛生查核／查驗登記／基改原料許可及展延

屠宰場內畜禽屠宰及分切之衛生查核，由農業主管機關依相關法規辦理（第20條第1項）。運送過程之屠體、內臟及其分切物於交付食品業者後之衛生查核，由衛生主管機關為之（第20條第2項）。

經中央主管機關公告之食品、食品添加物、食品器具、食品容器或包裝及食品用洗潔劑，其製造、加工、調配、改裝、輸入或輸出，非經中央主管機關查驗登記並發給許可文件，不得為之（第21條第1項）。食品所含之**基因改造食品原料非經中央主管機關健康風險評估審查，並查驗登記發給許可文件，不得供作食品原料**（第21條第2項）。第1項及第2項許可文件，由中央主管機關核定之，有效期間為1～5年；每次展延，不得超過5年（第21條第4項）。

㈤食品標示及廣告管理

1.應明顯標示事項

食品及食品原料之容器或外包裝，應以中文及通用符號，明顯標示：品名；內容物名稱；淨重、容量或數量；食品添加物名稱；製造廠商或國內負責廠商名稱、電話號碼及地址等（第22條第1項第1～5款）；原產地（國）、有效日期、營養標示、含基因改造食品原料、其他經中央主管機關公告之事項（第22條第1項第6～10款）。食品添加物及其原料之容器或外包裝，明顯標示事項共10款（第24條第1項）；公告之食品器具、食品容器或包裝，應標示事項共8款（第26條）；食品用洗潔劑之容器或外包裝，應標示事項共9款（第27條）。

2.標示、宣傳或廣告禁止誇張不實涉療效

食品、食品添加物、食品用洗潔劑及經中央主管機關公告之食品器具、食品容器或包裝，其標示、宣傳或廣告，**不得有不實、誇張或易生誤解之情形**（第28條第1項）。**食品不得為醫療效能之標示、宣傳或廣告**（第28條第2項）。

3.傳播業之管理

接受委託刊播之傳播業者，應自廣告之日起6個月，保存委託刊播廣告者之姓名或名稱、國民身分證統一編號、公司、商號、法人或團體之設立登記文件等資料，主管機關要求提供時，不得規避、妨礙或拒絕（第29條）。

㈥食品輸入管理

1.查驗／免驗／停驗

輸入經中央主管機關公告之食品、基因改造食品原料、食品添加物、食品器具、食品容器或包裝及食品用洗潔劑時，應依海關專屬貨品分類號列，向中央主管機關申請查驗並申報其產品有關資訊（第30條第1項）。查驗績效優良之業者，中央主管機關得採取優惠之措施（第30條第2項）。輸入第1項產品非供販賣，且金額、數量符合中央主管機關公告或專案核准者，得免申請查驗（第30條第3項）。

中央主管機關遇有**重大食品衛生安全事件發生，或輸入產品經查驗不合格**之情況嚴重時，得就相關業者、產地或產品，停止其查驗申請（第34條）。

2.查驗申報業務委任／委託

產品輸入之查驗及申報，中央主管機關得委任、委託相關機關（構）、法人或團體辦理（第31條）。行政機關「得依法規將其權限之一部分」，「委任所屬下級機關」執行之（行政程序法第15條第1項）。行政機關因業務上之需要，「得依法規將其權限之一部分」，「委託不相隸屬之行政機關」執行之（行政程序法第15條第2項）。

3. 特殊產品輸入具結放行

輸入產品因性質或其查驗時間等條件特殊者，食品業者得向查驗機關申請具結先行放行，並於特定地點存放。查驗機關審查後認定應繳納保證金者，得命其繳納保證金後，准予具結先行放行（第 33 條第 1 項）。產品未取得輸入許可前，不得移動、啟用或販賣（第 33 條第 2 項）。

4. 高風險產品系統性查核／源頭管理／境外查核

中央主管機關對於管控安全風險程度較高之食品，得於其輸入前，實施系統性查核（第 35 條第 1 項）。中央主管機關基於源頭管理需要，得派員至境外查核該輸入食品之衛生安全管理等事項（第 35 條第 3 項）。主管機關訂有「**輸入食品系統性查核實施辦法**」子法規，以利查核。

5. 入境產品申報義務／禁止攜帶入境

境外食品、食品添加物、食品器具、食品容器或包裝及食品用洗潔劑對民眾之身體或健康有造成危害之虞，經中央主管機關公告者，旅客攜帶入境時，應檢附出產國衛生主管機關開具之衛生證明文件申報之；對民眾之身體或健康有嚴重危害者，中央主管機關並得公告禁止旅客攜帶入境（第 36 條第 1 項）。

㈦食品檢驗

食品、食品添加物、食品器具、食品容器或包裝及食品用洗潔劑之檢驗，由各級主管機關或委任、委託經認可之相關機關（構）、法人或團體辦理（第 37 條第 1 項）。主管機關訂有「食品檢驗機構認證及委託認證管理辦法」子法規，以利執行和管理。檢驗方法，經食品檢驗方法諮議會諮議，由中央主管機關定之；未定檢驗方法者，得依國際間認可之方法為之（第 38 條）。食品業者對於檢驗結果有異議時，得自收受通知之日起 15 日內，向原抽驗之機關（構）申請複驗；受理機關（構）應於 3 日內進行複驗。但檢體無適當方法可資保存者，得不受理之（第 39 條）。

㈧食品查核及管理

1.確保食品安全措施

直轄市、縣（市）主管機關為確保食品、食品添加物、食品器具、食品容器或包裝及食品用洗潔劑符合本法規定，得執行下列措施，業者應配合，不得規避、妨礙或拒絕：進入製造、加工、調配、包裝、運送、貯存、販賣場所執行現場查核及抽樣檢驗（第41條第1項第1款）；得要求食品業者提供原料或產品之來源及數量、販賣對象、金額，並得查閱、扣留或複製（第41條第1項第2～3款）。疑似食品中毒案件時，對該食品業者得命其限期改善或派送食品從業人員至認可機關，接受至少4小時之食品中毒防治衛生講習（第41條第1項第5款）。

2.警察機關協助／檢舉保密／窩裡反減免刑

為維護食品安全衛生，有效遏止廠商之違法行為，警察機關應派員協助主管機關（第42條之1）。主管機關對於檢舉查獲違反本法規定之食品、食品添加物、食品器具、食品容器或包裝、食品用洗潔劑、標示、宣傳、廣告或食品業者，除應對檢舉人身分資料嚴守秘密外，並得酌予獎勵（第43條第1項）。雇主不得因勞工向主管機關或司法機關揭露違反本法之行為、擔任訴訟程序之證人或拒絕參與違反本法之行為而予解僱、調職或其他不利之處分。雇主或代表雇主行使管理權之人，為前項規定所為之解僱、降調或減薪者，無效。雇主以外之人曾參與違反本法應負刑事責任之行為，揭露而破獲雇主違反本法之行為者，減輕或免除其刑。

三、罰　則

㈠高額行政罰

1.處2億元以下罰鍰／歇、停業、廢止登錄

有下列行為之一者，處新臺幣6萬元以上2億元以下罰鍰；情節重大者，並得命其歇業、停業一定期間、廢止其公司、商業、工廠之全部或部分登記事項，或食品業者之登錄；經廢止登錄者，一年內不得再申請重新登錄：⑴

違反第 8 條第 1 項或第 2 項規定，經命其限期改正，屆期不改正。⑵違反第 15 條第 1 項、第 4 項或第 16 條規定。⑶經主管機關依第 52 條第 2 項規定，命其回收、銷毀而不遵行等（第 44 條第 1 項）。罰鍰之裁罰標準，由中央主管機關定之（第 44 條第 2 項）。

衛福部 2016 年 5 月 12 日爰訂定發布「食品安全衛生管理法第四十四條第一項罰鍰裁罰標準」全文共 9 條，依違反同條不同項、或同項不同款，各訂有裁處罰鍰基準，共 8 種附表。裁罰時，違法行為數之認定，應依食品安全衛生管理法行政罰行為數認定標準辦理（食品安全衛生管理法第四十四條第一項罰鍰裁罰標準第 8 條）。

有關對第 15 條第 1 項（第 7 款）攙偽或假冒產品之違規行為人所處罰鍰額度，其上限由 5,000 萬元，修法提高至 2 億元，以達嚇阻不法意圖之目的。

2. 業者違反廣告限制／更正廣告道歉規定

違反第 28 條第 1 項或中央主管機關依第 28 條第 3 項所定辦法者，處新臺幣 4 萬到 400 萬元罰鍰；違反同條第 2 項規定者，處新臺幣 60 萬到 500 萬元罰鍰；**再次違反者，並得命其歇業、停業一定期間、廢止**其公司、商業、工廠之全部或部分登記事項，或食品業者之登錄；經廢止登錄者，1 年內不得再申請重新登錄（第 45 條第 1 項）。

違反前項廣告規定之食品業者，應按次處罰至其停止刊播為止（第 45 條第 2 項）。違反第 28 條有關廣告規定之一，情節重大者，除依前 2 項規定處分外，主管機關並應命其不得販賣、供應或陳列；且應自裁處書送達之日起 30 日內，於原刊播之同一篇幅、時段，刊播一定次數之更正廣告，其內容應載明表達歉意及排除錯誤之訊息（第 45 條第 3 項）。違反前項規定，繼續販賣、供應、陳列或未刊播更正廣告者，處新臺幣 12 萬到 60 萬元罰鍰（第 45 條第 4 項）。

3. 傳播業者違反保存委託刊播者資訊

傳播業者違反第 29 條規定者，處新臺幣 6 萬元以上 30 萬元以下罰鍰，並得按次處罰（第 46 條）。

4.違反作為或不作為義務

有下列行為之一者，處新臺幣3萬元以上3百萬元以下罰鍰；情節重大者，並得命其歇業、停業一定期間、廢止其公司、商業、工廠之全部或部分登記事項，或食品業者之登錄；經廢止登錄者，一年內不得再申請重新登錄：違反⑴中央主管機關依第4條所為公告。⑵第7條第5項規定。⑶食品業者依第8條第3項、第9條第2項或第4項規定所登錄、建立或申報之資料不實，或依第9條第3項開立之電子發票不實致影響食品追溯或追蹤之查核。⑷第13條所為投保產品責任保險之規定。……⑾規避、妨礙或拒絕查核、檢驗、查扣或封存。⑿應提供之資料拒不提供或提供資料不實。……（第47條第1～15款）。

5.違反限期改正義務

有下列行為之一者，**經命限期改正**，屆期不改正者，處新臺幣3萬元以上3百萬元以下罰鍰；情節重大者，並得命其歇業、停業一定期間、廢止其公司、商業、工廠之全部或部分登記事項，或食品業者之登錄；經廢止登錄者，不得再申請重新登錄：違反⑴第7條第1項規定未訂定食品安全監測計畫、第2項或第3項規定未設置實驗室。⑵第8條第3項規定未辦理登錄，或第8條第5項規定未取得驗證。⑶第9條第1項規定，未保存文件或保存未達規定期限等（第48條第1～12款）。

㈡行政刑罰

1.散播食安謠言

散播有關食品安全之謠言或不實訊息，足生損害於公眾或他人者，處3年以下有期徒刑、拘役或新臺幣1百萬元以下罰金（第46條之1）。

2.食品攙偽或假冒／食器有毒

食品或食品添加物有第15條第1項第3款（有毒或含有害人體健康之物質或異物）、第15條第1項第7款（攙偽或假冒）、第15條第1項第10款或食品器具、食品容器或包裝、食品用洗潔劑有第16條第1款（有毒者）行為者，處 7 年以下有期徒刑，得併科新臺幣 8 千萬元以下罰金。情節輕微者，處 5 年以下有期徒刑、拘役或科或併科新臺幣 8 百萬元以下罰金（第 49 條第 1 項）。

有第 44 條至第 48 條之 1 行為，情節重大足以危害人體健康之虞者，處 7 年以下有期徒刑，得併科新臺幣 8 萬元以下罰金；**致危害人體健康者**，處 1 年以上 7 年以下有期徒刑 ， 得併科新臺幣 1 億元以下罰金 （第 49 條第 2 項）。犯前項之罪，因而**致人於死者**，處無期徒刑或七年以上有期徒刑，得併科新臺幣 2 億元以下罰金；**致重傷者**，處 3 年以上 10 年以下有期徒刑，得併科新臺幣 1 億 5 千萬元以下罰金（第 49 條第 3 項）。

食品或食品添加物攙偽或假冒違反第 49 條第 1 項規定，為行為犯及抽象危險犯❼，處以刑事制裁；而標示不實依同條第 2 項，則為具體危險犯及實害犯，二者適用法條不同，法律效果亦有差異❽。

㈢行政沒入／追繳財產或其他利益／追徵價額

經中央主管機關公告類別及規模之食品業者，違反第 15 條第 1 項、第 4 項或第 16 條之規定；或有第 44 條至第 48 條之 1 之行為致危害人體健康者，其所得之財產或其他利益，應沒入或追繳之（第 49 條之 1 第 1 項）。主管機關有相當理由認為受處分人為避免前項處分而移轉其財物或財產上利益於第三人者，得沒入或追繳該第三人受移轉之財物或財產上利益。如全部或一部不能沒入者，應追徵其價額或以其財產抵償之（第 49 條之 1 第 2 項）。主管機關依本條沒入或追繳違法所得財物、財產上利益、追徵價額或抵償財產之推估計價辦法，由行政院定之（第 49 條之 1 第 4 項）。

---

❼ 陳俊偉，〈論食品安全衛生管理法第 49 條重新入罪化之必要性——以最高法院 105 年第 18 次刑事庭會議決議及近期相關判決對「攙偽或假冒」抽象危險行為之解釋爭議為出發點〉，《食品安全的刑事責任㈡》，元照，2019 年 8 月，第 50–103 頁。

❽ 甘添貴，〈食品攙偽假冒與標示不實之入罪化〉，《食品安全的刑事責任㈡》，元照，2019 年 8 月，第 104–110 頁。

㈣處罰機關

本法所定之處罰，除另有規定外，由直轄市、縣（市）主管機關為之，必要時得由中央主管機關為之。但有關公司、商業或工廠之全部或部分登記事項之廢止，由直轄市、縣（市）主管機關於勒令歇業處分確定後，移由工、商業主管機關或其目的事業主管機關為之（第 55 條）。

四、消費者保護

㈠消費訴訟

食品業者違反第 15 條第 1 項第 3 款、第 7 款、第 10 款或第 16 條第 1 款規定，**致生損害於消費者時，應負賠償責任**。但食品業者證明損害非由於其製造、加工、調配、包裝、運送、貯存、販賣、輸入、輸出所致，或**於防止損害之發生已盡相當之注意者，不在此限**（第 56 條第 1 項）。消費者雖非財產上之損害，亦得請求賠償相當之金額（第 56 條第 2 項）。如消費者不易或不能證明其實際損害額時，得請求法院依侵害情節，以**每人每一事件新臺幣 500 元以上 30 萬元以下計算**（第 56 條第 3 項）。

㈡食品安全保護基金來源／用途

中央主管機關為保障食品安全事件消費者之權益，得設立食品安全保護基金，並得委託其他機關（構）、法人或團體辦理（第 56 條之 1 第 1 項）。基金的來源包括：違反本法罰鍰之部分提撥；依本法科處並繳納之罰金，及因違反本法規定沒收或追徵之現金或變賣所得；依法沒入、追繳、追徵或抵償之不當利得部分提撥等（第 56 條之 1 第 2 項第 1～7 款）。基金的用途包含 5 種之補助：1.消費者保護團體因食安事件依消費者保護法規定，提起消費訴訟之律師報酬及訴訟相關費用。2.公告特定食安事件人體健康風險評估費用。3.勞工因檢舉雇主有違本法之行為，遭解僱、調職等工資及損害賠償訴訟之律師報酬費用等（第 56 條之 1 第 4 項第 1～5 款）；中央主管機關應設置基金運用管理監督小組，監督補助業務（第 56 條之 1 第 5 項）。

五、食品安全衛生的倫理探討

食品添加物專家委員會 (The Joint FAO/WHO Expert Committee on Food Additives, JECFA) 係由聯合國糧農組織 (FAO) 與世界衛生組織 (WHO) 共同管理的國際專家科學委員會，自 1956 年以來即進行評估食品添加物的安全性會議，在食品安全上擔負重要的功能，目前著重於：風險評估、安全評估、暴露評估，規格與分析方法、殘留物定義、最大殘留建議，制定一般原則。JECFA 已評估 2 千 5 百種以上的食品添加物、40 餘種污染物及天然毒物、90 餘種動物用藥的殘留等。

世界衛生組織 (WHO) 訂定的食品安全與營養食品法律準則強調：確保食品供應的安全，需要正規的政策與立法手段。食品安全政策規定必要的原則、價值、優先事項與戰略，以便採取行動；食品立法為建立有效的食品安全管制措施，提供法律的框架。食品安全政策、立法與實施，過程複雜，應以下列概念為基礎：公眾和利害關係者的早期參與，採用多利害關係者的共識方法；公開透明；協商與訪問的過程，涉及真正的參與性方法；整個過程中最高層級持續的政治支持與承諾❾。

㈠國家對「食物權」保護義務

食物權 (right to food) 的概念，最早揭櫫於世界人權宣言 (Universal Declaration of Human Rights) 第 25 條，後於經社文公約第 11 條中予以確立，該條文要求締約國採取適切措施以實現「適足食物權」(right to adequate food)；以及採取必要措施與國際合作以實現人人「免於飢餓的基本權利」(fundamental right of everyone to be free from hunger) 與得以「持續取得適當食物」的基本權利❿。經濟社會文化權利公約第 11 條規定：「一、本公約締約

❾ Food Safety and Nutrition Food Law Guidelines-WHO https://www.afro.who.int/sites/default/files/2017-06/Food%20Safety%20and%20Nutrition%20Food%20Law%20Guidelines.pdf

❿ 林勤富，〈食安風險與生存權及健康權之保障〉，2020 年 12 月 5 日，司法院大法官 109 年度學術

國確認人人有權享受其本人及家屬所需之適當生活程度，包括適當之衣食住及不斷改善之生活環境。締約國將採取適當步驟確保此種權利之實現。……。二、本公約締約國既確認人人有**免受饑餓之基本權利**，……」。

國家在食品管制上的任務範圍，應包含：⑴適足性的保護義務：即不得含有有害健康物質（食品安全），且必須在文化上可被接受（超越科學認知的安全），對於變質腐敗食物的管制。⑵永續性的保護義務：在糧食安全方面，應防止對於食品供應鏈及市場機制健全運作的破壞行為，必須釐清規制「摻偽假冒」之旨趣，進而確認食品安全衛生管理法的多重立法目的：安全（科學）、衛生（文化）及品質（市場）。

食品安全衛生管理法「攙偽假冒」相關規定，不應侷限以「有害健康」或「成分標示」為基準，而應參酌一般消費者對於其所購買食品成分內容的「交易期待」；即攙偽假冒罪所欲保護法益，不以「健康危害可能性」作為構成要件，而係「食品市場交易秩序之維護」⑪。**國家是否應禁止特定國家的肉品進口？尤其是含有萊克多巴胺的肉品進口？**學者認為，至少必須提出何以此等肉品的進口，必然破壞個人對於食物「適足性」權利的論據；若欠缺明確的食品危害證據，則不應禁止⑫。

㈡食安問題誰的責任

食品安全問題對全球健康構成威脅，對所有人都可能造成危害，尤以嬰兒、幼兒、孕婦、老年人與潛在疾病者特別容易受到傷害。據估計全世界每年約有6億以上人口食用遭污染食物而患病，並且每年有42萬人死亡，更導致3千3百萬健康生命年的損失 (Disability-Adjusted Life Years, DALYs)，中

研討會。

⑪ 邱文聰，〈味全混油案：再論攙偽假冒罪之文義與保護法益的解釋問題〉，《月旦醫事法報告》，元照，2018年10月，第24期，第64–87頁。

⑫ 邱文聰，〈「連食物也要有權？食物權概念的確認與再釐清」與談稿〉，2020年12月5日，司法院大法官109年度學術研討會。

低所得國家每年更因不安全食品而導致生產力和醫療費用損失，達1千1百億美元。食品安全與否嚴重影響國人健康，對社會醫療負擔、商業成本與經濟損失等所衍生之影響亦鉅，更涉及國人對食品消費市場的信心，以及對政府管制與公權力的信賴。目前全球每年食品進出口總值超過1.6兆美元。食品貿易的全球化，使食品安全風險不再受國界所限制，經由食品傳播的疾病及污染，更容易藉由貿易傳遞至全球⑬。

世界衛生組織 (WHO) 提出促進食品安全指導原則，強調追求「享受更安全的食品」之目標，**應由政府、工商業者及消費者三大力量，共同分擔責任**，確保所生產的食品不受污染、消費者不會受到欺騙。**政府的責任方面：**重在食品立法與執法、訊息的蒐集與研究、對消費者教育。**消費者的責任：**社區參與、要有積極的消費者團體。**工商業者的責任：**在於有良好作業規範、適當的加工與技術、品質保證與管制、人員須訓練有素⑭。

㈢食安體系的扣連與實作

世界衛生組織 (WHO) 對促進食品衛生安全所提出之七大指引，包括：1.加強食物傳染性疾病的監測系統；2.改進風險評估的方法；3.開發新技術評估產品安全的方法；4.加強WHO在國際食品法典委員會中扮演科學與公共衛生的角色；5.加強危害之溝通與宣導；6.增進國際與國內之合作；7.加強開發中國家食品安全之能力的建設。

WHO 的指導文件，列出主管機關在食品及品質安全體系必須具備的五大內容：

1.食品法規

以全程管理的設計方式來達到預防的目的，摒棄傳統被動的查處作業。

---

⑬ 林勤富，〈食安風險與生存權及健康權之保障〉，2020年12月5日，司法院大法官109年度學術研討會。

⑭ 陳姿媛、鄭維智、許朝凱、潘志寬、林金富、吳秀梅，〈食安五環新作為〉，《國土及公共治理季刊》，2017年9月，第5卷第3期，第130–137頁。

2. 主管機關

建立整合性食品管理策略，制訂標準及規範、實施風險分析。

3. 稽查作業

對生產者、販賣者及消費者，提供完善的稽查服務；稽查人員充分瞭解法規、產銷，稽查作業程序標準化。

4. 檢驗服務

食品檢驗實驗室須擁有基本及精密的分析儀器、技術精良的檢驗人員、可靠的分析方法，通過實驗室的認證，發展早期預警系統。

5. 宣導教育

對各階段食品業者提供法規及技術的教育；對管理體系內的稽查及檢驗人員提供專業的訓練[15]。

我國要求食品業者，必須依食品安全衛生管理法實施衛生管理系統，包括食品良好衛生規範 (GHP)，並適時導入危害分析重要管制點 (HACCP) 的觀念，實施食品安全管制系統。餐飲從業人員、作業場所等，皆應避免交叉污染，以符衛生要求；並運用欄柵管理技術 (Hurdle Management Technology)，預防、去除及降低可能的生物性、化學性及物理性等危害物質，以達安全要求。**對於輸入食品，在食品安全衛生管理的實務面作法，係從三管齊下**[16]**：1. 源頭管理，擴大系統性查核範圍；2. 邊境管理，檢附含有捕撈地資訊之官方衛生證明；3. 後市場監測：市場及養殖場之檢驗與輔導**，於後市場監督把關。

---

[15] World Health Organization (1996). Guidelines for strengthening a National Food Safety Programme. https://apps.who.int/iris/bitstream/handle/10665/63592/WHO_FNU_FOS_96.2.pdf;jsessionid=1B897776F373ABEB946957CC0D0AD20F?sequence=1.

[16] 〈如何防治諾羅病毒？食品安全管理也要從「風險分析」下手〉，2017 年 7 月 6 日，社團法人台灣國際生命科學會，https://pansci.asia/archives/120276（2021 年 6 月 6 日瀏覽）。

六、相關法律：健康食品管理法

我國健康食品管理法立法之緣起，係因健康食品氾濫，舉凡：魚油、海藻、人參、花粉、靈芝、蜂王漿等，相關產品每年成長30～40%，1995年銷售金額已高達新臺幣2百億元，而健康食品買賣的糾紛比例偏高，效能常有虛偽不實情事，且品質良莠不齊、售價偏高；誇大不實廣告更誤導民眾，延誤醫療危及生命安全，例如減肥食品內摻入安非他命。由於健康食品並無法律定義，遊走於「藥品」與「食品」之間的灰色地帶，影響民眾權益；有鑑於美國在1994年已通過「膳食補充品健康與教育法案」，將健康食品從一般食品及藥品中區分出來，我國立法委員爰參酌各國立法要旨，舉辦各界座談會，彙整各方意見，研擬健康食品管理法（草案），加以規範[17]。

㈠立法與定義

健康食品管理法於1999年2月3日制定公布，全文31條，自公布後6個月施行；以「加強健康食品之管理與監督，維護國民健康，並保障消費者之權益」為立法目的，並自1999年12月22日起至2020年1月15日止，修正6次。健康食品，「指提供特殊營養素或具有特定之保健功效，特別加以標示或廣告，而非以治療、矯正人類疾病為目的之食品（第2條第1項）。」所稱「保健功效」，係指增進民眾健康、減少疾病危害風險，且具有實質科學證據之功效，非屬治療、矯正人類疾病之醫療效能，並經中央主管機關公告者（第2條第2項）。

㈡健康食品之要件與保健功效表達

健康食品之要件，依本法規定申請查驗登記的健康食品，符合下列條件之一，應發給健康食品許可證：1.經科學化之安全及保健功效評估試驗，證

---

[17] 《立法院第三屆第六會期第12次會議議案關係文書》，1998年12月23日，第217–234頁。

明無害人體健康且成分具有明確保健功效；保健功效成分依現有技術無法確定，得依申請人所列舉具該保健功效之各項原料及佐證文獻，由中央主管機關評估認定。2.成分符合中央主管機關所定之健康食品規格標準（第3條第1項）。

健康食品之保健功效，應以下列方式之一表達：1.如攝取某項健康食品後，可補充人體缺乏之營養素時，宣稱該食品具有預防或改善與該營養素相關疾病之功效。2.敘述攝取某種健康食品後，其中特定營養素、特定成分或該食品對人體生理結構或生理機能之影響。3.提出科學證據，以支持該健康食品維持或影響人體生理結構或生理機能之說法。4.敘述攝取某種健康食品後的一般性好處（第4條）。

食品非依本法之規定，不得標示或廣告為健康食品（第6條第1項）。未經核准擅自製造或輸入健康食品或違反第6條第1項規定者，處3年以下有期徒刑，得併科新臺幣100萬元以下罰金（第21條第1項）；明知為前項之食品而販賣、供應、運送、寄藏、牙保、轉讓、標示、廣告或意圖販賣而陳列者，依前項規定處罰之（第21條第2項）。

㈢健康食品之許可、效期與衛生管理

製造、輸入健康食品，應將其成分、規格、作用與功效、……，及有關資料與證件，連同標籤及樣品，並繳納證書費、查驗費，申請中央主管機關查驗登記，發給許可證後，始得製造或輸入（第7條第1項）。健康食品之製造、輸入許可證有效期限為5年，期滿仍須繼續製造、輸入者，應於許可證到期前3個月內申請中央主管機關核准展延之。但每次展延不得超過5年。逾期未申請展延或不准展延者，原許可證自動失效（第8條第1項）。健康食品之許可證於有效期間內，有「科學研究對該產品之功效發生疑義」、「產品之成分、配方或生產方式受到質疑」、「其他經食品衛生主管機關認定有必要時」事由之一者，中央主管機關得對已經許可之健康食品重新評估（第7條第1項）。

㈣健康食品標示及廣告之限制或禁止

1.顯著標示事項

健康食品應以中文及通用符號顯著標示下列事項於容器、包裝或說明書上：品名；內容物名稱；淨重、容量或數量；食品添加物名稱；**有效日期、保存方法及條件**；廠商名稱、地址；**核准之功效**；**許可證字號、「健康食品」字樣**及標準圖樣；攝取量、食用時應注意事項、可能造成健康傷害及必要警語；**營養成分及含量**；其他經中央主管機關公告指定之標示事項（第 13 條第 1 項）。

2.不得虛偽不實、誇張、涉醫療效能

健康食品之標示或廣告不得有虛偽不實、誇張之內容，其宣稱之保健效能不得超過許可範圍，並應依中央主管機關查驗登記之內容（第 14 條第 1 項）。健康食品之標示或廣告，不得涉及醫療效能之內容（第 14 條第 2 項）。

3.傳播業之管理

傳播業者不得為未依第 7 條規定取得許可證之食品刊播為健康食品之廣告（第 15 條第 1 項）。接受委託刊播之健康食品傳播業者，應自廣告之日起 6 個月，保存委託刊播廣告者之姓名（法人或團體名稱）、身分證或事業登記證字號、住居所（事務所或營業所）等資料，於主管機關要求提供時，不得規避、妨礙或拒絕（第 15 條第 2 項）。違反第 18 條之規定者，處新臺幣 30 萬到 1 百萬元罰鍰，並得按日連續處罰（第 25 條）。

㈤健康食品稽查及取締

衛生主管機關得派員檢查健康食品製造業者、販賣業者之處所設施及有關業務，並得抽驗其健康食品，業者不得無故拒絕，但抽驗數量以足供檢驗之用者為限（第 16 條第 1 項）。

1.重大危害之處置／不法、不良產品限期回收產品

經許可製造、輸入之健康食品，經發現有重大危害時，中央主管機關除應隨時公告禁止其製造、輸入外，並廢止其許可證；其已製造或輸入者，應

限期禁止其輸出、販賣、運送、轉讓或意圖販賣而陳列，必要時，並得沒入銷燬之（第 17 條）。

健康食品有下列情形之一者，其製造或輸入之業者，應即通知下游業者，並依規定限期收回市售品，連同庫存品依本法有關規定處理：⑴未經許可而擅自標示、廣告為健康食品者。⑵原領有許可證，經公告禁止製造或輸入者。⑶原許可證未申請展延或不准展延者等（第 18 條第 1 項第 1～9 款）。

2.不法、不良產品之處分

健康食品得由當地主管機關依抽查、檢驗結果為下列處分：⑴未經許可而擅自標示或廣告為健康食品者，或有第 12 條所列各款情形之一者，應予沒入銷毀。⑵不符第 10 條、第 11 條所定之標準者，應予沒入銷毀。但……。⑶其標示違反第 13 條或第 14 條之規定者，應通知限期收回改正其標示；逾期不遵行者，沒入銷毀之（第 19 條第 1 項）。

㈥罰　則

1.刑　責

⑴未經核准擅自製造或輸入健康食品或違反第 6 條第 1 項規定者，處 3 年以下有期徒刑，得併科新臺幣 1 百萬元以下罰金（第 21 條第 1 項）。明知為前項之食品而販賣、供應、運送、寄藏、牙保、轉讓、標示、廣告或意圖販賣而陳列者，依前項規定處罰之（第 21 條第 2 項）。

⑵違反第 12 條不得製造、調配、加工、販賣、儲存、輸入、輸出、贈與或公開陳列之規定者，處新臺幣 6 萬元以上 30 萬元以下罰鍰（第 22 條第 1 項）。前項行為一年內再違反者，處新臺幣 9 萬元以上 90 萬元以下罰鍰，並得廢止其營業或工廠登記證照（第 22 條第 2 項）。第 1 項行為致危害人體健康者，處 3 年以下有期徒刑、拘役或科或併科新臺幣 1 百萬元以下罰金，並得廢止其營業或工廠登記證照（第 22 條第 3 項）。

⑶違反第 10 條良好作業規範之標準、或健康食品與其容器及包裝，不符衛生之標準、或標示違反第 13 條之規定，處新臺幣 3 萬到 15 萬元罰鍰（第

23 條第 1 項)。前項行為一年內再違反者，處新臺幣 9 萬到 90 萬元之罰鍰，並得廢止其營業或工廠登記證照（第 23 條第 2 項)。第 1 項行為致危害人體健康者，處 3 年以下有期徒刑、拘役或科或併科新臺幣 1 百萬元以下罰金，並得廢止其營業或工廠登記證照（第 23 條第 3 項)。

⑷法人之代表人、法人或自然人之代理人或受僱人，因執行業務，犯第 21 條至第 22 條之罪者，除依各該條之規定處罰其行為人外，對該法人或自然人亦科以各該條之罰金（第 26 條)。

2. 行政罰

⑴健康食品業者違反第 14 條規定:違反第 1 項處新臺幣 10 萬到 50 萬元罰鍰 （第 24 條第 1 項第 1 款）；違反第 2 項處新臺幣 40 萬到 2 百萬元罰鍰（第 24 條第 1 項第 2 款)。前 2 款之罰鍰，應按次連續處罰至違規廣告停止刊播為止；情節重大者，並應廢止其健康食品之許可證（第 24 條第 1 項第 3 款)。經依前 3 款規定處罰，於一年內再次違反者，並應廢止其營業或工廠登記證照（第 24 條第 1 項第 4 款)。

傳播業者違反第 15 條第 2 項規定者，處新臺幣 6 萬到 30 萬元罰鍰，並應按次連續處罰（第 24 條第 2 項)。主管機關為第 1 項處分同時，應函知傳播業者及直轄市、縣（市）新聞主管機關（第 24 條第 3 項)。傳播業者刊播違反第 15 條第 1 項規定之廣告，或未依前項規定，繼續刊播違反第 14 條規定之廣告者，直轄市、縣（市）政府應處新臺幣 12 萬到 60 萬元罰鍰，並應按次連續處罰（第 24 條第 4 項)。

⑵拒絕、妨害或故意逃避第 16 條、第 17 條所規定之抽查、抽驗或經命暫停或禁止製造、調配、加工、販賣、陳列而不遵行者，處行為人新臺幣 3 萬到 30 萬元罰鍰，並得連續處罰。前項行為如情節重大或一年內再違反者，並得廢止其營業或工廠登記證照（第 27 條)。

3. 罰鍰處罰機關

本法所定之罰鍰，除第 24 條第 4 項規定外，由直轄市或縣（市）主管機關處罰（第 28 條)。

4.退還價金／懲罰性賠償金

出賣人違反本法第 7 條、第 10 條至第 14 條之情事時，買受人得退貨，請求出賣人退還其價金；**出賣人如係明知時，應加倍退還其價金；**買受人如受有其他損害時，法院得因被害人之請求，依侵害情節命出賣人支付買受人零售價 3 倍以下或損害額 3 倍以下，由**受害人擇一請求之懲罰性賠償金**。但買受人為明知時，不在此限（第 29 條第 1 項）。

想一想

1. 衛生福利部於 2020 年 9 月 4 日召開食品衛生安全與營養諮議會，訂定豬萊克多巴胺的殘留容許量為何？
2. WHO 曾對促進食品安全提出一個指導原則，並以神殿式的結構圖來加以強調，該神殿是由哪些力量共同支撐起來的穩定結構？政府、消費者、工商業者各需分擔哪些責任？（國考題）
3. 我國針對進口牛肉之衛生安全管理採取「三管五卡」機制，其中的「三管」包含哪些？（國考題）
4. 我國歷經多次食安事件，食品安全衛生管理法經 2013 年 6 月 19 日重大修訂後，具有哪些特色？（國考題）
5. 「起雲劑違法添加塑化劑」事件後，衛福部擬擴大實施「食品履歷制度」，請問這項任務應由衛福部所屬的哪一機關負責？（國考題）
6. 根據食品安全衛生管理法的相關規定，醫療機構診治病人時發現有疑似食品中毒之情形，應於幾小時內向當地主管機關報告？（國考題）
7. 食品安全衛生管理法最近一次修正（2019 年 6 月 12 日），增訂公布第 46 條之 1 刑事處罰規定，請說明該條文內容及立法之必要性。
8. 請寫出 JECFA 的英文全名並解釋其意義，同時亦說明其在食品安全上所擔負的重要功能。（109 高考食品技師）

第十六章

學校衛生法

一、立法目的與法規沿革

世界衛生組織（1998年）將健康促進學校定義為：「一所學校能持續增強它的能力，成為一個有益於生活、學習與工作的健康場所。」主要的推動策略，包括：建立網絡與聯盟以發展健康促進、增強國家能力、透過研究來強化學校衛生計畫。健康促進學校強調建立健康政策、創造支持性環境、強化社區行動、發展個人技能、增加健康發展的投資、穩固健康促進基礎組織等原則概念。我國參考前述定義、原則，考量學生正值生長發育快速期，亦是健康觀念、習慣與行為建立之關鍵期，透過學校組織有系統的推動學校衛生保健工作，能增強師生的健康、達成學習的效果，爰研擬學校衛生法（草案），並於2002年1月16日經立法院三讀通過，2002年2月6日制定公布，全文29條；自發布日起施行。立法目的：為促進學生及教職員工健康，奠定國民健康基礎及提升生活品質，特制定本法（第1條第1項）。學校衛生法並於2013年12月18日、2015年12月30日及2021年1月13日共計3次修正。

二、規範重點

學校衛生法所稱主管機關：在中央為教育部；在直轄市為直轄市政府；在縣（市）為縣（市）政府（第2條第1項）；本法所訂事項涉及衛生、環境保護、社政等相關業務時，應由主管機關會同各相關機關辦理（第2條第2項）。各級主管機關及全國各級學校應依本法辦理學校衛生工作（第3條）；各級主管機關應指定專責單位，並置專業人員，辦理學校衛生業務（第4條）。

㈠學校衛生委員會任務

各級主管機關應遴聘學者、專家、團體及相關機關代表組成學校衛生委員會，負責：學校衛生政策及法規興革、衛生之計畫、方案、措施及評鑑事項之諮詢指導意見。學校衛生教育與活動、健康保健服務、環境衛生管理之規劃及研發事項之諮詢指導意見；協調相關機關、團體推展學校衛生事項等任務（第 5 條）。

㈡健康中心／置護理人員

學校應指定單位或專責人員，負責規劃、設計、推動學校衛生工作（第 6 條第 1 項）。由於學校健康中心是學生及教職員工保健之重要場所，爰明定「學校應有健康中心之設施，作為健康檢查與管理、緊急傷病處理、衛生諮詢及支援健康教學之場所」（第 6 條第 2 項）。高級中等以下學校**班級數未達 40 班者，應置護理人員 1 人；40 班以上者，至少應置護理人員 2 人**（第 7 條第 1 項）。專科以上學校得比照前項規定置護理人員；學校醫事人員應就依法登記合格者進用之（第 7 條第 2～3 項）。

㈢定期健檢及資料保密

學生健康檢查可測知學生生長發育、健康情形，以早期發現及矯治體格缺點與疾病，並避免校園傳染性疾病之發生及蔓延，學校衛生法第 8 條第 1 項爰明定「學校應建立學生健康管理制度，定期辦理學生健康檢查；必要時，得辦理學生及教職員工臨時健康檢查或特定疾病檢查」。

學校應將學生健康檢查及疾病檢查結果載入學生資料（第 9 條第 1 項）；學生資料，應予保密，不得無故洩漏。但應教學、輔導、醫療之需要，經學生家長同意或依其他法律規定應予提供者，不在此限（第 9 條第 2 項）。

㈣身障照顧／傳染防治／通報

學校應依學生健康檢查結果，施予健康指導，並辦理體格缺點矯治或轉介治療（第 10 條）。學校對罹患視力不良、齲齒、寄生蟲病、肝炎、脊椎彎曲、運動傷害、肥胖及營養不良等缺點或疾病，應加強預防及矯治工作（第 11 條）。

學校對患有心臟病、氣喘、癲癇、糖尿病、血友病、癌症、精神疾病、罕見疾病及其他**重大傷病或身心障礙之學生，應加強輔導與照顧；必要時，得調整其課業及活動**（第 12 條）。

學校發現學生或教職員工罹患傳染病或有造成校內傳染之虞時，應會同衛生、環境保護機關做好防疫及監控措施（第 13 條第 1 項）；必要時，得禁止到校。各級主管機關得命其停課（第 13 條第 2 項）。學校應配合衛生主管機關，辦理學生入學後之預防接種工作（第 14 條）。學校發現有疑似食品中毒之情形，應採緊急救護措施，並通報地方衛生主管機關處理（第 15 條第 3 項）。

㈤健康教學

高級中等以下學校應開設健康相關課程（第 16 條第 1 項）；健康相關課程教師，應參與專業在職進修，提升健康相關教學效果（第 17 條）。學校應充實健康相關教學設備；必要時，得設健康相關專科教室（第 18 條）。

㈥建構健康環境

1. 餐飲衛生自主管理機制／午餐輔導會／午餐供應會

學校應加強餐廳、廚房、員生消費合作社之衛生管理（第 22 條第 1 項）；並應符合食品安全衛生管理法第 8 條第 1 項所定食品之良好衛生規範準則（第 22 條第 3 項）。各級主管機關應督導學校建立餐飲衛生自主管理機制，學校每週應至少檢查餐飲場所一次，並予記錄；其紀錄應保存 3 年（第 22 條第 4 項）。學校供應膳食者，應提供衛生、安全及營養均衡之餐食，由營養師督導及執行（第 23 條第 1 項）。地方政府應組成學校午餐輔導會，規範、輔導、考核及獎懲學校辦理午餐相關業務（第 23 條之 2 第 1 項）。高級中等以下學校辦理午餐應成立學校午餐供應會或相當性質之組織，成員組成現任家長應有 4 分之 1 以上（第 23 條之 2 第 2 項）。

2. 應置營養師及其職責

高級中等以下學校，班級數 40 班以上者，應至少置營養師一人；各縣市主管機關，應置營養師若干人。學校營養師職責：飲食衛生安全督導；膳食管理執行；健康飲食教育之實施；全校營養指導；個案營養照顧（第 23 條之 1）。

㈦建築設備安全及環境衛生檢查

事故傷害是我國 1 歲至 24 歲國民之第一大死因，學校應致力避免校園事故傷害之發生，明定：學校應訂定計畫，每學期定期實施建築設備安全及環境衛生檢查；並應隨時維護教學與運動遊戲器材設備，開學前應澈底檢修（第 25 條）。學校事故包括：車禍、校外教學、溺水、運動事故、實驗實習意外、中毒、學校設施意外等類型。學校發生事故，涉有民事責任、刑事責任和行政責任及國家賠償等問題，爰**建構安全之學習環境，為學校衛生之重要課題**。

㈧推動健康促進學校

學校應加強辦理健康促進及建立健康生活行為等活動（第 19 條）；高級中等以下學校應結合家庭與社區之人力及資源，共同辦理社區健康飲食教育及環境保護活動。專科以上學校，亦得辦理（第 20 條）。為保護學生免受二手菸危害，以及避免教職員工吸菸行為對學生造成不良示範，明定高級中等以下學校，應全面禁菸；並不得供售菸、酒、檳榔及其他有害身心健康之物質（第 24 條）。

三、相關法律：口腔健康法

㈠立法目的及修正要旨

我國12歲兒童之恆齒齲蝕指數為3.31顆，盛行率為66%，相較於美國之1.4顆、日本之2.9顆，以及世界衛生組織2000年口腔健康目標3顆以下，有段距離。**國內15至18歲的青少年族群當中，80%以上對於口腔衛生正確觀念不足；人口老化，老年人對於口腔健康照護需求日增**。為促進口腔健康，我國於2003年5月21日制定公布口腔健康法，全文計12條；並自公布日施行，以「促進及維護國民口腔健康」為立法目的。

由於1991年以來，口腔癌進入國人十大死因之一，近幾年名列死因第5名，是青壯年男性最容易發生的癌症。2017年1月11日修正公布第1～6、8、9條條文；並增訂第6條之1條文。本法全文12條，本次修正8條及增訂1條，增修幅度超過2分之1，未以全文修正方式，條號重編，明顯為法制作業之缺失。本次修法主要目的，要求政府加強在國人口腔危害因子的防制和衛教宣導，以及進行相關研究與分析，並規定衛生福利部必須每6年提出國民口腔健康狀況調查及研究報告，並對外公布。

㈡規定重點

口腔健康法第3條規定，政府應推行口腔疾病預防及保健工作，並推展有關口腔：健康狀況調查、預防醫學推展、健康教育實施、健康危害因子之調查、研究及防制政策、與口腔健康促進有關之事項等。

主管機關及各目的事業主管機關應逐年編列預算，辦理有關口腔健康危害因子之防制、口腔健康促進、衛教宣導與預防工作（第4條）；各級各類學校應加強口腔健康、危害因子防制教育之推展及定期實施口腔檢查（第6條）；主管機關應對口腔癌高危險群提供具成本效益之口腔癌篩檢服務（第6條之1）；辦理口腔健康教育之推展與宣導時，相關機關、學校、大眾傳播媒體應配合推行（第7條）。

主管機關應編列預算，辦理口腔健康及危害因子之調查與研究，並得委託或補助有關機關、學校或相關專業團體為之。中央主管機關應每 6 年提出國民口腔健康狀況調查及研究之報告，對外公布，作為口腔健康促進工作參考（第 9 條）。地方主管機關應指定專責人員；中央主管機關應設專責單位，辦理有關口腔健康業務（第 10 條）。中央主管機關應設口腔醫學委員會，負責口腔：健康政策擬議、疾病流行病學調查審議、疾病預防措施之審議；孕產婦、乳幼兒、老人、身心障礙者口腔保健推展之審議、口腔癌危險因子及其他口腔健康危害因子之審議等（第 11 條第 1 項）。

2003 年，世界衛生組織、世界牙科聯盟及國際牙科研究協會組成之工作組，發布「2020 年全球口腔健康目標」，旨在為全球政策制定者提供一個框架，鼓勵地方採取行動。根據口腔健康結果，制定目標如下❶： 1.降低因口腔與顱顏疾病造成的死亡率，以增進生活品質。 2.促進永續、具優先順序的政策，以及具有實證基礎的口腔健康計畫。 3.發展具可近性、成本效益口腔健康系統，以預防、控制口腔與顱顏疾病。 4.整合部門間的口腔健康促進與照護。 5.發展口腔健康計畫，重視制定促進口腔健康和預防口腔疾病的全球政策，以有效管制口腔健康風險。 6.加強口腔健康監視的系統與方法，含過程與結果。 7.促進社會責任與照護者的倫理實踐。 8.減少國內不同社會經濟群體間口腔健康的差距，以及國際間口腔健康的不平等。 9.增加經口腔疾病與異常流行病學監視訓練的健康照護提供者數量。為確保達成上述目標，國家與地方在未來將面臨口腔健康挑戰❷。

世界衛生組織提出「口腔健康為全身健康之基石」概念，意味著口腔疾

---

❶ Martin Hobdell M., Poul Erik Petersen P. E., John C., Newell Johnson N. (2003). Global goals for oral health. International Dental Journal. 53, 285 – 288. https://onlinelibrary.wiley.com/doi/10.1111/j.1875–595X.2003.tb00761.x.

❷ Mike Dodds (2020). Achieving Oral Health Goals in 2020 and Beyond. Dentist Today. https://www.dentistrytoday.com/news/todays–dental–news/item/6125–achieving–oral–health–goals–in–2020–and–beyond.

病與全身健康息息相關。例如，牙周病與糖尿病具雙向關聯、**口內牙齒數目與失智症風險成反比等。臺灣邁入「高齡化社會」同時，包含口腔照護等整合性照護更是迫在眉睫，未來，政府擬定整體健康促進相關政策時，口腔健康議題也需納入考量**。

「2019 年全球口腔健康學術大會」(2019 Global Oral Health Conference)，衛福部陳部長時中簽署「臺灣健康宣言」(Taiwan Health Declaration)，重點包括：1.各政府機關及民間協會，於制定非傳染性疾病相關之預防與控制政策時，在健康影響評估中，全面納入口腔健康的意義與益處。2.將口腔健康篩檢、預防及促進等方案，納入初級保健服務的規劃與實施。**3.將口腔健康納入健康促進服務及行動等各種環境中**，如幼兒園、學校、長照機構、軍隊及監獄等。4.針對整體健康的立法行動納入口腔健康，包含菸草控制、有害酒精使用、營養與肥胖控制等。**5.針對不同年齡層中有關公共衛生教育、人才培訓、政策發展等方面，強調口腔、全身及社會健康同等重要**❸。

想一想

1. 依學校衛生法之規定，應如何健康管理措施及提供健康教學？
2. 癌症防治法自 2003 年實施後，自 2019 年計畫邁入第四期，整體癌症防治仍持續依世界衛生組織的四大策略，四大策略為何？現階段主要推動防治內容為何？(109 高考衛生技術)
3. 世界衛生組織提出口腔健康為全身健康之基石，口腔疾病和全身健康息息相關，民國 108 年 5 月 3 日衛生福利部在世界公共衛生協會聯盟的見證下簽署臺灣健康宣言 (Taiwan Health Declaration)，請申論此宣言主要重點與對民眾的健康權益影響為何？(108 高考)

❸ 蘇湘雲，〈全球口腔照護菁英齊聚見證臺灣健康宣言〉，《衛福》，第 21 期，2019 年 6 月，第 40–41 頁，http://www.mohwpaper.tw/adv3/maz21/PDF/unit-12.pdf（2021 年 6 月 6 日瀏覽）。

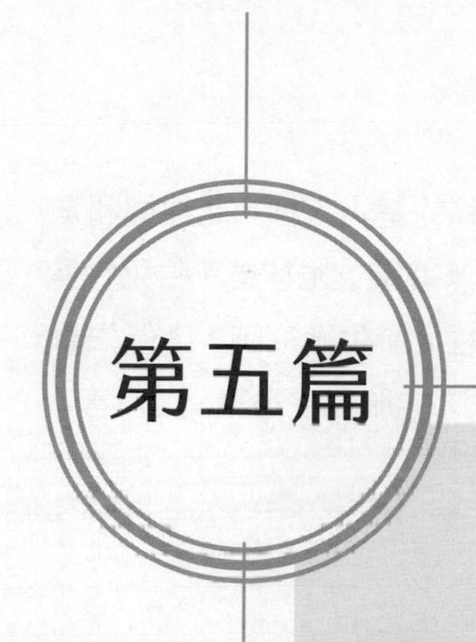

第五篇

自主權益保障相關法規

第十七章

優生保健法

人的「身體隱私權」及「自主權」，乃憲法保障的基本人權，此種權利是否包含「婦女墮胎選擇權」或「生育自主權」，非無爭議；尤其是「胎兒」是否為權利主體？「胎兒的生命權」與「母親的自主權」發生衝突時，應優先尊重婦女的人格權而保障其墮胎權？或應著重排除對於「胎兒生命權」之侵害，見解二極。

一、立法目的與法規沿革

「國家為奠定民族生存發展之基礎應保護母性，並實施婦女、兒童福利政策。」「國家為增進民族健康，應普遍推行衛生保健事業及公醫制度。」為我國憲法第 156 條、第 157 條所明定；憲法增修條文第 10 條第 6 項亦規定：「國家應維護婦女之人格尊嚴，保障婦女之人身安全，消除性別歧視，促進兩性地位之實質平等。」為**保護女性且尊重其生育自主和重視優生**，優生保健法於 1984 年 7 月 9 日制定公布，全文 18 條，自 1985 年 1 月 1 日實施；第 1 條揭櫫**立法目的，為「實施優生保健，提高人口素質，保護母子健康及增進家庭幸福，特制定本法」**。優生保健法於 1999 年二度修正，復於 2009 年 7 月 8 日公布修正第 9、10、18 條。

二、規範重點

㈠優生保健諮詢委員會／優生保健委員會

優生保健之主管機關：在中央為行政院衛生署❶；在直轄市為直轄市政

---

❶ 2013 年 7 月 19 日行政院公告第 2 條所列屬「行政院衛生署」之權責事項，自 2013 年 7 月 23 日

府；在縣（市）為縣（市）政府（第2條）。中央主管機關，為推行優生保健，諮詢學者專家意見，得設優生保健諮詢委員會，研審人工流產及結紮手術之標準（第3條第1項）。直轄市、縣（市）為推行優生保健，得設優生保健委員會，指導人民人工流產及結紮手術；其設置辦法，由直轄市、縣（市）主管機關定之（第3條第2項）。

㈡人民健康或婚前檢查

為發現有礙優生之疾病，並依其情況勸導實行節育，以達優生目的，主管機關於「必要時」，得施行人民健康或婚前檢查（第6條第1項）。除一般健康檢查外，並包括：1.有關遺傳性疾病檢查。2.有關傳染性疾病檢查。3.有關精神疾病檢查（第6條第2項）。

所謂「必要時」，係指有下列情事之一：1.疑似罹患有礙優生之遺傳性、傳染性疾病或精神疾病者。2.本人之四親等以內血親罹患有礙優生之遺傳性疾病者。3.疑有應施行健康檢查之疾病者（優生保健法施行細則第3條第1項）。

㈢施行人工流產要件

我國刑法第24章「墮胎罪」，保障胎兒之生命法益，懷胎婦女服藥或以他法墮胎，或得其囑託或承諾，而使之墮胎者，刑法第288條以下明定刑責。然為提高人口素質，減少家庭及社會之嚴重問題暨維護母子之健康，優生保健法第9條第1項允許懷孕婦女符合特別規定時，得施行合理之人工流產，阻卻違法事由。因此，懷胎婦女中斷妊娠的相關問題，已不再具有刑法實務上的意義。

1.人工流產定義／要件

稱人工流產者，謂經醫學上認定胎兒在母體外不能自然保持其生命之期

起改由「衛生福利部」管轄。

間內，以醫學技術，使胎兒及其附屬物排除於母體外之方法（第4條第1項）。懷孕婦女經診斷或證明有下列情事之一者，**得依其自願，施行人工流產：**(1)本人或其配偶患有礙優生之遺傳性、傳染性疾病或精神疾病者。(2)本人或其配偶之四親等以內之血親患有礙優生之遺傳性疾病者。(3)有醫學上理由，足以認定懷孕或分娩有招致生命危險或危害身體或精神健康者。(4)有醫學上理由，足以認定胎兒有畸型發育之虞者。(5)因被強制性交、誘姦或與依法不得結婚者相姦而受孕者（第9條第1項第1～5款）。(6)**因懷孕或生產，將影響其心理健康或家庭生活者**（第9條第1項第6款）；本款不得以胎兒性別差異作為認定理由（優生保健法施行細則第13條之1）。

2. 取得同意／妊娠週數限制

未婚之未成年人或受監護或輔助宣告之人，依前項規定施行人工流產，應得法定代理人或輔助人之同意。**有配偶者，依前項第6款規定施行人工流產，應得配偶之同意**。但配偶生死不明或無意識或精神錯亂者，不在此限（第9條第2項）。**人工流產應於妊娠24週內施行。但屬於醫療行為者，不在此限**（優生保健法施行細則第15條第1項）。妊娠12週以內者，應於有施行人工流產醫師之醫院診所施行；逾12週者，應於有施行人工流產醫師之醫院住院施行（優生保健法施行細則第15條第2項）。但由於「妊娠週期」涉及可否許可墮胎之標準與生命權的保護，**屬於重要事項，應以法律明確規定**，卻逕以優生保健法施行細則第15條第1項規範「**人工流產應於妊娠24週內施行」，乃違反法律保留原則**。

(四)施行結紮手術要件

1. 自願施行

已婚男女經配偶同意者，得依其自願，施行結紮手術。但經診斷或證明有下列情事之一者，得逕依其自願行之：(1)本人或其配偶患有礙優生之遺傳性、傳染性疾病或精神疾病者。(2)本人或其配偶之四親等以內之血親患有礙優生之遺傳性疾病者。(3)本人或其配偶懷孕或分娩，有危及母體健康之虞者

（第 10 條第 1 項）。「結紮手術」係指，不除去生殖腺，以醫學技術將輸卵管或輸精管阻塞或切斷，而使停止生育之方法。

2. 取得同意／限指定醫師

未婚之未成年人或受監護或輔助宣告之人，施行結紮手術，應得法定代理人或輔助人之同意（第 10 條第 2 項）。第 1 項所定應得配偶同意，其配偶生死不明或無意識或精神錯亂者，不在此限（第 10 條第 3 項）。為使醫療機構及醫師執行人工流產或結紮手術不致過於浮濫，並保護接受手術者之健康及安全，規定非經中央主管機關指定之醫師不得為之。其指定辦法，由中央主管機關定之（第 5 條）。

㈤必要結紮／告知及勸導

醫師發現患有礙優生之遺傳性、傳染性疾病或精神疾病者，應將實情告知患者或其法定代理人，並勸其接受治療。但對無法治癒者，認為有施行結紮手術之必要時，應勸其施行結紮手術。懷孕婦女施行產前檢查，醫師如發現有胎兒不正常者，應將實情告知本人或其配偶，認為有施行人工流產之必要時，應勸其施行人工流產（第 11 條）。

三、罰　則

非第 5 條所定之醫師施行人工流產或結紮手術者，處 1 萬到 3 萬元罰鍰（第 12 條）。未取得合法醫師資格，擅自施行人工流產或結紮手術者，依醫師法第 28 條懲處（第 13 條）。

四、優生保健倫理議題

㈠人工流產應得配偶同意之歧視女性議題

優生保健法自施行以來，僅酌修 2 次，由於醫學科技日新月異，社會及家庭結構急遽變遷，加以民眾健康需求殷切，相關規定已無法滿足民眾所需，中央主管機關為審慎修法，曾舉辦至少 10 次修法會議、7 次公聽會，以及與人工流產焦點團體討論、和電話民意調查等程序，針對爭議部分加以討論。

為保障婦女的生育權及相關權利，我國優生保健法第 9 條第 1 項規定，懷孕婦女經診斷或證明有特殊原因，得依其自願，施行人工流產，包括「因為懷孕或生產，會影響心理健康或家庭生活者（第 9 條第 1 項第 6 款）」。有配偶者，依第 6 款施行人工流產，同條第 2 項規定「應得配偶之同意。但配偶生死不明或無意識或精神錯亂者，不在此限」。由於現行條文規定，婦女接受人工流產手術必須經配偶同意，有歧視女性的意味，為符合性別平等要求，國民健康署擬啟動修法，**修正為不需經配偶同意，以尊重「婦女墮胎選擇權」或「生育自主權」**。另，為符合聯合國「消除對婦女一切形式歧視公約 (CEDAW)」❷及「身心障礙者權利公約 (CRPD)」；**優生保健法名稱，將修正為「生育保健法」**，以符合性平要求❸。

㈡施行人工流產標準過於寬鬆且違反法律保留原則

我國將此涉及「胎兒生命權」可否加以剝奪的前提要件——「妊娠週期」，未經優生保健法明確規定，逕以優生保健法施行細則第 15 條第 1 項規範「**人工流產應於妊娠 24 週內施行**」，不但**違反重要事項應以法律規定之法律保留原則**，且將人工流產允許期限明定「應於妊娠 24 週內施行」，**無視通常懷孕第 10 至 12 週可聽見心跳，以及胎齡 24 週出生的胎兒，已有 20～35% 可以存活，將「妊娠週期」擴大至 24 週作為人工流產的標準，可謂過於寬鬆**。

反觀德國聯邦憲法法院早於 1975 年 2 月 25 日針對當時刑法第 218 條規

---

❷ 1979 年聯合國大會通過「消除對婦女一切形式歧視公約」，1981 年正式生效，闡明男女平等享有一切經濟、社會、文化、公民和政治權利，締約國應採取立法及一切適當措施，消除對婦女之歧視，確保男女在教育、就業、保健、家庭、政治、法律、社會、經濟等各方面享有平等權利。我國立法院於 2011 年 5 月 20 日三讀通過「消除對婦女一切形式歧視公約施行法」，6 月 8 日公布，2012 年 1 月 1 日施行。

❸ 〈優生保健法遭批「惡法」將重啟修法，未來墮胎「需經配偶同意」可能排除〉，上報，2020 年 12 月 9 日，https://www.upmedia.mg/news_info.php?SerialNo=101881（2021 年 5 月 16 日瀏覽）。

定：「於特定要件下，於懷孕之後12週內施行墮胎，免除其刑」之合憲性為判決，其判決要旨強調：「胎兒在母體中成長的生命並非附屬的，而是獨立的法益，且受憲法保護。」胎兒雖不是法律上之「人」，但亦不能定性為物，因為它是生命❹。德國在1991年公布施行「胚胎保護法」，立法理由所揭示之立法目的，在於維護德國基本法對人性尊嚴與生命權的保護，將「胚胎視為人的生命」❺。2019年5月為止，美國的「肯塔基州 (Kentucky)」、「俄亥俄州 (Ohio)」及「喬治亞州 (Georgia)（第481法案）」等州的州議會，通過「心跳法案 (Heartbeat Bill)」，只要「胚胎」或「胎兒」可以檢測到心音時，墮胎即屬非法。該法案強調須保障「懷孕八週而無法完全獨立生存於母體外之胚胎／胎兒」生命權❻，「禁止了大多數情形下的墮胎」。立法者認為，心跳法案有助於保障胎兒的生命權，然而相對的，妊娠婦女的生育自主權同時也受到限制，使得該法案充滿爭議❼。

---

❹ 李震山，《多元、寬容與人權保障——以憲法為列舉權之保障為中心》，元照，2005年10月，第100–101頁。

❺ 李震山，同上註，第385頁。

❻ 成令方，〈心跳法案？人工流產標準的擇定〉，《月旦醫事法報告》，元照，第43期，2020年5月，第9、16頁。

❼ 劉邦揚，〈誰的心跳？誰的權利？基本權競合與法益保護的課題〉，《月旦醫事法報告》，元照，第41期，2020年3月，第173–174頁。

想一想

1. 優生保健法施行人工流產之要件為何？
2. 優生保健法施行細則第 15 條第 1 項規範 「人工流產應於妊娠 24 週內施行」，是否有違重要事項應以法律規定之法律保留原則？
3. 婦女人工流產應得配偶同意之規定，是否有歧視女性之嫌？
4. 依基因檢測選擇生男生女，或基因改造製造優生寶寶，有無違反倫理或法令？

第十八章

人工生殖法

生殖技術係上 (20) 世紀最廣泛採用與獲得成功的醫療技術之一，為數百萬計的不孕症夫婦帶來育兒夢的無限希望，但輔助生殖技術也同時產生社會必須解決的倫理、法律與社會問題。例如：應制定哪些法律規範，輔助生殖技術通報？如何處理因輔助生殖技術的財務障礙而引起的社會不平等？採取基因檢測或改造，是否侵害未來世代的基本權利或利益？胚胎是否生命權應保障之範圍❶？多胎生育增加社會成本與健康風險問題，如何限制體外受精週期可移植的胚胎數量，以避免多胎妊娠的發生？代理孕母的合法性？以及輔助生殖技術在生殖細胞或胚胎捐贈的背景下，對於後世代的代際正義等問題，在未來將越來越有爭議。許多國家爰採取立法措施，對於輔助生殖技術加以規範，以杜紛擾。

一、立法目的與法規沿革

1799 年，英國醫師 John Hunter 完成人類第一個人工授精成功案例，1978 年世界上第一個試管嬰兒在英國出生；臺灣第一個試管嬰兒在 1985 年出生，醫學上的突破，將人類的生殖技術推向新紀元❷。我國考量「對於部分罹患不孕症無法自行生育，或罹患遺傳性疾病不宜自行生育子嗣之人，醫學上有必要以先進科技，為其解決子嗣綿延及繼承之問題。人工生殖技術的副作用不僅在生理層面，更牽涉倫理、道德、婚姻、血統、法律等，可能有精、卵供應由原慈善之性質淪為商業買賣，精、卵、胚胎篩檢不嚴及技術草

❶ 李震山，〈論生命科技與生命尊嚴〉，收錄於《人性尊嚴與人權保障》，元照，2000 年 2 月，第 378、385 頁。

❷ 〈立法院院會紀錄〉，《立法院公報》，第 95 卷第 59 期，2006 年 12 月 22 日，第 126 頁。

率造成不良後代，以及多次供精可能有亂倫的隱憂等問題」，中央衛生主管機關自 1986 年起，陸續發布「行政院衛生署人工生殖技術管理諮詢小組設置要點」、「人工生殖技術管理倫理指導綱領」行政命令❸，以及「人工協助生殖技術管理辦法」❹等，據以提供倫理指導及管理❺。

體外受精技術，足以操縱人類的未來，衍生複雜的法律、道德、倫理問題，並涉及憲法規定的基本權利，乃屬應「以法律規定」之事項，不得以命令定之。信守「法律保留」原則，乃民主法治國立法行為應遵循之事項，以行政命令作為規範之本，恐難立足❻。職是之故，中央衛生主管機關自 1996 年起，開始草擬「人工生殖法（草案）」，經行政院於 2001 年 1 月 17 日院會通過，同月函請立法院審議。因立法院職權行使法第 13 條有關屆期不續審之規定，視同廢棄，行政院遂於 2005 年 5 月 20 日再次函送立法院審議。人工生殖法 2007 年 3 月 21 日制定公布全文 40 條；並自公布日施行，以「**健全人工生殖之發展，保障不孕夫妻、人工生殖子女與捐贈人之權益，維護國民之倫理及健康」為立法目的**（第 1 條）。其中，以代理孕母方式之人工生殖，因涉及科學、倫理、法律、社會道德等層面之問題，當時參酌專家學者意見，採人工生殖法與代理孕母脫鉤處理。人工生殖法嗣於 2018 年 1 月 3 日修正公布第 3、31、36 條條文；雖人工生殖技術也日新月異，造福許多不孕夫婦，但核心的代孕生殖方式，人工生殖法卻仍未積極檢討。

二、規範重點

人工生殖法之主管機關為衛生福利部（第 3 條）。「人工生殖」：意指利用生殖醫學之協助，以非性交之人工方法達到受孕生育目的之技術。「生殖細胞」：係指精子或卵子。「受術夫妻」：則指接受人工生殖之夫及妻，且妻能以

---

❸ 行政院衛生署 75 年 7 月 8 日衛署保字第 597301 號公告。

❹ 行政院衛生署 83 年 11 月 13 日衛署保字第 83071000 號令發布，並於 86 年、88 年二度修正。

❺ 吳秀玲、蘇嘉宏，《醫事護理法規概論》，三民，2020 年 9 月，第 14 版，第 38–39 頁。

❻ 李震山，〈論生命科技與生命尊嚴〉，《人性尊嚴與人權保障》，元照，2000 年 2 月，第 117 頁。

其子宮孕育生產胎兒者。「胚胎」：指受精卵分裂未逾 8 週者（第 2 條第 1～4 款）。

㈠醫療機構施行人工生殖之管理

1.諮詢委員會／許可及效期

主管機關應邀集相關學者專家及民間團體代表，斟酌社會倫理觀念、醫學之發展及公共衛生之維護，成立諮詢委員會，定期研討人工生殖法執行之情形（第 4 條第 1 項）。醫療機構應申請主管機關許可後，始得實施人工生殖、接受生殖細胞之捐贈、儲存或提供之行為（第 6 條第 1 項）；**公益法人應申請主管機關許可後，始得接受精子之捐贈、儲存或提供之行為**（第 6 條第 2 項）。前二項許可之有效期限為 3 年（第 4 條第 3 項）。人工生殖為高科技之醫學技術，為維護受術夫妻及人工生殖子女的權益，爰規定醫療機構實施人工生殖、接受生殖細胞之捐贈、儲存等行為，須經主管機關許可。

2.受術夫妻或捐贈人之檢查及評估

人工生殖機構於實施人工生殖或接受捐贈生殖細胞前，應就受術夫妻或捐贈人為下列之檢查及評估：一般心理及生理狀況；家族疾病史（本人、四親等以內血親之遺傳性疾病紀錄）；有礙生育健康之遺傳性疾病或傳染性疾病；其他經主管機關公告之事項（第 7 條第 1 項）。所作之檢查及評估，應製作紀錄（第 7 條第 2 項）。

3.捐贈要件／無償／營養費等

為兼顧生殖細胞之品質，規定實施年齡以成年人為宜。捐贈人捐贈生殖細胞必須符合：⑴男性 20 歲以上，未滿 50 歲；女性 20 歲以上，未滿 40 歲。⑵經依前條規定實施檢查及評估結果，適合捐贈。⑶以無償方式捐贈。⑷未曾捐贈或曾捐贈而未活產且未儲存（第 8 條第 1 項）。受術夫妻在主管機關所定金額或價額內，得委請人工生殖機構提供營養費或營養品予捐贈人，或負擔其必要之檢查、醫療、工時損失及交通費用（第 8 條第 2 項）。

4.說明書面同意／紀錄事項／使用限制

人工生殖機構接受生殖細胞捐贈時，應向捐贈人說明相關權利義務，取得其瞭解及書面同意（第 9 條第 1 項）；並應製作紀錄，載明：⑴捐贈人之姓名、住（居）所、國民身分證統一編號或護照號碼、出生年月日、身高、體重、血型、膚色、髮色及種族。⑵捐贈項目、數量及日期（第 9 條第 2 項）。人工生殖機構對同一捐贈人捐贈之生殖細胞，不得同時提供二對以上受術夫妻使用，並於提供一對受術夫妻成功懷孕後，應即停止提供使用（第 10 條），以避免血統紊亂。

㈡人工生殖之施行

1.夫妻實施人工生殖

基於維護生命倫理及尊嚴，夫妻必須符合下列各款情形，醫療機構始得為其實施人工生殖：⑴依第 7 條規定實施檢查及評估結果，適合接受人工生殖。⑵夫妻一方經診斷罹患不孕症，或罹患公告之重大遺傳性疾病，自然生育顯有生育異常子女之虞。⑶**夫妻至少一方具有健康生殖細胞，無須接受他人捐贈精子或卵子**（第 11 條第 1 項）。**夫妻無前項第 2 款情形而有醫學正當理由，得報經主管機關核准實施**（第 11 條第 2 項）。

2.說明義務／書面同意／公證

醫療機構實施人工生殖時，應向受術夫妻說明人工生殖之必要性、施行方式、成功率、可能發生之併發症、危險及其他可能替代治療方式，取得受術夫妻雙方書面同意（第 12 條第 1 項）。醫療機構實施前項人工生殖，對於接受他人捐贈之精子（卵子）方式實施者，並應取得受術夫（妻）之書面同意（第 12 條第 2 項）。書面同意，應並經公證人公證（第 12 條第 3 項）。

3.禁止特定使用／應紀錄事項

醫療機構實施人工生殖，不得應受術夫妻要求，使用特定人捐贈之生殖細胞；接受捐贈生殖細胞，不得應捐贈人要求，用於特定之受術夫妻（第 13 條第 1 項）。並**應製作紀錄**，載明：⑴受術夫妻之姓名、住（居）所、國民身分證統一編號或護照號碼、出生年月日、身高、體重、血型、膚色及髮色。⑵捐贈人之國民身分證統一編號或護照號碼及在醫療機構之病歷號碼。⑶人工生殖施術情形（第 14 條第 1 項）。

4.親屬關係限制／實施方式限制

精卵捐贈之人工生殖，不得為下列親屬間精子與卵子之結合：直系血親；直系姻親；四親等內之旁系血親（第 15 條第 1 項）。為確保受術夫妻及人工生殖子女之權益，避免人工生殖遭濫用，以維護社會倫常，爰禁止人工生殖以特定方式實施，不得以下列情形或方式為之：⑴使用專供研究用途之生殖細胞或胚胎。⑵以無性生殖方式為之。⑶選擇胚胎性別。但因遺傳疾病之原因，不在此限。⑷精卵互贈。⑸使用培育超過 7 日之胚胎。⑹每次植入 5 個以上胚胎。⑺使用混合精液。⑻使用境外輸入之捐贈生殖細胞（第 16 條）。第 16 條第 6 款「每次植入 5 個以上胚胎」之規定，係為保護病患之就醫安全，避免植入過多胚胎致無法負荷，可能對於母體造成嚴重傷害。

㈢生殖細胞及胚胎之保護

1.不得請求返還／轉贈

生殖細胞經捐贈後，捐贈人不得請求返還。但捐贈人捐贈後，經醫師診斷或證明有生育功能障礙者，得請求返還未經銷毀之生殖細胞（第 19 條）。人工生殖機構接受捐贈之生殖細胞，經捐贈人事前書面同意得轉贈其他人工生殖機構，實施人工生殖（第 20 條）。

2.生殖細胞應予銷毀及例外

人工生殖機構對於符合一定要件之「捐贈之生殖細胞（如：提供受術夫妻完成活產 1 次；保存逾 10 年）」、「受術夫妻之生殖細胞（如：提供者要求銷毀或死亡）」、「受術夫妻為實施人工生殖形成之胚胎（如：受術夫妻婚姻無效、撤銷、離婚或一方死亡；保存逾 10 年）」，負有銷毀義務（第 21 條第 1～3 項）。人工生殖機構歇業時，其所保存之生殖細胞或胚胎應予銷毀。但經捐贈人書面同意，其所捐贈之生殖細胞，得轉贈其他人工生殖機構；受術夫妻之生殖細胞或胚胎，經受術夫妻書面同意，得轉其他人工生殖機構繼續保存（第 21 條第 4 項）。應予銷毀之生殖細胞及胚胎，經捐贈人或受術夫妻書面同意，並報經主管機關核准者，得提供研究使用（第 21 條第 5 項）。

㈣人工生殖子女之地位

1. 視為婚生子女

妻於婚姻關係存續中，經夫同意後，與他人捐贈之精子受胎所生子女，「視為婚生子女」（第 23 條第 1 項）。本條項之規定，旨在兼顧人工生殖子女之權益，並維護婚姻之安定與和諧，對精子捐贈之人工生殖子女之身分認定，**以實施該人工生殖是否經受術夫之同意，為婚生子女之判斷依據**。如受術夫同意使用第三人捐贈之精子實施人工生殖時，依**誠信原則及禁反言之法理，所生之子女應視為婚生子女**，爰為第一項規定。

妻於婚姻關係存續中，同意以夫之精子與他人捐贈之卵子受胎所生子女，視為婚生子女（第 24 條第 1 項）。**妻受胎後，如發見有婚姻撤銷、無效之情形，其分娩所生子女，視為受術夫妻之婚生子女**（第 25 條）。

2. 否認之訴／排除強制認領

有「視為婚生子女」之情形，「夫」能證明其同意係受詐欺或脅迫者，得於發見被詐欺或被脅迫終止後 6 個月內提起否認之訴。但受詐欺者，自子女出生之日起滿 3 年，不得為之（第 23 條第 2 項）；「妻」能證明其同意係受詐欺或脅迫者，亦得提起否認之訴（第 24 條第 2 項）。

民法第 1067 條（強制認領）規定，於本條情形不適用之（第 23 條第 3 項）。按「強制認領」制度係基於血統真實主義，如生父不願認領其非婚生子女時，法律規定得請求強制認領，以確保非婚生子女之權益。惟「**人工生殖法已就血統真實主義有所調整，生殖細胞捐贈人及人工生殖子女間，依本法規定原則上不存在任何法律關係**」，爰規定捐精之人工生殖情形，不適用民法有關強制認領之規定。

㈤資料通報／資料庫管理和利用／申請查詢

人工生殖機構應向主管機關通報：施行之檢查及評估；捐贈人之捐贈；實施人工生殖；銷毀；每年度應主動通報受術人次、成功率、不孕原因及所採行之人工生殖技術等項資料，並由主管機關建立人工生殖資料庫管理，定期公布上述資料（第27條第1項）。人工生殖機構實施人工生殖、接受生殖細胞之捐贈、儲存或提供，應指定專人負責前條之通報（第28條）。人工生殖子女，或其法定代理人，遇有下列情形之一者，得向主管機關申請查詢：⑴結婚對象有違反民法第983條（親屬禁婚）規定之虞時。⑵被收養人有違反民法第1073條之1（不得收養之親屬）規定之虞時。⑶違反其他法規關於限制一定親屬範圍規定之虞時（第29條第1項）。

三、罰　則

㈠刑　責

違反第15條、第16條第1款或第2款親屬間精卵結合或無性生殖禁止規定者，處其行為人5年以下有期徒刑，得併科新臺幣150萬元以下罰金（第30條）。

意圖營利，從事生殖細胞、胚胎之買賣或居間介紹者，處2年以下有期徒刑、拘役或科或併科新臺幣20萬到1百萬元罰金（第31條）。

以詐欺或脅迫之方式使人為第23條第1項或第24條第1項之同意者，處3年以下有期徒刑（第36條第1項）；前項教唆犯及幫助犯罰之（第36條第2項）；本條之罪，須告訴乃論（第36條第3項）。

㈡罰鍰／限期命改善／定期停止施受

違反第10條、第13條第1項或第16條第3款至第8款規定之一者，處新臺幣20萬到1百萬元罰鍰（第32條）；違反第6條第1項、第2項、第8條第1項或第11條規定者，處新臺幣10萬到50萬元罰鍰（第33條）。

違反第7條第1項、第8條第3項、第9條第1項、第12條、第20條、

第21條、第22條或第27條第1項各款規定之一者，處新臺幣3萬到15萬元罰鍰（第34條第1項）。

違反第21條第1項至第4項規定之一者，除依前項規定處罰外，並得限期命其改善；逾期未改善者，得連續加重處罰（第34條第2項）。

人工生殖機構違反第8條第1項、第3項、第11條、第20條、第21條第5項或第22條規定者，除依第33條、第34條規定處罰外，主管機關並得限定其於一定期間停止實施人工生殖、接受生殖細胞之捐贈、儲存或提供（第37條第2項）。

㈢廢止許可／移付懲戒

人工生殖機構有下列情形之一者，主管機關得廢止第6條第1項、第2項之許可：1.依第32條規定處罰。2.醫療機構之負責人、受僱人或其他執業人員犯第30條之罪，經判刑確定（第37條第1項）。自受廢止之日起2年內，不得重新依第6條第1項、第2項規定申請許可（第37條第3項）。

違反第6條第1項、第2項、第8條第1項、第10條、第11條、第15條或第16條規定者，其行為醫師，並依醫師法規定移付懲戒（第35條）。

四、輔助生殖技術與倫理

體外人工受精在內的輔助生殖技術 (Assisted Reproductive Techniques)，為數以百萬計的不育症夫婦帶來了希望，但也帶來了無數的倫理、法律和社會挑戰❼。許多國家的政府委員會審查生殖技術的潛在與實際應用，並頒布法律，以容納、限制和規範其使用，然而規章制度仍未能解決一些法律和倫理問題，甚至衍生其他的問題，導致醫師和民眾對不孕症和倫理的看法發生了結構性轉變❽。

---

❼ Paul R. Brezina and Yulian Zhao (2012). The Ethical, Legal, and Social Issues Impacted by Modern Assisted Reproductive Technologies. *Obstet Gynecol Int*. doi: 10.1155/2012/686253.

❽ B. M. Dickens and R. J. Cook (1999). Some ethical and legal issues in assisted reproductive technology:

(一)輔助生殖技術通報

1986 年，美國生育協會 (American Fertility Society) 首次發布在美國實施輔助生殖技術的倫理指引。輔助生殖技術的動態本質及該領域的快速發展，致需要專業組織和社會進行全面的評估。1980 年代，輔助生殖技術的關注，聚焦在促性腺激素 (gonadotropins) 的安全管理、診所妊娠數據的透明性，以及解決獲取輔助生殖技術通報的經濟障礙。許多國家要求對於輔助生殖技術妊娠結果的通報，或在立法中強制規定；輔助生殖技術通報，包括胚胎植入的數量。1992 年美國制定 1992 年生育臨床成功率與認證法，要求在美國提供體外受精的診所，報告有關體外受精週期的特定訊息，包括妊娠率。國際生育學會聯盟 (International Federation of Fertility Societies) 提供有關全球輔助生殖技術報告和法規的詳細說明；該聯盟在 2010 年報告 59 個國家的輔助生殖技術結果數據，告知患者哪些診所的輔助生殖技術懷孕結果更好。卻導致某些診所「擇優挑選」患者，造成許多懷孕預後相對較差的婦女選擇接受輔助生殖技術上的障礙❾。

(二)多胎妊娠醫療照護成本倍數激增

由於多胎生育與社會成本增加和健康風險相關，許多國家已經採用了法律或來自專業協會的指引，限制每個體外受精週期可植入的胚胎數量，以限制多胎妊娠的發生。確實，英國的一項研究發現，單胎出生後的總醫療照護體系成本為 3,313 英鎊；雙胞胎出生後為 9,122 英鎊；三胞胎出生後為 32,354 英鎊。此外，隨著嬰兒數量的增加，對母親和嬰兒的健康風險也急劇增加。**輔助生殖技術的倫理挑戰之一，是獲得醫療服務的分配不公平**。許多國家體

Ethical and legal issues in reproductive health. *International Journal of Gynecology & Obstetrics*. 66 (1): 55–61. https://www.sciencedirect.com/science/article/abs/pii/S0020729299000740.

❾ B. M. Dickens and R. J. Cook (1999). Some ethical and legal issues in assisted reproductive technology: Ethical and legal issues in reproductive health. *International Journal of Gynecology & Obstetrics*. 66 (1): 55–61. https://www.sciencedirect.com/science/article/abs/pii/S0020729299000740.

外授精治療技術，由經濟實力雄厚的夫妻優先獲得。儘管冷凍精子和胚胎的技術已成熟，但在許多國家這種技術，通常僅適用於有經濟能力者，造成倫理和社會問題。

㈢代孕生殖合法化

代孕技術在醫學上已發展相當成熟，我國未能立法明確規定禁止或開放，人工生殖法立法時，參酌專家學者意見，採人工生殖法與代理孕母脫鉤處理。委託人與代理孕母就代理懷孕生子所訂契約，是否有違強制或禁止規定而無效？或違背公共秩序善良風俗而無效[10]？不只是私法自治上契約自由的限制，更涉及**婦女出租子宮而使生命商品化[11]，傷害人性尊嚴的法律上嚴肅課題，應有立法之必要**。

我國人工生殖法未明文開放代孕生殖，相關權益欠缺規範及保障，且國內育齡婦女總生育率長期低落，已淪為世界各國之末，為彌補民眾因病症無法生育之憾，並有助於解決部分少子化問題，立法院委員擬具「人工生殖法部分條文修正草案」共18條，並增設第三章之一「代孕生殖之施行」專章[12]，以契合時代所需。

---

[10] 法官根據人工生殖法第31條指出，葉女與弟弟將生命商品化，傷害人性尊嚴，且社會價值普遍仍對代理孕母較不能接受，兩人均違反社會善良風俗，判葉女敗訴。葉女不服上訴二審，高等法院高雄分院指出，臺灣現行法規明文規定禁止人工生殖，葉女所主張與弟弟的收養契約，均不符合民法規定，嚴重違反善良社會風俗，維持原判敗訴之判決。〈熟女砸447萬借親弟種生烏克蘭寶寶　弟竟自留不還〉，2021年3月26日，中時新聞網，https://www.chinatimes.com/realtimenews/20210326002376-260402?chdtv（2021年5月24日瀏覽）。

[11] 江浣翠，〈代孕契約有背於公共秩序或善良風俗而無效？〉，《月旦醫事法報告》，第49期，2020年11月，第92–98頁。

[12] 立法院吳秉叡、邱議瑩等24位立法院委員提案，《立法院第10屆第1會期第11次會議議案關係文書》，2020年5月1日，院總第1044號委員提案第24487號，第33頁。

想一想

1. 根據我國人工生殖法之規範，請說明捐贈人捐贈生殖細胞之條件限制、捐贈前健康檢查及評估內容為何？（106 普考）
2. 根據我國人工生殖法之規範，夫妻符合人工生殖條件為何？精卵捐贈之人工生殖，親屬間精子與卵子結合之限制為何？（108 普考）
3. 試述人工生殖衍生的倫理問題有哪些 ？（如代理孕母不願交出人工生殖子女、遺傳疾病、缺陷兒等法律與倫理問題）
4. 我國人口老化、少子化問題嚴重，應否立法使代理孕母合法化？

第十九章

人體器官移植條例

器官捐贈是人類善良與利人的行為，拯救因病或事故急需器官移植病患之生命、提升其生活品質，並可節約醫療資源之耗用。但世界許多國家的移植器官，常供不應求，我國亦不例外，移植器官需求遠大於捐贈數量。屍體器官捐贈涉及設倫理與醫學倫理，係帶有多重因素的複雜議題。保守估計，2005 年在國外進行商業器官移植的總數，約佔所有移植的 5%；由於國際器官交易缺乏適當的監管框架，國家健康照護系統無法滿足病人的需求，造成全球不平等。因此，**國際器官交易的增長和正規化，應被視為全球公共衛生問題**❶。

一、立法目的與法規沿革

為恢復人體器官之功能或挽救生命，使醫師得摘取屍體或他人之器官施行移植手術，我國於 1987 年 6 月 19 日制定公布人體器官移植條例，全文 25 條，作為人體器官移植之法令依據。因本條例部分規定未合情理，酌情再予修正，1993 年 5 月 21 日至 2021 年 1 月 20 日，計修正 6 次。2006 年，中央衛生主管機關發布器官移植規範，禁止醫事人員以任何型式參與境外器官移植之仲介；2007 年，要求以自願方式，將境外器官移植病患之資訊登錄於器官捐贈移植登錄中心❷。

---

❶ Yosuke Shimazono (2007). The state of the international organ trade: A provisional picture based on integration of available information. *Bulletin of the World Health Organization*. 85(12): 901–980.

❷ 鄭元瑜，〈蔡甫昌報告：「台灣以政策與修法防治移植旅遊」〉，歐洲器官移植倫理大會，2016 年 8 月 20 日，台灣國際器官移植關懷協會，https://www.organcare.org.tw/Article/209（2021 年 5 月 18 日瀏覽）。

臺灣的健保資料庫中，1998至2009年間，有2,381例國內腎移植與2,518例境外腎移植。1999至2009年間，則有1,658例國內肝移植與540例境外肝移植；境外移植自2000年起快速增加，至2005年達高峰，2007年之後趨勢下降❸。2015年7月1日人體器官移植條例部分條文修正公告，擴大器官來源、增加勸募管道、加強保障人權等三大面向有重大革新；放寬器官捐贈的限制、親屬間捐贈的範圍擴大適用、廢除使用死刑犯器官，並以刑事懲罰，禁止海內外器官仲介、買賣及移植旅遊等。

二、規範重點

人體器官移植條例所稱衛生主管機關：在中央為行政院衛生署；在直轄市為直轄市政府；在縣（市）為縣（市）政府（第1條之1）。

㈠移植必要性與倫理／移植器官指定類目

施行移植手術應依據確實之醫學知識，符合本國醫學科技之發展，並優先考慮其他更為適當之醫療方法（第2條）。醫師摘取器官，**不得及於其他非必要之部位**。但移植眼角膜、視網膜時，得摘取眼球。醫師摘取器官後，應回復外觀或就摘取部位予以適當處理（人體器官移植條例施行細則第6條）。

人體器官移植條例所稱「器官」，包括組織（第3條第1項）；依本條例移植之器官，其類目由中央衛生主管機關依實際需要指定之（第3條第2項）。其類目包括：1.泌尿系統之腎臟。2.消化系統之肝臟、胰臟、腸。3.心臟血管系統之心臟。4.呼吸系統之肺臟。5.骨骼肌肉系統之骨骼、肢體。6.感官系統之眼角膜、視網膜。7.其他經中央衛生主管機關依實際需要指定之類目（人體器官移植條例施行細則第3條）。

---

❸ 鄭元瑜，〈黃士維報告：「台灣移植旅遊的結果分析與爭議：以台灣的11年為鑑」〉，歐洲器官移植倫理大會，2016年8月20日，台灣國際器官移植關懷協會，https://www.organcare.org.tw/Article/209（2021年5月18日瀏覽）。

㈡腦死判定與利益迴避

為使捐贈之器官保持可用性，避免摘取時間點過遲，細胞壞死，同時兼顧捐贈者之尊嚴，嚴禁在捐贈者仍有意識情況下摘取器官。爰明定：醫師自屍體摘取器官施行移植手術，必須在器官捐贈者經其診治醫師判定病人死亡後為之（第 4 條第 1 項）；且為避免傾向摘取器官觀點影響死亡判定，明文限制：**死亡判定之醫師，不得參與摘取、移植手術**（第 5 條）。腦死判定死亡，應遵行嚴格之程序，中央主管機關於 1987 年 9 月 17 日公告「腦死判定程序」❹，2004 年 8 月 9 日訂定發布「**腦死判定準則**」取代。

1. 腦死判定醫院條件／病人條件

腦死判定，應於具有下列設施之醫院為之：1.設有加護病房。2.具診斷結構性腦病變儀器設備。3.具人工呼吸器及測定血液氣體等腦死判定所需之設備（腦死判定準則第 2 條）。病人應符合下列各款條件：1.陷入昏迷指數為 5 或小於 5 之深度昏迷，且須依賴人工呼吸器維持呼吸。2.**昏迷原因已經確定**。但因新陳代謝障礙、藥物中毒影響未消除前或體溫低於攝氏 35 度所致之可逆性昏迷，不得進行。……（腦死判定準則第 3 條）。

2. 觀察／連續二次判定／二位醫師共同判定

進行判定性腦幹功能測試之前，應經觀察，其觀察期間：罹病原因為情況明顯之原發性腦部損壞者，應觀察 12 小時；罹病原因為腦部受損且有藥物中毒之可能性者，應逾藥物之半衰期後，再觀察 12 小時。藥物種類不明者，至少應觀察 72 小時（腦死判定準則第 5 條）。

腦死判定，**應進行二次程序完全相同之判定性腦幹功能測試**（腦死判定準則第 4 條第 1 項）。第二次判定性腦幹功能測試，應於第一次測試完畢接回人工呼吸器至少 4 小時後，始得為之（腦死判定準則第 4 條第 2 項本文）。

經依腦死判定準則完成連續二次判定性腦幹功能測試，均符合腦幹反射消失及無自行呼吸者，可判定為腦死（腦死判定準則第 9 條）；腦死判定，應

---

❹ 行政院衛生署 76 年 9 月 17 日衛署醫字第 688301 號公告。

由具**判定資格之醫師二人共同為之**；一人為有經驗資深醫師（腦死判定準則第 12 條）。

㈢屍體器官捐贈

屍體器官捐贈意願的認定，主要分為「選擇同意制 (opting-in)」及「推定同意制 (opting-out)」兩類；採納「推定同意制」的國家，其屍體之器官捐贈率較高。法國自 2017 年 1 月起實施器捐新法，採硬性「推定同意制」，除於生前已填寫官方表格選擇退出外，所有法國公民均推定同意於死後捐贈其器官，而不問家屬是否同意；西班牙自 2017 年 1 月起，以法律採取軟性「推定同意制」[5]。

我國人體器官移植條例要求醫師自屍體摘取器官，**必須符合「自主原則」規定**：

1.死者生前或最近親屬書面同意

醫師自屍體摘取器官，應符合下列規定之一：⑴經死者生前以書面或遺囑同意；⑵經死者最近親屬以書面同意（第 6 條第 1 項）。「最近親屬」之範圍及順序為：配偶；直系血親卑親屬；父母；兄弟姊妹；祖父母；曾祖父母或三親等旁系血親；一親等直系姻親（第 8 條之 1 第 1 項）。最近親屬所為之同意，不得與死者生前明示之意思相反（第 8 條之 1 第 2 項）。書面同意，最近親屬得以一人行之；最近親屬意思表示不一致時，依第一項各款先後定其順序（第 8 條之 1 第 3 項）。

2.檢察官及最近親屬書面同意

非病死或可疑為非病死之屍體，未經依法相驗認為無繼續勘驗之必要者，不得摘取其器官。但非病死之原因，診治醫師認定顯與摘取之器官無涉，且俟依法相驗，將延誤摘取時機者，經檢察官及最近親屬書面同意，得摘取之（第 7 條）。

---

[5] 林萍章，〈器官捐贈制度：從外國看臺灣〉，《月旦醫事法報告》，2021 年 5 月，第 55 期，第 22、26–27 頁。

㈣活體器官捐贈

活體器官移植，摘取捐贈者的器官是否違法？有無構成犯罪？由於活體器官移植之行為，將健康人的器官摘取，影響其健康且屬於醫事人員之故意行為，本質上符合刑法傷害罪或重傷罪之構成要件，但經合法取得同意摘取捐贈者器官並移植於迫需者，係「依法令的行為」且屬於「業務上之正當行為」（刑法第 21 條第 1 項、第 22 條），故可「阻卻違法」。

鑑於生命無價，活體器官捐贈不能傷害或威脅到捐贈者之生命，人體器官移植條例第 8 條規定，**自活體摘取器官之條件，除客觀的年齡限制及書面要件外，尚須考量捐贈者之自由意志及生命安全，經評估後提醫院醫學倫理委員會審查。**

1. 器捐者年齡與移植對象限制／雙重書面同意／醫院醫學倫理委員會審查

醫院自活體摘取器官施行移植手術，除「另有規定」外，應符合下列各款：⑴捐贈者應為 20 歲以上，且有意思能力。⑵捐贈者於自由意志下出具書面同意，及其最近親屬之書面證明。⑶捐贈者經專業之心理、社會、醫學評估，確認其條件適合，並提經醫院醫學倫理委員會審查通過。⑷受移植者為捐贈者五親等以內之血親或配偶（第 8 條第 1 項）。所謂「另有規定」，指「18 歲以上之人，得捐贈部分肝臟予其五親等以內之親屬」（第 8 條第 2 項）；醫院醫學倫理委員會之組成，應置委員 5 人，包含法律專家學者及其他社會公正人士（第 8 條第 3 項）。為避免以結婚為掩飾而實為器官買賣，規定：配偶，應與捐贈者生有子女或結婚 2 年以上。但待移植者於結婚滿 1 年後始經醫師診斷須接受移植治療者，不在此限（第 8 條第 4 項）。

2. 腎臟移植組間器官互相配對、交換及捐贈

腎臟之待移植者未能在法定「五親等以內之血親或配偶」當中，覓得合適之捐贈者時，得於二組以上待移植者之配偶及該款所定血親之親等範圍內，進行組間之器官互相配對、交換及捐贈，並施行移植手術，不受親等規定之限制（第 8 條第 5 項），以擴大配對的成功機會。

3. 說明義務／無償捐贈

醫師自活體摘取器官前，應注意捐贈者之健康安全，向捐贈者及其親屬說明手術之目的、施行方式、成功率、摘取器官之範圍、可能之併發症及危險（第9條第1項）；並應善盡醫療上必要之注意（第9條第2項）。

任何人提供或取得移植之器官，應以無償方式為之（第12條）。捐贈器官供移植之死者親屬，直轄市或縣（市）政府得予表揚。其家境清寒者，並得酌予補助其喪葬費（第15條）。

㈤器官分配正義

資源分配問題，帶給臨床醫師執業與倫理上的難題，尤其對於稀有器官資源作不平等的分配，容易引發病人需求上的衝突。人體器官移植條例第10條之1第2項後段明定：「器官分配之內容、基準、作業程序及其他應遵行事項之辦法，由中央主管機關定之。」衛生福利部於2014年9月10日訂定發布人體器官移植分配及管理辦法，規定：**進行器官分配，待移植者與器官捐贈者應先符合絕對因素後，再依序比較相對因素**（第5條第1項）。「各器官類目之絕對因素及相對因素，規定如附表。」（第5條第2項）故待移植者與器官捐贈者，應先符合絕對因素（如：血型），繼而比較相對因素（如：年齡、疾病嚴重度）等，須全盤斟酌考量，俾實現分配正義。

㈥器官勸募／保密規定

全臺有近萬人在等待器官移植，但卻只有**每年每百萬人約10人的器捐率**。臺灣器捐率在亞洲名列前茅，而且還在逐年攀升，但扣除眼角膜後，器捐率大概只有百萬分之四到五。**將眼角膜捐贈率納入器捐率來看，會有臺灣器捐風氣相當盛行的假象**。依據財團法人器官捐贈移植登錄中心2019年4月26日止的統計數據，等候器官移植病人9,627人，含：心臟189人、肺臟48人、肝臟1,097人、腎臟7,433人、胰臟106人、眼角膜828人（等候人數可能因需多種器官，總人數少於各器官等候人數之總和）❻。等待器捐的患者當中，以腎臟等待時間最長，一顆腎平均需等候 1,558 天才能移植；胰臟 514 天、肝臟 427 天、眼角膜 217 天。過去 9 年來，共有 2,953 人登錄移植肝臟，沒等到移植機會就死亡，其次是腎臟有 1,372 人、心臟有 514 人❼。

醫院為配合器官捐贈風氣之推動，**應主動建立勸募之機制**，向有適合器官捐贈之潛在捐贈者家屬詢問器官捐贈之意願，以增加器官捐贈之來源（第 10 條之 1 第 4 項）。主管機關、醫療機構與有關機構、團體及其人員，因業務而知悉之表示捐贈器官意願者、待移植者及受移植者之姓名及相關資料，不得無故洩漏（第 10 條之 1 第 3 項）。**中央主管機關得對死後捐贈者之親屬，酌予補助喪葬費**（第 10 條之 1 第 5 項）。

中央衛生主管機關訂定發布「活體腎臟交換捐贈移植手術管理辦法」，以及「心臟停止死亡後器官捐贈作業參考指引」行政命令，以利器官捐贈來源擴大。依財團法人器官捐贈移植登錄中心統計，臺灣器官捐贈人數 2011 年 229 人，2019 年 375 人；民眾生前填具器官捐贈意願的比率，由 2005 年的 9% 提升至 2019 年的 24%。2019 年器官捐贈請求，由醫療人員提出的比例為 35.2%，本人與家屬提出的比例，已達到 71.5%❽。

㈦醫院通報義務／提供書面檢驗報告

施行器官移植之醫院，應每 6 個月依公告之方式及格式，通報：1.摘取器官之類目。2.捐贈者及受移植者之基本資料。3.受移植者之存活狀況。4.移植器官之機能狀況等（第 10 條第 3 項）。病人至國外接受器官移植後，於國內醫院接受移植後續治療者，應提供移植之器官類目等書面資料予醫院；

❻ 〈移植醫院器官待移植者統計〉，財團法人器官捐贈移植登錄中心，2018 年 11 月 22 日，https://-www.torsc.org.tw/statistics/statistics_01.jsp（2020 年 5 月 31 日瀏覽）。

❼ 〈台灣器捐率亞洲前三，卻仍有萬人苦等救命器官…看懂亮麗數字的背後隱憂〉，中央社，2019 年 12 月 17 日，https://www.businessweekly.com.tw/focus/blog/3001320（2021 年 5 月 23 日瀏覽）。

❽ 財團法人器官捐贈移植登錄中心，器官捐贈推動與移植成果發表，2020 年 1 月 9 日，https://www.mohw.gov.tw/fp-4636-50959-1.html（2021 年 5 月 23 日瀏覽）。

醫院應準用前項規定完成通報（第 10 條第 4 項）。

摘取器官之醫療機構，應將完整醫療紀錄記載於捐贈者病歷，並應善盡醫療及禮俗上必要之注意（第 11 條第 1 項）。器官捐贈者所在之醫療機構應於受移植者之醫療機構施行移植手術前，提供捐贈者移植相關書面檢驗報告予受移植者之醫療機構，受移植者之醫療機構並應併同受移植者之病歷保存（第 11 條第 2 項）。違反第 11 條第 2 項規定者，處新臺幣 3 萬到 15 萬元之罰鍰（第 16 條之 1 第 2 項第 4 款）。

三、罰　則

㈠器官買賣入刑

為嚇阻器官買賣仲介，人體器官移植條例 2015 年 7 月 1 日修正公布，第 16 條增訂刑責；仲介器官移植或器官之提供、取得，違反第 12 條規定者，處 1 年以上 5 年以下有期徒刑，得併科新臺幣 30 萬元以上 150 萬元以下罰金（第 16 條第 1 項）。

㈡行政罰

1. 違反說明義務／違規施行摘取、移植手術

醫師違反第 9 條第 1 項說明義務者，處新臺幣 3 萬元以上 15 萬元以下之罰鍰（第 16 條之 1 第 2 項第 1 款）。

醫院、醫師應報經中央主管機關核定其資格及器官之類目，始得施行器官之摘取、移植手術。但眼角膜之摘取，得由眼角膜摘取技術員為之。違反者，處新臺幣 12 萬到 60 萬元罰鍰；其為醫師者，並得處 1 個月以上 1 年以下停業處分或廢止其執業執照（第 17 條第 1 項第 2 款）。

2. 違反通報／保存／收費規定

施行器官移植之醫院，違反第 10 條第 3 項或第 4 項通報義務規定，處新臺幣 3 萬到 15 萬元罰鍰（第 16 條之 1 第 2 項）。經摘取之器官及其衍生物得保存供移植使用者，應保存於人體器官保存庫（第 14 條第 1 項）。違反者，

處新臺幣 20 萬到 1 百萬元罰鍰，其為醫事人員且情節重大者，並得廢止其醫事人員證書（第 16 條第 4 項第 3 款）。

人體器官保存庫保存器官，得酌收費用；其收費應經直轄市或縣（市）主管機關核定（第 14 條第 3 項）。違反收費規定，超額或自立名目收費者，處新臺幣 10 萬到 50 萬元罰鍰，並令限期改善或退還收取之費用；屆期未改善或未退還者，按次處罰，情節重大者，並得廢止其許可（第 18 條之 1 第 2 款）。

3. 媒體散布、播送刊登器官買賣訊息／核准輸（出）入

任何人提供或取得移植之器官，應以無償方式為之（第 12 條）。為免器官移植淪為買賣標的，而引發道德及倫理爭議，處罰大眾傳播媒體散布、播送或刊登器官買賣訊息，規定於廣告物、出版品、廣播、電視、電子訊號、電腦網路或其他媒體，散布、播送或刊登器官買賣、其他交易或仲介訊息者，處新臺幣 9 萬到 45 萬元罰鍰（第 18 條第 1 項第 2 款）。人體器官、組織、細胞應經中央衛生主管機關核准，始得輸入或輸出（第 14 條之 1），違反者，依第 16 條之 1 第 1 款規定，處新臺幣 6 萬到 30 萬元罰鍰，其輸入之器官、組織、細胞，應立即封存，於 1 個月內退運出口、沒入或就地銷燬（第 16 條之 1 第 1 款）。

㈢廢止醫事人員證書

醫事人員違反第 16 條第 1 項規定且情節重大者，得廢止其醫事人員證書（第 16 條第 3 項）；並對於涉有違反第 16 條第 4 項規定者，中央主管機關並得廢止醫院或醫師施行器官摘取、移植手術之資格（第 16 條第 5 項）。

四、器官捐贈倫理議題

㈠器官移植交易

2008 年 4 月 30 日國際器官移植學會於土耳其的伊斯坦堡召開國際會議，提出伊斯坦堡宣言 (Declaration of Istanbul)，確立國際器官捐贈與器官移

植之醫學倫理準則；宣言通過後，逾 100 個國家強化其國內的器官捐贈法律。**伊斯坦堡宣言與世界衛生組織「人體細胞、組織和器官移植指導原則」，皆禁止器官交易與器官移植旅遊**[9]，但在某些國家，仍持續在進行[10]。

世界衛生組織「人體細胞、組織和器官移植指導原則」，**強調器官來源必需透明，可公開接受調查，可追蹤來源**。本國醫師需瞭解外國的器官來源是否遵循此原則，否則，協助病患至境外移植，有器官移植虐行共犯行為之虞[11]。「人體細胞、組織和器官移植指導原則」旨在為以治療為目的的人體細胞、組織和器官之獲得和移植，提供倫理標準框架：以廣告或公開呼籲的方法鼓勵人體細胞、組織或器官無私的捐獻；應禁止登廣告徵求細胞、組織或器官；捐獻和移植活動及臨床後果，必須透明並可隨時接受調查，保護捐獻人及接受人之隱私 。 2014 年 7 月歐洲通過歐洲理事會反對人體器官販運公約，要求簽署公約成員國制定法律，以刑事懲罰非法器官摘取、器官買賣、移植旅遊等犯罪。2015 年 14 個歐洲國家正式於西班牙簽署該公約[12]。

㈡器官捐贈之同意制度

為提高器官捐贈率以增加移植器官來源，近年來，有些國家開始改變屍體器官捐贈同意法律，將原本「知情同意制」，變更為「推定同意制」，例如英國於 2019 年 3 月通過　「器官捐贈推定同意法」， 於 2020 年 5 月 20 日施

---

[9] 等候移植器官時間較長、手術費用較高的國家人民，前往等待時間較短、費用較低的國家接受器官移植，稱為「器官移植旅遊」。

[10] 鄭元瑜，〈蔡甫昌報告：「台灣以政策與修法防治移植旅遊」〉，歐洲器官移植倫理大會，2016 年 8 月 20 日，台灣國際器官移植關懷協會，https://www.organcare.org.tw/Article/209（2021 年 5 月 18 日瀏覽）。

[11] David Matas (2016). Avoiding Complicity in Foreign Transplant Abuse. The International Congress Ethical, Legal, and Psychosocial Aspects of Transplantation. Global Challenges' (Rome, Italy, April 2016).

[12] TAICOT，〈臺灣全球化里程碑：「人體器官移植條例」之修法與落實〉，2015 年 12 月 16 日，台灣國際器官移植關懷協會，https://www.organcare.org.tw/Article/79（2021 年 5 月 18 日瀏覽）。

行[13]。然而推定同意制度在國際間之實證研究，推定同意尚非增加器官捐贈率最重要因素，屍體器官捐贈涉及倫理爭議。西班牙及新加坡等國家，因將器官視為公共財，採取「推定同意制」，除非確認死者生前表示反對，或有人知道死者曾明確表達過反對器捐，否則即視同願意器官捐贈，故器官捐贈比率高，器官來源能自給自足。

我國目前採取「選擇同意制」，器官來源受限於民眾需簽署器官捐贈同意書，死後始得摘取器官，故器官來源無法自給自足。因此，須加強民眾器官捐贈移植觀念，並可透過教育途徑，將器官捐贈相關議題納入各級學校課程，以傳達正確器官捐贈觀念，鼓勵更多民眾能響應器官捐贈[14]。臺灣每年器捐只有 300 多人，需要器官而排隊等待的人數卻接近萬人，**必須從法規面著手，未來是否改採推定同意制度，值得關切**。

依衛生福利部訂定發布「人體器官移植分配及管理辦法」第 5 條附表，**「待移植者之配偶或三親等以內血親曾為死後器官捐贈者」列為「相對因素」優先順序，未來等候器官移植時，將有優先權**。捐贈器官幫助其他家庭，也能庇佑自己的家人，法規的修訂使**器官捐贈「利人利己」的概念，更加具體化，以病人為中心，兼顧倫理與法律**。

想一想

1. 醫學倫理委員會之功能為何？「骨髓」是不是器官？是否可以移植？
2. 腦死如何認定？由誰認定？腦死判定程序為何？
3. 活體器官移植，摘取捐贈者的器官是否違法、構成犯罪？
4. 器官捐贈之同意制度有哪些？效果如何？我國目前採取何種制度？

---

[13] 何建志，〈屍體器官捐贈推定同意：倫理、法理與國際經驗分析〉，《月旦醫事法報告》，2021 年 5 月，第 55 期，第 7–9 頁。

[14] 衛生福利部，〈兼顧正確器官捐贈觀念及醫學倫理的器官移植條例〉，2015 年 6 月 10 日，https://www.mohw.gov.tw/cp-2645-20448-1.html（2021 年 5 月 18 日瀏覽）。

第二十章

病人自主權利法

病人於接受醫療行為時，可能因醫事人員之醫療疏失，或醫療機構院內感染控制處理不當，致身體、生命遭受不可預測的傷害、死亡，或個人的自由、名譽或隱私，受到侵犯，為尊重病患之人性尊嚴，是否接受醫療或拒絕治療，應尊重病人之自主權。美國於 1990 年制定病人自決法 (Patient Self-Determination Act)，確保病人的拒絕醫療權，建立預立醫囑 (AD) 法律地位。德國於 2009 年制定病人自主法 (Patientenverfügungsgesetz)，任何有同意能力的成人，得以書面方式預立醫囑，決定自己在失去同意能力時，是否接受特定的醫療行為，包括維生醫療。

一、立法目的與法規沿革

我國醫療法第 60 條第 1 項及醫師法第 21 條規定，醫院、診所遇有危急病人，應先予適當之急救，並即依其人員及設備能力予以救治或採取必要措施，不得無故拖延。依據刑法第 275 條及第 15 條規定之意旨，醫師不得以病人囑託或得其承諾，即不採積極作為救護其生命，亦不得依家屬之同意而採消極不作為，否則恐涉有刑責。

世界醫學協會 (The World Medical Association, WMA) 強調：「**拒絕醫療是病人的基本權利，也符合醫學倫理**。」醫師尊重病人的意願，「不強加人工延長生命的作為，讓生命回歸自然」，乃歐美各國普遍承認的普世人權。生命末期的維生系統與病房費用，金額龐大；根據健保統計數字顯示，我國每 100 位死亡前曾住院者，有 32 位在死前曾使用呼吸器維生、平均使用 20 天，每人每次的健保費用高達 29 萬元，病人如能**掌握臨終的自主權，得以善終且可節省社會及醫療資源**。

鑑於我國法律對於病人醫療自主權保障未臻周延，例如「醫療法」第63條、64條及第81條的告知同意規定，病人地位與其他關係人相同，對病人知情選擇與決策權的保護明顯不足；且病人意識昏迷或無法清楚表達意願時，亦無配套措施，以確保病人的醫療自主權。為維護人性尊嚴與尊重人格自由發展，前立法委員楊玉欣及田秋堇力推病人自主權利法案之制定，參考國內外相關立法例，由31位立法委員擬具「病人自主權利法（草案）」，經立法院2015年9月23日、10月7日第8屆第8會期第2次、第4次全體委員會議審查等程序❶，立法院於2015年12月18日三讀通過❷，2016年1月6日制定公布，全文19條。由於本法對醫療現況的衝擊甚鉅，故需相當期間對於醫療機構、醫師及民眾加以宣導，爰明定自公布後三年施行，即自2019年1月6日生效。病人自主權利法（以下稱病主法）以「**尊重病人醫療自主、保障其善終權益，促進醫病關係和諧**」作為立法目的（第1條）。

病主法係亞洲第一部保障病人自主權利的專法，以病人醫療自主決定權為中心，除確保病人自主；符合病主法之規定，**醫師終止、撤除急救，不負刑事與行政責任，因此所生的損害，除有故意或重大過失，不負賠償責任，新法案讓病人的善終權利與醫病和諧能夠兼顧**。為期周延，於2019年6月12日修正公布第15、19條條文；另，配合民法下修成年人之年齡為18歲，2021年1月20日修正公布第10、19條條文。

二、規範重點

病主法規範的重點：「預立醫療決定」及「預立醫療照護諮商」；「具完全行為能力之人，得為預立醫療決定，並得隨時以書面撤回或變更之」，以及建立醫療委任代理人制度，具體彰顯病人自主權利與追求善終之可能性。

病主法所稱主管機關：在中央為衛生福利部；在直轄市為直轄市政府；

---

❶ 〈立法院院會紀錄〉，《立法院公報》，2015年12月16日，第104卷第98期，第185頁以下。

❷ 〈重病可拒絕急救自主善終〉，中國時報電子報，2015年12月19日。

在縣（市）為縣（市）政府（第 2 條）。為避免特殊用語適用之爭議，病主法第 3 條定義七項用詞：「**維持生命治療**」：指心肺復甦術、機械式維生系統、血液製品、為特定疾病而設之專門治療、重度感染時所給予之抗生素等任何有可能延長病人生命之必要醫療措施（第 3 條第 1 款）。「**預立醫療決定**」：指事先立下之書面意思表示，指明處於特定臨床條件時，希望接受或拒絕之維持生命治療、人工營養及流體餵養或其他與醫療照護、善終等相關意願之決定（第 3 條第 3 款）。「**預立醫療照護諮商**」：指病人與醫療服務提供者、親屬或其他相關人士所進行之溝通過程，商討當病人處於特定臨床條件、意識昏迷或無法清楚表達意願時，對病人應提供之適當照護方式及病人得接受或拒絕之維持生命治療與人工營養及流體餵養（第 3 條第 6 款）。「緩和醫療」：指為減輕或免除病人之生理、心理及靈性痛苦，施予緩解性、支持性之醫療照護，以增進其生活品質（第 3 條第 7 款）。第 7 款之緩和醫療定義，照護對象**並未限於「末期病人」，與安寧條例第 3 條第 1 款「安寧緩和醫療」之定義有別**。

㈠醫療選項選擇與決定權／知情同意

病人對於病情、醫療選項及各選項之可能成效與風險預後，有知情之權利。對於醫師提供之醫療選項有選擇與決定之權利（第 4 條第 1 項）。病人之法定代理人、配偶、親屬、醫療委任代理人或**與病人有特別密切關係之人，不得妨礙**醫療機構或醫師依病人就醫療選項決定之作為（第 4 條第 2 項）。

傳統的「知情同意」(informed consent) 是以醫師為中心，病人被期待以同意來回應的概念；病主法強調病人自主，應以病人為中心，肯定病人知情及主動選擇與決定的權利。上開條文所稱「**特別密切關係**」，**指身分、財產或生活上有特別密切關係者**，但不包括依法令或契約關係，對病人負有保護義務之人，如少年保護官、學校教職員等。

病人就診時，醫療機構或醫師應以其所判斷之適當時機及方式，將病人之**病情、治療方針、處置、用藥、預後情形及可能之不良反應等相關事項告**

知本人。病人未明示反對時，亦得告知其關係人（第 5 條第 1 項）。考量醫療法與醫師法雖已規範醫療機構與醫師負告知義務，惟告知對象非以病人為優先，本條項明定知情為病人權利，醫療機構或醫師應以告知病人本人為原則。

又，病人為無行為能力人、限制行為能力人、受輔助宣告之人或不能為意思表示或受意思表示時，醫療機構或醫師應以適當方式告知本人及其關係人（第 5 條第 2 項）。病人接受手術、中央主管機關規定之侵入性檢查或治療前，醫療機構應**經病人或關係人同意，簽具同意書**，始得為之。但情況緊急者，不在此限（第 6 條）。本條規定與醫療法第 63 條、第 64 條之規定一致。

醫療機構或醫師遇有危急病人，除符合病主法第 14 條第 1 項、第 2 項及安寧緩和醫療條例相關規定者外，**應先予適當急救或採取必要措施，不得無故拖延**（第 7 條）。

㈡預立醫療決定及程序

具完全行為能力之人，得為**預立醫療決定，並得隨時以書面撤回或變更之**（第 8 條第 1 項）。意願人為預立醫療決定，應符合下列規定：⑴經醫療機構提供預立醫療照護諮商，並經其於預立醫療決定上核章證明。⑵經公證人公證或有具完全行為能力者二人以上在場見證。⑶經註記於全民健康保險憑證（第 9 條第 1 項）。

基於病人處於特定臨床條件下，要求拒絕施行或要求撤除維持生命治療或人工營養及流體餵養全部或一部，將危及其生命安全，為求慎重並尊重醫療的專業自主，明定意願人之預立醫療決定應經醫療機構提供預立醫療照護諮商與核章、公證或見證及註記於全民健康保險憑證，以調和病人自主與醫療專業。

病主法的「預立醫療照護諮商」，乃預立醫療決定前的關鍵步驟。病主法第 9 條第 2 項規定：「意願人、二親等內之親屬至少一人及醫療委任代理人應參與前項第一款預立醫療照護諮商。經意願人同意之親屬亦得參與。但二親等內之親屬死亡、失蹤或具特殊事由時，得不參與。」另，意願人之醫療委任代理人、主責照護醫療團隊成員及病主法第 10 條第 2 項各款之人，不得為見證人（第 9 條第 4 項），以避免道德風險。

㈢醫療委任代理人要件／權限／終止及解任

醫療委任代理人，指「接受意願人書面委任，於意願人意識昏迷或無法清楚表達意願時，代理意願人表達意願之人」（第 3 條第 5 款）意願人指定之醫療委任代理人，應以成年且具行為能力之人為限，並經其書面同意（第 10 條第 1 項）。**意願人之受遺贈人、意願人遺體或器官指定之受贈人、其他因意願人死亡而獲得利益之人，除意願人之繼承人外，不得為醫療委任代理人（第 10 條第 2 項），以避免利益衝突。**

醫療委任代理人於意願人意識昏迷或無法清楚表達意願時，代理意願人表達醫療意願，其權限如下：1.聽取病主法第 5 條之告知。2.簽具病主法第 6 條之同意書。3.依病人預立醫療決定內容，代理病人表達醫療意願（第 10 條第 3 項）；醫療委任代理人有 2 人以上者，均得單獨代理意願人（第 10 條第 4 項）；醫療委任代理人處理委任事務，應向醫療機構或醫師出具身分證明（第 10 條第 5 項）。醫療委任代理人的規定，與重視家族關係的東方社會明顯衝突，因病人的親屬與關係人，可能有權利受侵犯的質疑。如何淡化醫師對於病人家屬進行告知病情的慣行，尤需配套措施❸。

醫療委任代理人得隨時以書面終止委任（第 11 條第 1 項）；醫療委任代理人如有不適任情事之一，當然解任：1.因疾病或意外，經相關醫學或精神鑑定，認定心智能力受損。2.受輔助宣告或監護宣告（第 11 條第 2 項）。

---

❸ 張麗卿，〈病人自主權利法──善終的抉擇〉，第 15 次臺北醫法論壇 (XV) 實務判決與實證研究，臺北榮民總醫院醫療糾紛案例學術研討會，2016 年 5 月 14 日，第 56–57 頁。

㈣病人拒絕醫療程序

1.病人符合五臨床條件之一且預立醫療決定

病人符合下列臨床條件之一，且有預立醫療決定者，醫療機構或醫師得依其預立醫療決定終止、撤除或不施行維持生命治療或人工營養及流體餵養之全部或一部：⑴末期病人。⑵處於不可逆轉之昏迷狀況。⑶永久植物人狀態。⑷極重度失智。⑸其他經中央主管機關公告之病人疾病狀況或痛苦難以忍受、疾病無法治癒且依當時醫療水準無其他合適解決方法之情形（第14條第1項）。依病主法第14條第1項各款，應由二位具相關專科醫師資格之醫師確診，並經緩和醫療團隊至少二次照會確認（第14條第2項）。

病主法施行前有些用詞，在目前醫學尚不能明確定義、或字句有爭議；人命關天，**本法並無罰則及誘因，將來執行度必定不高**❹。衛福部2018年10月3日發布病人自主權利法施行細則，定義病主法所稱「永久植物人狀態」：「指因腦部病變，經檢查顯示符合下列情形之一之植物人狀態：一、因外傷所致，其植物人狀態超過六個月無改善跡象。二、非因外傷所致，其植物人狀態超過三個月無改善跡象」（病人自主權利法施行細則第12條第1項）。「極重度失智」：「指確診失智程度嚴重，持續有意識障礙，導致無法進行生活自理、學習或工作，並符合下列情形之一者：一、臨床失智評估量表(Clinical Dementia Rating)達三分以上。二、功能性評估量表(Functional Assessment Staging Test)達七分以上。」（病人自主權利法施行細則第13條第1項）。

2.無法執行預立醫療決定之告知

醫療機構或醫師依其專業或意願，無法執行病人預立醫療決定時，得不施行之。前項情形，醫療機構或醫師應告知病人或關係人（第14條第3、4項）；醫療機構或醫師不施行病人預立醫療決定時，應建議病人轉診，並提供協助（病人自主權利法施行細則第16條）。

---

❹ 吳育政，〈不專業的病人自主權利法〉，天下雜誌獨立評論，2016年1月28日。

3.執行預立醫療決定免責

醫療機構或醫師依本條規定終止、撤除或不施行維持生命治療或人工營養及流體餵養之全部或一部，不負刑事與行政責任；因此所生之損害，除有故意或重大過失，且違反病人預立醫療決定者外，不負賠償責任（第14條第5項）。本條項免責規定，兼顧病人的善終權利與醫病和諧，僅在於重申一切符合預立醫療決定之醫療處置，並非構成犯罪之行為，無庸負擔刑事與行政責任，並非給予醫療機構或醫師在執行預立醫療決定過程中，不論發生任何情況都可以免責的保護傘。本條項免責之規定，亦屬立法不當❺。

4.執行預立醫療決定前確認

為期慎重，病主法第15條明定：醫療機構或醫師對前條第1項第5款之病人，於開始執行預立醫療決定前，應向有意思能力之意願人確認該決定之內容及範圍。

㈤病人自主權利法與安寧緩和醫療條例之差異

安寧緩和醫療條例與病主法的主要差異，在於「保障對象、預立醫療決定、照會確認、告知義務對象」規定之不同。

1.保障對象

安寧緩和醫療條例僅保障末期病人的醫療決定權，而病主法新增四大類保障對象，包括：永久植物人狀態、極重度失智及其他經中央主管機關公告之病人疾病狀況或痛苦難以忍受、疾病無法治癒且依當時醫療水準無其他合適解決方法之情形。

2.預立醫療決定

簽署預立安寧緩和醫療暨維生醫療抉擇意願書時，只須簽署人及二位見證人共同填寫；而病人自主權利法保障之「預立醫療決定」，須由醫療機構先進行「預立醫療照護諮商」程序，並註記於健保憑證上。病主法病人若無預

---

❺ 廖建瑜，〈病人自主權利法通過後之新變局評析：病人自主權利法對現行制度之影響（下）〉，《月旦醫事法報告》，第4期，2017年2月，第148頁。

立醫療決定，並無得以其他人之同意予以取代之規定。

3. 照會確認

安寧緩和醫療條例與病主法均規定，應由二位具相關專科醫師資格之醫師確診，但病主法另加須「經緩和醫療團隊至少二次照會確認」之要件。

4. 告知義務對象

病主法為尊重病人之自主原則，規定：醫療機構或醫師應以其所判斷之適當時機及方式，將病人之病情、治療方針、處置、用藥、預後情形及可能之不良反應等相關事項告知本人。病人未明示反對時，亦得告知其關係人。因此，醫療機構或醫師履行告知義務的對象，主要是病人，僅於病人未明示表達反對時，才可另外對於病人之關係人告知，以貫徹病人之知情同意權❻。安寧緩和醫療條例與醫療法有相同規定，允許醫師履行告知義務時，得於病人或其關係人之間，「擇一告知」；惟「病人有明確意思表示欲知病情及各種醫療選項時」，醫師仍需對於病人進行告知，不得忽視病人明示之意思表示。此為兩法告知義務之顯著差異。

三、病人自主權倫理議題

㈠預立醫療決定於護理之家不易實踐

護理之家的住民有若干表徵：疾病型態慢性化、健康問題障礙化、照護內容複雜化、照護時間長期化等，住民在即將邁向人生終點之際，仍存在許多的無效醫療、後送與搶救，護理之家住民應有拒絕無效醫療的自主權利。但病主法卻難以因應護理之家住民對病人自主權落實的需要，主要原因：預立醫療決定作成的參與成員，需求過高；護理之家人員配置不足；護理之家與醫療中心的所在位置距離，以及並無阻卻違法之明文，導致預立醫療決定的參與相關人員，容易有規避心態甚至拒絕發動等。

---

❻ 張麗卿，〈病人自主權利法——善終的抉擇〉，第 15 次臺北醫法論壇 (XV) 實務判決與實證研究，臺北榮民總醫院醫療糾紛案例學術研討會，2016 年 5 月 14 日，第 45–46 頁。

在現行機構分類設置標準之資源分布規定下，護理之家無法配置所有專業科目的專科醫師。因此，護理之家住民即使已預立醫療決定，仍需經由後送制度，轉診至醫院治療或急救❼，經長期反覆後送，衍生無效急救行為，徒增醫療資源耗用，加重住民身、心負荷，使病人自主權的實踐極為困難，病主法應有檢討修正之必要。

㈡醫師主觀「意願」凌駕病人預立醫療決定

醫療機構或醫師依其專業或意願，無法執行病人預立醫療決定時，得不施行之（第 14 條第 3 項）。按病主法賦與醫療機構或醫師「**依其專業或意願」，得不施行病人預立醫療決定**，固屬尊重醫學倫理價值觀之判斷，惟使醫師僅憑個人主觀的「意願」，即可忽視病人預立醫療決定逕行不予施行，不啻強化醫師的父權舊思維，更是弱化本法的最大障礙。致**有質疑「是否承認醫院得任意選擇病人？**」認為立法不當之聲浪❽。

想一想

1. 醫師告知病情、治療方針、可能之不良反應等項，應告知的對象為誰？
2. 病人自主權利如何在護理之家獲得實踐？
3. 病人自主權利法施行細則第 12 條第 1 項及第 13 條第 1 項分別就母法「永久植物人狀態」、「極重度失智」加以定義，是否有違法律保留原則？應否提升法律位階？

---

❼ 蔡夢蓉、方星淵，〈臺灣病人自主權利法如何實踐於護理之家之探討〉，《月旦醫事法報告》，第 49 期，2020 年 11 月，第 125–127 頁。

❽ 廖建瑜，〈病人自主權利法通過後之新變局評析：病人自主權利法對現行制度之影響（下）〉，《月旦醫事法報告》，第 4 期，2017 年 2 月，第 147–148 頁。

第二十一章

安寧緩和醫療條例

現代醫療新科技與新藥的快速研發，給人無限希望、帶來福音，卻不免衍生安樂死合法與否嚴肅的問題，也滋生道德上的爭議。當病患病程進展到末期，先進的醫療科技及各種維生設備雖可短暫延續生命，然無法滿足病人的生活品質與尊嚴；簽署不施行心肺復甦術 (DNR)❶在生命末期照護，提升病人生命末期的生活品質、彰顯生命尊嚴；病人、家屬及醫師共同討論生命末期醫療的處置方式，可幫助病人、家屬做出適當的決策，提供完善的臨終照護❷。

日本安寧療護運動起於 1981 年，臺灣 1990 年在淡水的馬偕醫院，成立臺灣第一家安寧醫院。我國早期的醫療現場，對於重症患者的疼痛缺乏緩解，維生醫療過度使用，末期病人常在萬般疼痛及缺乏尊嚴的情況下臨終。國內醫療團體發現重症患者的困境，逐漸興起改革末期患者醫療環境的聲浪❸。

一、立法目的與法規沿革

我國安寧緩和醫療條例（草案）1995 年送請立法院審議，遭擱置 5 年，於 2000 年 6 月 7 日制定公布全文 15 條，並自公布日起施行，**以「尊重末期病人之醫療意願及保障其權益」作為立法目的**（第 1 條），對於「罹患嚴重傷

---

❶ 陳榮基，〈醫界應積極推廣臨終 DNR 的觀念〉，《慈濟醫學雜誌》，第 18 卷第 2 期，2006 年 4 月，第 155–157 頁。

❷ 林亞陵，《影響生命末期住院病人簽署「不施行心肺復甦術」內容之相關因素探討》，中國醫藥大學醫務管理學系碩士班學位論文，2009 年。

❸ 楊玉隆，《從自主決定權觀點論病患之拒絕醫療——以我國與日本法比較為中心》，中正大學法律學系博士論文，2016 年 7 月，第 160–161 頁。

病，經醫師診斷認為不可治癒，且有醫學上之證據，近期內病程進行至死亡已不可避免者」，可在符合同意之要件下，施予緩解性、支持性之醫療照護，或不施行心肺復甦術，以減輕或免除末期病人之痛苦。末期病人得立意願書選擇安寧緩和醫療，即享有安寧緩和醫療的決定權。據統計約6成左右的病人期待在家臨終，許多因素都會影響病人選擇是否在家照顧的意願，遠距醫療科技的使用，將有助於解決末期病人及家屬在居家安寧照護時所面臨的困境❹。

安寧緩和醫療條例（下稱安寧條例）嗣於2002年12月及2011年1月修正公布，增訂原施予之心肺復甦術，得予終止或撤除（第7條第6項）；賦與最近親屬撤除心肺復甦術之同意權，並經該醫療機構之醫學倫理委員會審查通過後，予以終止或撤除心肺復甦術（增訂第7條第7項至第9項）。修正規定引發學界質疑，認為未能完全尊重末期病人之自主權❺，應從醫學專業或倫理觀念或醫療經濟角度，作出終止或撤除心肺復甦術決定。

安寧條例於2013年1月9日之修正公布，重新定義「安寧緩和醫療」、「心肺復甦術」，導入「維生醫療」概念，將原施予之心肺復甦術或維生醫療，得予終止或撤除之要件，**放寬為「得僅由一位最近親屬出具同意書即可」**，而不需由親屬一致共同簽署終止或撤除心肺復甦術同意書，並刪除「應經該醫療機構之醫學倫理委員會審查通過」之規定。修法理由舉出：美國醫學會、美國胸腔學會、英國醫學會皆明確表示，在末期病人的醫病脈絡中，「不施行心肺復甦術或維生醫療」與「撤除心肺復甦術或維生醫療」，二者沒有倫理上的差別。最近一次，於2021年1月20日修正公布第5條條文。

---

❹ 姚建安、謝於真、陳恆順，〈末期照護：遠距安寧療護〉，《臺灣醫學》，第15卷第2期，2011年3月，第168-172頁。

❺ 盧映潔、陳信如合著，〈論病患之最近親屬拒絕或撤除心肺復甦術的同意權爭議——以新修正「安寧緩和醫療條例」為評析〉，《月旦法學雜誌》，第205期，2012年6月，第193-207頁。

二、規範重點

㈠意願人與醫療委任代理人簽署意願書

安寧條例有許多名詞，為避免爭議並期法律得以正確適用，預先加以立法定義：「一、安寧緩和醫療：指為減輕或免除末期病人之生理、心理及靈性痛苦，施予緩解性、支持性之醫療照護，以增進其生活品質。二、末期病人：指罹患嚴重傷病，經醫師診斷認為不可治癒，且有醫學上之證據，近期內病程進行至死亡已不可避免者。三、心肺復甦術：指對臨終、瀕死或無生命徵象之病人，施予氣管內插管、體外心臟按壓、急救藥物注射、心臟電擊、心臟人工調頻、人工呼吸等標準急救程序或其他緊急救治行為。四、維生醫療：指用以維持末期病人生命徵象，但無治癒效果，而只能延長其瀕死過程的醫療措施。五、醫療抉擇：……。六、意願人：……。」（第3條）

1.意願人

末期病人得立意願書，選擇安寧緩和醫療或作維生醫療抉擇（第4條第1項）；20歲以上具完全行為能力之人，得預立第4條之意願書（第5條第1項）。未成年人簽署意願書時，應得其法定代理人之同意。未成年人無法表達意願時，則應由法定代理人簽署意願書（第7條第1項第2款但書）。安寧條例第5條第1項之意願書，意願人得預立醫療委任代理人，並以書面載明委任意旨，於其無法表達意願時，由代理人代為簽署（第5條第2項）。

2.意願書應載明事項／二人現場見證／見證人資格限制

意願書應載明下列事項，並由意願人簽署：意願人之姓名、國民身分證統一編號及住所或居所；意願人接受安寧緩和醫療或維生醫療抉擇之意願及其內容；立意願書之日期（第4條第2項）。意願書之簽署，應有具完全行為能力者二人以上在場見證。但實施安寧緩和醫療及執行意願人維生醫療抉擇之醫療機構所屬人員，不得為見證人（第4條第3項）。見證人之資格條件與限制，以確保意願人意願之自主與真實。

3.健保卡意願註記／意願書撤回

意願人得隨時自行或由其代理人，以書面撤回其意願之意思表示（安寧條例第 6 條）。意願人或其醫療委任代理人於意願書表示同意，中央主管機關應將其意願註記於全民健康保險憑證（健保卡），該意願註記之效力與意願書正本相同。但意願人或其醫療委任代理人撤回意願時，應通報中央主管機關廢止該註記（第 6 條之 1 第 1 項）。

㈡不施行、終止或撤除心肺復甦術或維生醫療

由於現代醫學的進步，許多末期病人得藉此維持生命，卻也可能面臨長期的痛苦折磨，故而尊嚴死的觀念隨之興起，1991 年美國全國實施病人自我決定法 (Patient Self-Determination)，以尊重不可治癒末期病患之醫療意願。我國自 2000 年 6 月 9 日實施安寧緩和醫療條例以來，攸關末期病患的生命法益，引發醫療實務上的倫理難題，也帶來民法、刑法及醫事法的法律問題。末期病人如何認定？安寧緩和醫療是否等同於不施行心肺復甦術 (DNR)？醫師是否需先向病患盡告知義務後，始能簽署 DNR？DNR 之簽署，得否附條件？當病患簽署了 DNR，醫師得否違反病患之意願而為救治？當家屬與病患間具有利益衝突，而無法合理衡量病患之最佳利益時，其所為的決定是否應該受到挑戰與質疑？皆值得關切❻。

1.不施行心肺復甦術或維生醫療要件

⑴二位醫師診斷及意願人簽署意願書

不施行心肺復甦術或維生醫療，應符合：應由二位醫師診斷確為末期病人；應有意願人簽署之意願書。但未成年人簽署意願書時，應得其法定代理人之同意。未成年人無法表達意願時，則應由法定代理人簽署意願書（第 7 條第 1 項）。前項第 1 款之醫師，應具有相關專科醫師資格（第 7 條第 2 項）。

---

❻ 林瑞珠、施志遠，〈不施行心肺復甦術意願書之法律與實務問題〉，《法律與生命科學》，第 4 卷第 4 期，2010 年 10 月，第 11–30 頁。

「二位醫師」，也不以在同一時間診斷或同一醫療機構之醫師為限（安寧緩和醫療條例施行細則第 4 條）。

⑵最近親屬出具同意書或醫囑

末期病人無簽署意願書且意識昏迷或無法清楚表達意願時，由其最近親屬出具同意書代替之。無最近親屬者，應經安寧緩和醫療照會後，依末期病人最大利益出具醫囑代替之。同意書或醫囑均不得與末期病人於意識昏迷或無法清楚表達意願前，明示之意思表示相反（第 7 條第 3 項）。

2. 最近親屬之範圍

最近親屬之範圍及順序：配偶；成年子女、孫子女；父母；兄弟姊妹；祖父母；曾祖父母、曾孫子女或三親等旁系血親；一親等直系姻親（第 7 條第 4 項）。最近親屬出具同意書，得以一人行之；其最近親屬意思表示不一致時，依前述各款所定之先後定其順序。後順序者已出具同意書時，先順序者如有不同之意思表示，應於不施行、終止或撤除心肺復甦術或維生醫療前，以書面為之（第 7 條第 6 項）。此之「得以一人行之」的意思，指法定同一款順序的最近親屬有 2 人以上時，其中 1 人依本條第 3 項規定出具同意書者，即為同意不施行、終止或撤除心肺復甦術或維生醫療（安寧緩和醫療條例施行細則第 6 條）。

3. 終止或撤除心肺復甦術或維生醫療

安寧緩和醫療條例第 7 條第 5 項：「末期病人符合第一項至第四項規定不施行心肺復甦術或維生醫療之情形時，原施予之心肺復甦術或維生醫療，得予終止或撤除。」本條項係於 2013 年 1 月 9 日修正時新增。

4. 醫師告知義務

安寧條例第 8 條：「醫師應將病情、安寧緩和醫療之治療方針及維生醫療抉擇告知末期病人或其家屬。但病人有明確意思表示欲知病情及各種醫療選項時，應予告知。」醫師考量病人的狀態，如認為不適宜直接告知其病情時，亦可將上述資訊告知家屬。惟當病人有明確意思表示其欲知病情及各種相關醫療選項時，醫師仍應告知病人。本條所稱「家屬」，係指醫療機構實施安寧緩和醫療或提供維生醫療抉擇時，「在場之家屬」（安寧緩和醫療條例施行細則第 7 條）。

5. 病歷記載

醫師應將安寧條例第 4 條至第 7 條規定之事項，詳細記載於病歷；意願書或同意書並應連同病歷保存（第 9 條）。經診斷為本條例第 3 條第 2 款之末期病人者，醫師應於其病歷記載事項：治療過程；與該疾病相關之診斷；診斷當時之病況、生命徵象及不可治癒之理由（安寧緩和醫療條例施行細則第 2 條）。

三、罰　則

醫師違反安寧條例第 7 條規定者，處新臺幣 6 萬到 30 萬元罰鍰，並得處 1 個月以上 1 年以下停業處分或廢止其執業執照（第 10 條）；違反第 9 條病歷記載及保存規定者，處新臺幣 3 萬到 15 萬元罰鍰（第 11 條）。

四、相關法律：癌症防治法

我國人口快速老化，高齡癌症患者人數增加，病人後續醫療照護需求及管理增加，癌症負擔持續加劇；環境污染、不健康生活形態與癌症議題的關聯性受到關注。

㈠癌症嚴重影響全球人民生命／社會生產力

癌症造成全球人民生命和社會的嚴重影響，聯合國 2015 年提出「翻轉我們的世界：2030 年永續發展方針」，呼籲先進國家對抗非傳染性疾病防治列為其重要的衛生施政方針。

WHO 預估 2030 年時全球癌症死亡人數將超過 1 千 3 百萬人 ，較 2008 年成長 45%。我國國人十大死因中，惡性腫瘤（癌症）1982 年以來持續為國人死因第一位 ，造成家庭及國家重大損失 。2018 年四大慢性非傳染病 (Non-communicable Diseases, NCDs) 佔所有死亡人數的 60%，其中癌症居首，有 48,784 人死於癌症，而四大 NCDs 分別為癌症死亡佔 28%、心血管疾病死亡佔 23%、糖尿病佔 5% 及慢性呼吸道疾病佔 4%。

2003 年 5 月 21 日制定公布癌症防治法，全文 18 條；並自公布日施行。以「為整合運用醫療保健資源，有效推動癌症防治工作，減少癌症威脅，維護國民健康」，為立法目的。2018 年 5 月 23 日修正公布第 2、8、13 條條文。

㈡規範重點

癌症防治法規範癌症防治之國家責任：應設中央癌症防治會報、癌症防治政策委員會、癌症研究中心；辦理人民癌症預防、篩檢，推動「國家癌症防治計畫」等。國家應提供充分資源，並整合政府及民間力量，致力研究開發尖端醫學技術，協助推展臨床試驗，推動癌症防治工作，並應將防癌知識與癌症病人就醫之正確知識，納入國民義務教育，致力於避免或減少國民暴露於可能致癌因子（第 5 條）。

1. 中央癌症防治會報

行政院為執行癌症防治政策，應設中央癌症防治會報。中央癌症防治會報置召集人一人，由行政院院長兼任；委員若干人，由行政院院長就政務委員、有關機關首長及具有癌症防治經驗之專家學者派兼或聘兼之。每年至少開會一次（第 6 條）。

2. 中央主管機關應設立癌症防治政策委員會

研訂癌症防治政策、評估癌症防治中心執行之成效、訂定醫療院所癌症防治醫療品質指標、審議癌症診斷治療指引（第 7 條）。

3. 癌症防治網／癌症防治中心

中央主管機關得整合癌症篩檢及診斷治療機構，建立完整之區域癌症篩檢及治療服務網（第 9 條）。

4. 財團法人國家衛生研究院應設癌症研究中心

辦理並整合與癌症有關之各項研究與治療方法、診斷技術、治療藥品等之開發及臨床試驗（第 10 條）。

5.癌症防治資料庫及資料保護

為建立癌症防治相關資料庫，癌症防治醫療機構應向中央主管機關所委託之學術研究機構，提報：新發生之癌症個案與期別等相關診斷及治療資料、癌症篩檢陽性個案之後續確診及治療資料、癌症死亡資料等（第 11 條第 1 項）。受理第 11 條資料提報之機構，應指定專人依相關法令辦理安全維護事項，防止個人資料被竊取、竄改、毀損或滅失（第 12 條）。

6.癌症預防、篩檢

主管機關得視需要，辦理人民癌症預防、篩檢。經費得由菸品健康福利捐之分配收入支應或接受機構、團體之捐助（第 13 條）。

7.癌症篩檢（防治）醫療機構職責

癌症篩檢醫療機構應主動催促其篩檢之癌前期及癌症陽性個案回院確診，或提供轉診資訊（第 14 條）；癌症防治醫療機構應於內部成立癌症醫療品質小組，以確保其癌症篩檢及診斷治療之品質（第 15 條）。

㈢罰　則

違反第 11 條第 1 項規定，經主管機關限期提報逾期未提報者，處新臺幣 1 萬到 5 萬元罰鍰（第 17 條第 1 項）；違反第 12 條規定者，處新臺幣 10 萬到 50 萬元罰鍰（第 17 條第 2 項）。前二項所定之罰鍰，由中央主管機關處罰之（第 17 條第 3 項）。

㈣國家癌症防治計畫（1～4 期）

我國 2005 年起推動「國家癌症防治計畫」。第一期計畫對癌症防治工作提出全面向之基礎規劃：初段選擇健康生活、次段提供癌症篩檢、末段罹癌患者皆獲得治療，以及提高癌友生活品質，以降低癌症發生率及死亡率為長期目標。

2010 年再推動「第二期國家癌症防治計畫——癌症篩檢」：以擴大提供癌症篩檢服務為主要策略，於民眾在癌前期病變或是癌症早期即予以診斷出，經適當治療而提升存活率，甚而預防癌症的發生。

2014 年至 2018 年推動「第三期國家癌症防治計畫」，將從過去的治療、早期發現，向上力溯至癌症危險因子源頭之預防。

「第四期國家癌症防治計畫（2019～2023 年）」：依據癌症防治法、世界衛生組織 (WHO) 2030 年永續發展目標 (Sustainable Development Goals, SDGs)，非傳染病過早死亡降低 25%，以及聯合國 2030 年非傳染病過早死亡減少三分之一目標；並呼應 2025 年衛生福利政策白皮書：30～70 歲國人因癌症過早死亡機率下降 25% 等，是以「第四期國家癌症防治計畫」之「癌症過早死亡機率」，參考已從 2010 年的 7.97%，下降至 2020 年的 6.64%，爰訂定 2025 年的目標為：下降至 5.98%。

五、安寧療護的倫理探討

美國每年死亡的病人中有 40% 以上，在其生命的最後幾週內得到照護，安寧療護為病人、家屬、臨床醫師與管理者帶來複雜的倫理挑戰❼，對於醫學倫理的正確理解，將有助醫療專業人員對臨終病人的決策和日常醫療的實踐。醫學倫理學乃應用倫理學的領域，係對於醫學的倫理價值與判斷的研究；與其他健康照護倫理（如護理倫理和生物倫理）共享許多原則。

㈠其他症狀及疼痛的倫理困境

病人在生命的最後階段，可能與其家屬共同面臨一些不確定性問題，例如：出現多種令人痛苦的症狀，感染、厭食症、疲勞等，確定最適的照護地點，應是當務之急。「善終」是在病人家中，被家人與親戚圍繞的情況下死亡，但可能會出現一些有爭議的問題，例如：使用抗生素、支持性藥物、輸血、鼻胃管、腸道外營養等，必須依緩和醫療原則，平衡患者的喜好❽。

---

❼ Kirk, T. W., Bruce, J. (2014). *Hospice Ethics: Policy and Practice in Palliative Care*. Oxford University press.

❽ Mohanti, B. K. (2009). Ethics in Palliative Care. *Indian J Palliat Care*. 15 (2): 89–92. doi: 10.4103/-

疼痛，是許多晚期癌症及其他慢性疾病，如愛滋病患者的主要症狀。疼痛使病人感到恐懼、沮喪、激動，無法緩解的疼痛，導致痛苦的死亡而使家人感到悲痛；經由緩和醫療的過程，能使疼痛得到緩解，因此，減輕疼痛是醫學上核心的倫理義務。但疼痛在醫療照護中常被忽視，障礙因素包括：缺乏疼痛評估的知識和技能、不當的用藥、嗎啡的缺乏等；世界衛生組織和各個國家緩和醫療機構／協會，努力改善了此一狀況。

病人不應帶著痛苦或可治療的症狀死去，有時醫師會為了如何妥善控制症狀與可能加速死亡之間取得平衡而煩惱❾。出於倫理原因，應將疼痛視為一種公共衛生危機，並採取必要的措施消除所有障礙。民眾擔心病人在癌症末期使用諸如鎮靜劑和鴉片類藥物之類的藥物，會加速死亡過程，勝任的醫師應該消除此種疑慮；對於棘手的疼痛開具麻醉藥和鎮靜劑處方，是合乎倫理的❿。

㈡進行安寧療護研究的困境

倫理困境涉及緩和醫療中生活品質研究的方法，迄今緩和醫療的護理研究，還很有限；緩和醫療日益需要研究提供的科學基礎⓫，涉及生命將盡病人的研究會產生許多倫理挑戰。緩和醫療專家和團隊成員應本著誠實、尊嚴，履行職責，因疼痛無法緩解與嗎啡的缺乏而受苦，被認為是對人權的疏忽。應解決實際的倫理挑戰：告知真相、照護地點、持續有效的緩和醫療，直到生命的最後幾天；保密性、預立遺囑，可能是安寧療護團隊面臨的關鍵點。緩和醫療與醫學倫理二者互補、結合，可提供病人和家屬最大的保護⓬。對

0973-1075.58450.

❾ 蔡甫昌，《臨床生命倫理學》，財團法人醫院評鑑暨醫療品質策進會，2018 年 9 月，第 3 版，第 148 頁。

❿ Mohanti, B. K. (2009). Ethics in Palliative Care. *Indian J Palliat Care*. 15 (2): 89–92. doi: 10.4103/0973-1075.58450.

⓫ Kinzbrunner, B. M. (1995). Ethical dilemmas in hospice and palliative care. *Supportive Care in Cancer* 3: 28–36. https://link.springer.com/article/10.1007/BF00343918.

生命末期病人之決策，家庭會議應是最有效之溝通方式；醫病雙方藉由家庭會議釐清治療目標、化解家屬間不同意見之衝突，以及進行維生醫療撤除的相關討論⓭。

想一想

1. 不施行心肺復甦術 (DNR) 之簽署，可否附條件？
2. 病患簽署不施行心肺復甦術 (DNR)，醫師可否違反病患意願而為救治？
3. 疼痛被視為一種公共衛生危機，應如何克服疼痛及其他症狀的倫理困境？
4. 家屬要求醫護人員對於病患不告知或欺瞞病情，可否不告知？
5. 癌症盤踞國人死因之首已 31 年，占全部死亡人數 28%。有鑑於癌症造成人民生命和社會的嚴重威脅，衛生福利部國民健康署依據癌症防治法，自民國 94 年起賡續推動國家癌症防治計畫。自 103 年起，計畫將邁入第三期，請說明第一期到第三期的主要策略思維，以及第三期的主要工作項目與執行策略。(108 高考)
6. 癌症防治法自 2003 年實施後，我國陸續於 2005～2009 年推動「國家癌症防治五年計畫」，於 2010 年推動「第二期國家癌症防治計畫——癌症篩檢 (2010～2013 年)」，2014 年推動「第三期國家癌症防治計畫 (2014～2018 年)」，自 2019 年起，計畫邁入第四期，整體癌症防治仍持續依世界衛生組織的四大策略，何謂四大策略？現階段主要推動防治內容為何？(109 高考)

⓬ Bidhu, K. M. Ethics in Palliative Care. *Indian J Palliat Care*. 15 (2): 89–92. doi: 10.4103/0973-1075.-58450.

⓭ 黃馨葆、陳皇吉、蔡佩渝、謝雅琪、林楷煌、蔡兆勳，〈如何以家庭會議協助重症病人生命末期決策〉，《安寧療護雜誌》，第 19 卷第 3 期，2014 年 11 月，第 268–281 頁。

第六篇

健保長照相關法規

第二十二章

全民健康保險法

「國家為謀社會福利，應實現社會保險制度」、「國家為增進民族健康，應普遍推行衛生保健事業及公醫制度」及「國家應推行全民健康保險」，為憲法第155條、第157條及憲法增修條文第10條第5項明定之基本國策，全民健保為國家應實施之強制性社會保險，乃國家實現人民享有人性尊嚴之生活所應盡之照顧義務，關係全體國民福祉至鉅。全民健保制度能否健全運作，攸關**國家能否提供完善之醫療服務，以增進全體國民健康，事涉憲法對全民「生存權」與「健康權」之保障，屬公共利益之重大事項**（大法官釋字第753號理由書）。我國自1995年3月實施全民健康保險制度，對於醫療衛生體制之發展與國人的生命醫護健康福祉，有重大影響，民眾得免因病而貧、國人平均餘命得以延長。

一、立法目的與法規沿革

1978年世界衛生組織(WHO)召開「初級衛生保健國際會議」，發表「阿拉木圖宣言」(Declaration of Alma-Ata)，以「健康是基本人權」，呼籲各國於2000年達成「人人有健康」目標。我國在1979年依「阿拉木圖宣言」，醞釀政策，1986年宣示「以2000年為目標完成全民健康保險之實施」；1988年行政院經濟建設委員會專責規劃小組著手全民健保規劃並完成報告；1990年7月行政院衛生署接手規劃，並於1991年2月成立全民健保規劃小組。1993年行政院長連院長指示，全民健保提前於1994年辦理。

1994年7月19日立法院三讀通過全民健康保險法（以下稱健保法），同年8月9日制定公布，全文89條，明定施行日期，由行政院以命令定之；行政院於1995年2月27日令自1995年3月1日施行。健保法立法目的在於：

解決個人或家庭因疾病帶來的財務困境、保障全體國民基本的健康權、落實「人人有保，就醫公平」的目標。健保法在中央主管機關下，設中央健康保險局（2013 年 7 月 23 日升格為中央健康保險署，以下稱健保署），統籌辦理全民健保業務，整合公、勞、農保等之醫療給付，發展為單一健康保險制度，全民分擔保險費，平等享受醫療給付。

健保法嗣經多次修正，2011 年 1 月 26 日之修正公布幅度超過 2 分之 1，制度有很大的變革。全民健保施行初期，由於相關法令未臻周延，特約之性質、管理及爭議之解決❶，地方政府負擔健保費補助款之合憲性等問題，意見亦曾分歧，嗣經司法院大法官作出解釋❷，才定分止爭。全民健保施行後，由於就醫之可近、方便性，國人平均就診率居高不下，造成不必要的醫療浪費；大型醫學中心陸續成立或擴張，小病大醫情形屢見不鮮，加以老年人口驟增，使用醫療資源擴升，以及醫療高科技設備、儀器、新藥之發明，誘發使用需求，支出增加幅度遠高過於收入面，健保收支無法平衡，有全面檢討修正之必要。

行政院於 2001 年 5 月 30 日發布「行政院二代健保規劃小組設置要點」，規劃健保體制改革、財務、支付制度及法令研修方向。歷經數年，**二代健保規劃小組提出總結報告，包括：「強化資訊提供以提升醫療品質」、「財務平衡且提升服務購買效率」、「擴大社會多元化參與健保政策」、「建構權責相符之健保組織體制」等四大層面之政策建議**。中央衛生主管機關本此基礎，並參酌釋字第 524 號、第 533 號解釋對全民健保指正意見，並進行 2 百餘場之溝通座談，聽取各界建言後，將健保法修正草案函請行政院審查；行政院在 2006 年 5 月 3 日函送修正草案請立法院審議❸。最有爭議的部分，為草案的保費新制問題，費基原擬由「薪資所得」擴大為「家戶總所得」❹，竟一夕

---

❶ 張道義，《全民健保醫事服務機構特約管理及爭議解決制度之研究》，行政院衛生署 2002 年委託研究計畫，2002 年 7 月～2003 年 9 月。

❷ 釋字第 472 號、第 473 號、第 533 號、第 550 號、第 676 號等解釋。

❸ 吳秀玲，《醫護健保與長照法規》，三民，2019 年 6 月，第 197–199 頁。

變調，仍保留依職業別收費的不公平規定❺。

健保法於 2011 年 1 月 26 日修正公布全文 104 條，需新訂或修正之子法規達 30 餘項，爰明定修正條文之施行日期，由行政院定之。有關地方政府負擔健保費補助款改由中央負擔之三條條文，事涉中央及地方政府預算之編列與執行，於 2012 年 7 月 1 日施行外，其餘條文，行政院 2012 年 10 月 9 日令自 2013 年 1 月 1 日施行。新制二代健保，強化財務機制，新增徵收補充健保費，初始費率法明定 2%；一般保險費率自 5.17% 首度調降為 4.91%。另衛生福利部組織法及保險人之組織法，同於 2013 年 6 月 19 日制定公布及自同年 7 月 23 日施行，行政院衛生署升格為衛生福利部（以下稱衛福部）；保險人中央健康保險局升格為健保署。

健保有待檢討和改進之處仍多，徵收補充保險費之公平性與財源之穩定性，倍受質疑❻；加以安全準備餘額累增，逾 3 個月之法定上限，行政院爰核定自 2016 年 1 月 1 日起，健保保險費率再度雙降為：補充健保費費率 1.91%；一般保險費率 4.69%。然自 2016 年 1 月施行新費率以來，每個月的健保收入入不敷出，健保財務又現巨大虧損，爰從 2021 年 1 月 1 日起，健保保險費率調升為：補充健保費費率 2.11%；一般保險費率 5.17%。

二、規範重點

我國健保法以罰則強制全民納保，以單一保險人負責健保業務之營運管理，缺乏多元保險人彼此競爭以強化效能之優點；保險對象依身分別，分為「六類十五目」，被保險人、政府、雇主保險費的負擔比例不同；採雙軌（一

---

❹ 健保法修正案為求擴大費基，經近 10 年之研擬，設計保險費公平之家戶總所得制，惟於立法院審議時，竟政策急轉歸返原點；臨時推出的補充健保保險費替補方案，充滿不公平的短利思維。〈二代健保藍營定調　楊志良：雙軌制可行的最理想版本〉，《中國時報》，2010 年 12 月 18 日，第 A4 版。

❺ 〈健保基本費率料降 5% 以下　獎金股息納補充保費　學者：只是拼裝車〉，《蘋果日報》，2010 年 12 月 18 日，第 A2 版。

❻ 蔡維音，〈徵收補充保費之合憲性〉，《月旦法學教室》，第 127 期，2013 年 5 月，第 6–8 頁。

般、補充）保險費率收取健保費，並收取部分負擔（有例外免收規定）；與醫事服務機構訂定特約，提供民眾醫事服務；民眾就醫有些「項目」健保不給付（如：變性手術、人體試驗），以及部分「事項」健保不給付（如：經診斷通知出院而繼續住院）。每年**健保給付總額**多寡，最遲於前 1 年的 9 月底，須完成「保險醫療給付費用總額之對等協議訂定及分配」事宜，**報主管機關核定**。每年的雙保險費率，最遲於前 1 年 11 月底須完成審議，報行政院核定後由主管機關公告；為平衡保險財務，應提列 1～3 個月（保險給付支出）安全準備，以供收支短絀時先行填補。全民健保重點要項，如表 22-1。

表 22-1　全民健保要點❼

納　保	全民強制納保(保險對象2021年4月23,914,750人・納保率99.84%；2020年4月23,953,358人・納保率99.74%)
管　理	單一保險人(衛生福利部中央健康保險署)
財　源	・一般保險費(費率5.17%)收入及補充保險費(費率2.11%)為主要財源 ・保險對象、雇主、政府共同負擔保險費 ・菸品捐、公益彩券分配收入等補充收入
給　付	・就醫給付範為全民相同 ・就醫門診(重大傷病除外)及住院(有上限)需自付部份負擔
醫療提供者	・健保特約醫療院所(21,573家) ・特約率占全國所有醫療院所的92.56%
支付制度	・牙醫、中醫、西醫、基層醫院各總額下，以同病同品質同酬(論量計酬)為主，搭配多元支付制度

資料來源：作者製表。

㈠保險事故範圍／主管機關及負擔

健保法第 1 條第 2 項明定：「**本保險為強制性之社會保險**，於保險對象在保險有效期間，發生疾病、傷害、生育事故時，依本法規定給與保險給付。」

❼　《110 年 5 月份全民健康保險業務執行報告》，衛生福利部中央健康保險署，2021 年 6 月，第 3、23 頁。

本保險特性為：強制性保險，具有「危險分擔」的功能；**保險費依被保險人所得能力「量能負擔」，以達所得重分配的功能**；以投保單位辦理加保，具「增強保險權益、義務履行的制約」功能。本保險之主管機關為衛福部（第4條）；政府每年度負擔本保險之總經費，不得少於每年度保險經費扣除法定收入後金額之36%（第3條第1項）。

㈡全民健保會組成及權責

全民健康保險會（以下稱健保會）為衛福部任務編組單位❽（如圖22-1），置39位委員任期2年、健保會每月召開會議一次，必要時得召開臨時會議（全民健康保險會組成及議事辦法第2條第1項、第5條第1項、第8條第1項）。以會議方式辦理健保：1.保險費率之審議。2.保險給付範圍之審議。3.保險醫療給付費用總額之對等協議訂定及分配。4.保險政策、法規之研究及諮詢。5.其他有關保險業務之監理事項（第5條第1項）。

健保會於審議、協議本保險有關事項，應於會議7日前公開議程，並於會議後10日內公開會議實錄；於審議、協議重要事項前，應先蒐集民意，必要時，並得辦理相關之「公民參與」❾活動（第3項）。健保會代表之名額、產生方式、議事規範、代表利益之自我揭露及資訊公開等有關事項之辦法，由主管機關定之（第5項）。健保會審議、協議訂定事項，應由主管機關核定或轉報行政院核定；其由行政院核定事項，並應送立法院備查（第6項）。

為減少無效醫療等不當耗用保險醫療資源之情形，保險人每年度應擬訂抑制資源不當耗用之改善方案，提健保會討論後，報主管機關核定（第72條）。

---

❽ 《108年版全民健康保險會年報》，衛生福利部編印，2019年4月20日，第16頁。

❾ 「公民參與」係指公民或民間團體基於主權者的認知和實踐，對於政府的行動及政策，可以掌握較豐富的資訊，同時有健全的參與管道。透過資訊與知識的吸收及公開的參與機會，對公共事務貢獻自己的意志、情感與行動。吳英明，〈公私部門協力關係和「公民參與」之探討〉，《中國行政評論》，第2卷第3期，1993年6月，第1–14頁。

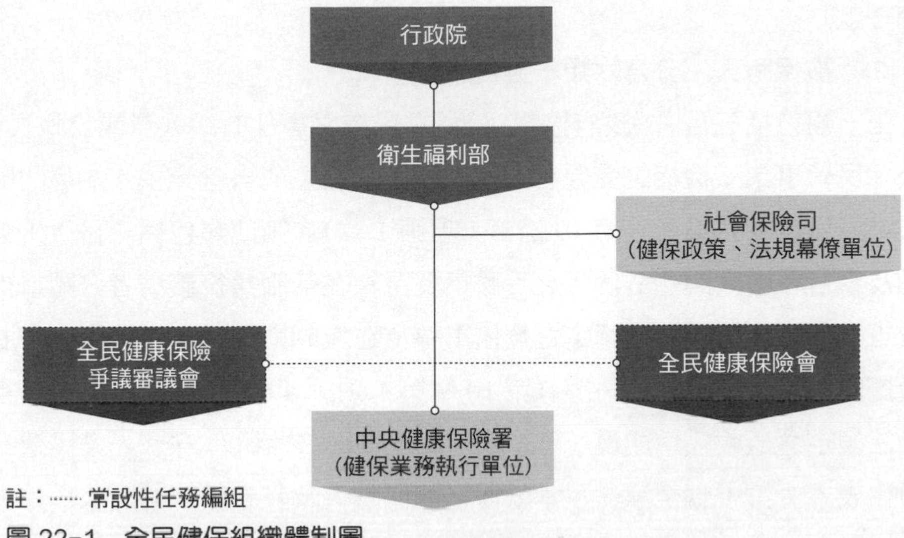

註：⋯⋯ 常設性任務編組

圖 22-1　全民健保組織體制圖

資料來源：108 年版全民健康保險會年報，第 16 頁。

㈢保險財務保險人、保險對象及投保單位

1. 保險人

全民健保為政府辦理之社會保險，**以衛福部為主管機關。健保署為保險人**，負責健保業務執行、醫療品質與資訊管理、研究發展、人力培訓等業務；所需之行政經費，由中央政府編列預算支應；各地設有 6 個分區業務組，人員編制至 2018 年 4 月 20 日，共有 2,947 名⑩。

2. 保險對象及投保單位

⑴保險對象

指「被保險人」及其「眷屬」（第 2 條第 1 款）。眷屬：被保險人之配偶、或被保險人之直系血親尊親屬，且均無職業者，以及被保險人二親等內直系血親卑親屬未成年、或成年無謀生能力或仍在學就讀，且均無職業者（第 2

⑩ 〈衛生福利部中央健康保險署編制表〉，2018 年 4 月 20 日，全國法規資料庫，https://law.moj.gov.tw/LawClass/LawAll.aspx?pcode=L0000064，衛生福利部中央健康保險署編制表.PDF（2021 年 7 月 28 日瀏覽）。

條第 2 款）。

⑵「被保險人」分為六類十五目

第一類包括五目：⑴政府機關、公私立學校之專任有給人員或公職人員。⑵公、民營事業、機構之受僱者。⑶……。⑷雇主或自營業主。⑸專門職業及技術人員自行執業者（第 10 條第 1 項第 1 款）。第四類包括三目：⑴應服役期及應召在營期間逾 2 個月之受徵集及召集在營服兵役義務者、國軍軍事學校軍費學生、經國防部認定之無依軍眷及在領卹期間之軍人遺族。⑵服替代役期間之役齡男子。……等（第 10 條第 1 項第 4 款）。第五類：合於社會救助法規定之低收入戶成員（第 5 款）。第六類共二目：⑴榮民、榮民遺眷之家戶代表。⑵第 1 款至第 5 及本款前目被保險人及其眷屬以外之家戶戶長或代表（第 10 條第 1 項第 6 款）。

第一類被保險人不得為第二類及第三類被保險人；第二類被保險人不得為第三類被保險人；第一類至第三類被保險人不得為第四類及第六類被保險人（第 11 條第 1 項本文）；具有被保險人資格者，並不得以眷屬身分投保（第 11 條第 2 項）。

以第一類及第二類被保險人為例，應以其服務機關、學校、事業、機構、雇主或所屬團體為投保單位（第 15 條第 1 項第 1 款）；第三類被保險人，以其所屬或戶籍所在地之基層農會、水利會或漁會為投保單位（第 15 條第 1 項第 2 款）。投保單位應於保險對象合於投保條件之日起 3 日內，向保險人辦理投保；並於退保原因發生之日起 3 日內，向保險人辦理退保（第 15 條第 6 項）。

㈣保險財務

1. 保險費分擔對象及分擔方式

本保險保險經費於扣除其他法定收入後，由中央政府、投保單位及保險對象分擔之（第 17 條）。第一類至第三類被保險人及其眷屬之保險費，依被保險人之投保金額及保險費率計算之；保險費率，以 6% 為上限。前項眷屬之保險費，由被保險人繳納；超過三口者，以三口計（第 18 條）。第一類至第三類被保險人之投保金額，由主管機關擬訂分級表，報請行政院核定之（第 19 條第 1 項）。

釋字第 473 號解釋理由書指出，全民健保保險費係為確保健保制度運作向被保險人強制收取之費用，**屬於公法上金錢給付，具分擔金之性質**。健保給付與被保險人負擔之保險費額，必須相當；對於不同所得者，收取不同保險費，以符量能負擔之公平性。然被保險人收入及負擔能力差距甚大，決定保險費時不可能精確考量各被保險人不同的資力，**故以類型化方式合理計算投保金額，俾收簡化功能**。健保法爰授權主管機關擬訂被保險人投保金額分級表，作為計算被保險人應負擔保險費的基礎。

2. 保險費率審議

第 18 條被保險人及其每一眷屬之保險費率，應由保險人於健保會協議訂定醫療給付費用總額後 1 個月提請審議。第 1 項之審議，應於年度開始 1 個月前依協議訂定之醫療給付費用總額，完成該年度應計之收支平衡費率之審議，報主管機關轉報行政院核定後由主管機關公告之（第 24 條第 1 項本文）。不能於期限內完成審議時，由主管機關逕行報行政院核定後公告（第 24 條第 3 項）。

3. 保險財務精算／應調整給付

本保險財務，由保險人至少每 5 年精算一次；每次精算 25 年（第 25 條）。有下列情形之一時，由保險人擬訂調整保險給付範圍方案，提健保會審議，報主管機關轉報行政院核定後，由主管機關公告：⑴本保險之安全準備低於 1 個月之保險給付總額。⑵本保險增減給付項目、給付內容或給付標準，致影響保險財務之平衡（第 26 條）。

㈤保險費之收徵及計算

1. 被保險人一般保險費負擔

健保法第 27 條規定，第 18 條及第 23 條之保險費負擔，依下列規定計算

（如表 22–2）[11]：

表 22-2　被保險人一般保險費負擔表

類　別	第 10 條第 1 項款目	被保險人眷屬負擔比例	投保單位負擔比例	其他機關負擔比例
第一類	第 1 款第 1 目	30%	70%	私立學校教職員之保險費學校負擔 35%，中央政府補助 35%
	第 1 款第 2 目及第 3 目	30%	60%	中央政府補助 10%
	第 1 款第 4 目及第 5 目	100%	–	–
第二類		60%		中央政府補助 40%
第三類		30%		中央政府補助 70%
第四類	第 4 款第 1 目	0		其所屬機關全額補助
	第 4 款第 2 目	0		中央役政主管機關全額補助
	第 4 款第 3 目	0		中央矯正主管機關及國防部全額補助
第五類		0		中央社政主管機關全額補助
第六類	第 6 款第 1 目	被保險人 0		國軍退除役官兵輔導委員會補助
	第 6 款第 1 目	眷屬 30%		國軍退除役官兵輔導委員會補助 70%
	第 6 款第 2 目	60%	40%	–

資料來源：作者製表。

[11] 吳秀玲，《醫護健保與長照法規》，三民，2019 年 6 月，第 207–208 頁。

2. 補充保險費

保險收入、保險成本與保險費率，係健保三要素；影響保險收入的因素則有多種，主要有：「一般保險費率」及「補充保險費率」、「被保險人第1～6類平均保險金額」（含高薪低報）、「保險對象人數及結構」（含平均眷口數、人口成長率）等（如表22-3）⑫。為維健保財務收支平衡，應掌握投保薪資、健保費率、減少醫療浪費此些影響健保財務之因子。健保法修法前以六類十四目計徵健保費，二代健保另增「受刑人」一目，並增加勞、資及政府的負擔。

表22-3　保險收入內涵簡表

項　目	保險費收入	影響保險收入因素
內　涵	保險費收入（與費基極相關）	保險費率（一般、補充費率雙軌）
	保險費滯納金收入	保險費上限
	利息收入	平均眷口數
	公益彩券收入	高薪低報
	菸品健康福利捐分配收入	欠費
	投資賸餘及其他業務外收入等	人口成長率等

資料來源：作者製表。

另，以**保險費基侷限在薪資、民眾之負擔欠缺公平性，於健保法第31條創設應計收扣取補充保險費之法律依據**（授權主管機關訂定發布全民健康保險扣取及繳納補充保險費辦法），俾擴大保險費費基：利息、股利、執行業務所得、租賃所得、超過4個月薪資獎金收入，以及非投保單位薪資所得等六種所得項目（如圖22-2），採就源扣繳。

⑫ 吳秀玲，同上註，第208頁。

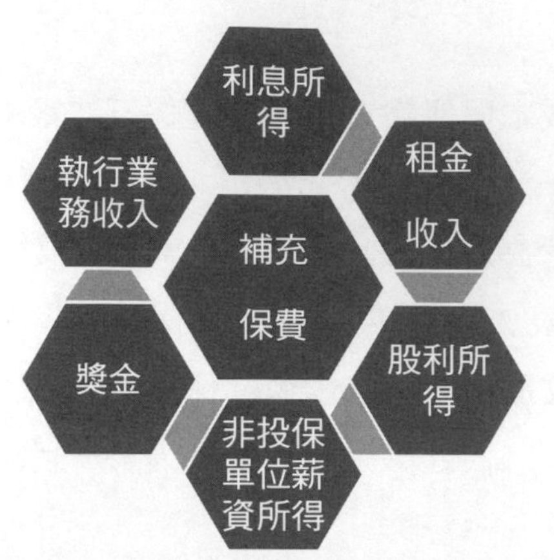

圖 22-2　應徵收補充保險費之各類所得
資料來源：作者自繪。

健保法第 33 條規定，第 1 年課徵 2%（2016 年 1 月調降 1.91%；2021 年 1 月調升至 2.11%）的健保補充保險費，自第 2 年起，應依本保險保險費率之成長率調整，其調整後之比率，由主管機關逐年公告。形成**健保一般保險費及補充保險費雙軌制，不但各有不同費率及上下限規定**，且主管機關在保險費率之調整權限上，亦有所不同。

3. 逾期繳保險費寬限期及滯納金／申請分期

投保單位、保險對象或扣費義務人未依本法所定繳納期限繳納保險費時，得寬限 15 日；屆寬限期仍未繳納者，自寬限期限屆至翌日起至完納前 1 日止，每逾 1 日加徵其應納費額 0.1% 滯納金，其上限：(1)於投保單位、扣費義務人為其應納費額之 15%。(2)於保險對象為其應納費額之 5%（第 35 條第 1 項）。前項滯納金，於主管機關公告之一定金額以下時，免予加徵（第 35 條第 2 項）。

有經濟上之困難，未能一次繳納保險費、滯納金或應自行負擔之費用者，得向保險人申請分期繳納，或依第 99 條之規定申請貸款或補助；保險人並應主動協助之，必要時應會同社政單位或委託民間相關專業團體，尋求社會資源協助（第 36 條第 1 項）。

4. 暫停保險給付

為避免民眾任意積欠保費致影響健保財務穩定，健保法第 37 條第 1 項規定：保險人於投保單位或保險對象未繳清保險費及滯納金前，經查證及輔導後，**得對有能力繳納，拒不繳納之保險對象暫行停止保險給付**。但被保險人應繳部分之保險費已由投保單位扣繳、已繳納於投保單位、經依前條規定經保險人核定其得分期繳納，或保險對象於依家庭暴力防治法之規定受保護期間時，不在此限。

過去只要積欠健保費，健保卡就會「鎖卡」不能看病，直到費用繳清為止。全民健保乃是基於憲法委託，由國家建置以確保人民的健康維護為目的之社會安全體制[13]，經濟弱勢民眾因無力繳交保費致遭扣卡無法就醫問題，政府有責任協助解決。釋字第 472 號解釋文強調：健保法有關「強制納保、繳納保費、加徵滯納金」之規定，係「基於社會互助、危險分攤及公共利益之考量，符合憲法推行全民健保之意旨，以及促使投保單位或被保險人履行其繳納保費義務之必要手段」，並指明「對於無力繳納保費者，國家應給予適當之救助，不得逕行拒絕給付，以符憲法推行全民健保，保障老弱殘障、無力生活人民之旨趣」。

對於弱勢族群欠繳健保費予以鎖卡之行為，有違健保法立法目的及妨礙醫療人權之落實，爰依釋字第 472 號解釋意旨，2003 年 6 月 18 日公布修正健保法，滯納金減半、取消利息、經濟弱勢免除滯納金、經濟特殊困難免除欠費[14]，辦理健保費之分期繳費。主管機關並於 2003 年 7 月 10 日訂定發布全民健康保險經濟困難及經濟特殊困難者認定辦法，2012 年修正名稱為全民健康保險經濟困難認定標準，第 2 條規定經濟困難認定標準：「一、經依社會

---

[13] 蔡維音，《全民健保財政基礎之法理研究》，正典，2008 年 5 月，第 50 頁。

[14] 由於保險費具有分擔之性質，係為了支付保險人承擔被保險人將可能需要醫療照護風險之對價，倘若允許健保局溯及既往的追繳人民過去之保險費，由於未投保之人民未曾享受健保前開之利益，有違保險費前開性質。雷文玫，〈全民健保保險人與保險對象法律關係之研究〉，《中原財經法學》，中原財經法律學系，第 6 期，2001 年 7 月，第 31 頁。

救助法認定為中低收入戶，且取得戶籍所在地鄉（鎮、市、區）公所出具之證明。二、主要負擔家計者，具有下列情形之一，且對積欠之保險費無清償能力：㈠死亡未滿二年，……。㈣罹患重大傷病或患病須長期療養不能工作，……。㈤懷胎六個月以上或分娩二個月以內，……。三、家庭成員具有下列情形之一，且對積欠之保險費無清償能力：㈠配偶或共同生活之血親，罹患重大傷病，需人照顧，依最近一個月醫療機構開立之證明文件，足以證明者。……。」二代健保對於健保欠費，已有從寬處理機制，避免侵犯憲法第 15 條對於人民生存權之保障。

監察院 2011 年 1 月 28 日調查報告⓯指出，全國仍有高達 60 萬名民眾被鎖卡，顯與釋字第 472 號精神不符，認為主管機關對於協助欠費之經濟弱勢民眾適時獲得健保費補助或緊急醫療措施，仍不夠積極，故而提出糾正。對此，健保署已急速妥為因應，使鎖卡人數小於 3 分之 1。目前健保法第 50 條，對於暫停給付規定，更趨嚴格，遭受家庭暴力受保護者、非有經濟能力但拒不繳納保險費者，於未繳清保險費或滯納金前，均不予暫停給付（控卡）。2016 年 5 月 20 日新政府上臺，2016 年 6 月以後，健保欠費與就醫脫鉤方案，一律不鎖卡，使民眾就醫無障礙，即使欠費也能看病⓰。

對於經濟困難者，健保署提供紓困基金貸款、轉介公益團體補助保險基金及分期繳納健保費等措施，2020 年紓困申貸金額約 1.72 億元、分期繳納金額約 26.2 億元、愛心轉介約 1,680 萬元。

㈥保險給付

1. 保險醫療辦法

保險對象發生疾病、傷害事故或生育時，保險醫事服務機構提供保險醫療服務，應依第 2 項訂定之醫療辦法、第 41 條第 1 項、第 2 項訂定之醫療服

⓯ 《我國全民健康保險制度總體檢調查報告》，監察院，2011 年 1 月。

⓰ 〈健全醫療人權普世價值，健保全面解卡，加強欠費追償〉，健保署，2016 年 6 月 17 日。

務給付項目及支付標準、藥物給付項目及支付標準之規定辦理（第 40 條第 1 項)。醫療服務給付項目及支付標準，由保險人與相關機關、專家學者、被保險人、雇主及保險醫事服務提供者等代表共同擬訂，報主管機關核定發布（第 41 條第 1 項)。

2. 醫療科技評估 (Health Technology Assessment, HTA)

醫療服務給付項目及支付標準之訂定，應以相對點數反應各項服務成本及以同病、同品質同酬為原則，並得以論量、論病例、論品質、論人或論日等方式訂定之（第 42 條第 1 項)。前項醫療服務給付項目及支付標準之訂定，保險人得先辦理醫療科技評估，並應考量人體健康、醫療倫理、醫療成本效益及本保險財務；藥物給付項目及支付標準之訂定，亦同（第 42 條第 2 項)。醫療服務及藥物屬高危險、昂貴或有不當使用之虞者，應於使用前報經保險人審查同意。但情況緊急者，不在此限（第 42 條第 3 項)。

醫療科技評估 (HTA) 跨專業領域的分析，研究醫療科技的研發、散播與使用，以及在醫療、社會、倫理、經濟的意涵[17]。資源的分配受到總額預算及其分配、給付制度、支付制度、部分負擔等制度的影響，以經濟評估結果作為分配醫療資源的依據，但卻容易流於功利主義，忽視弱勢族群的需要，故必要兼顧效率與公平正義。為建立健保合理的分配機制，提升護理人員之待遇福利，更應建立醫療科技評估機制，改善不當耗用醫療資源問題。

以罕見疾病為例，由於病人人數少、藥費高，使用健保費用金額排名前 5 名的民眾，在 2013～2014 年 2 年間，每人藥費超過 1 億元；2020 年血友病藥費達 38.96 億元，而前 30 名病友即使用 21% 約 8.2 億元（每位約 2,733 萬元）[18]。罕見疾病的特性是，少數病患使用大量的醫療資源，在健保資源有

---

[17] 李玉春、陳珮青合著，〈醫療資源分配機制──世界經驗與省思〉，醫療資源分配正義機制之建立──第三波健保改革研討會，財團法人臺灣研究基金會，臺灣大學公共衛生學院主辦，2012 年 3 月 3 日，第 10–15 頁。

[18] 衛生福利部全民健康保險會 2021 年 6 月 25 日線上委員會議，衛生福利部中央健康保險署，《110 年 5 月份全民健康保險業務執行報告》，第 1 頁。

限的情況下，健保會委員強烈建議，藥物一定要做 HTA（醫療科技評估），到底使用多少資源？延長多少有效生命？一定要計算成本效益⑲。依據健保署統計分析，2017 年血友病病患人數 899 人，平均每人 380 萬元，總藥費為 34.2 億元；2013 年至 2017 年 5 年間，平均 877 位病患每人每年的平均藥費為 398.3 萬元⑳。**國家的資源有限，必須妥善進行分配，才能兼顧促進人民福祉及資源分配之公平，維護社會之正義和安康**。「公平」及「效益」，是醫療資源分配的兩大基本原則，英國 NICE (National Institute for Health and Clinical Excellence) 針對「公平」議題所提出「平等方案」(Equality Scheme)，以及 QALT 成本效益計算的經驗，值得我國參考借鏡㉑。

3.轉診／部分負擔及免除

為避免醫療資源之浪費，健保法規定轉診制度，訂定未經轉診**越級就醫加重部分負擔之規定**。保險對象應自行負擔門診或急診費用之 20%，居家照護醫療費用之 5%。但不經轉診，於地區醫院、區域醫院、醫學中心門診就醫者，應分別負擔其 30%、40% 及 50%（第 43 條第 1 項）。前項應自行負擔之費用，於醫療資源缺乏地區，得予減免（第 43 條第 2 項）。保險對象有下列情形之一者，免依第 43 條及第 47 條規定自行負擔費用：重大傷病、分娩、山地離島地區之就醫（第 48 條第 1 項）。

轉診制度因健保開辦初期引發民眾強烈反彈，是項規定未能落實㉒，病人湧向醫學中心，醫學中心不斷擴床，疏忽教學責任，導致醫學教育環境惡化㉓；並使得地區醫院萎縮近一半，情況嚴重。

---

⑲ 黃啟嘉，《第 2 屆 104 年第 3 次委員會議紀錄》，衛生福利部全民健康保險會，2014 年 4 月 24 日，第 47 頁。

⑳ 健保署，《衛生福利部健保會第 3 屆 107 年第 5 次委員會議報告案第 2 案資料》，2018 年 6 月 22 日。

㉑ 蔡甫昌，〈醫療資源分配和 NICE 經驗〉，醫療資源分配正義機制之建立——第三波健保改革研討會，財團法人臺灣研究基金會，臺灣大學公共衛生學院主辦，2012 年 3 月 3 日，第 27–29 頁。

㉒ 《我國全民健康保險制度總體檢調查報告》，監察院，2011 年 1 月，第 120 頁。

㉓ 黃達夫，〈立即規劃第三代健保〉，《中國時報》，2010 年 8 月 3 日，第 A16 版。

4. 家醫制度論人計酬

保險人為促進預防醫學、落實轉診制度，並提升醫療品質與醫病關係，應訂定家庭責任醫師制度（第 44 條第 1 項）。家庭責任醫師制度之給付，應採論人計酬為實施原則，並依照顧對象之年齡、性別、疾病等校正後之人頭費，計算當年度之給付總額（第 44 條第 2 項）。

家庭責任醫師是能夠為社區中大多數家庭擔起責任做好預防性與治療性醫療保健照顧的醫師，能在社區中提供所有家庭中成員一種全人醫療保健照護模式。家庭責任醫師制度的服務內容，應包含 12 大項預防醫學三段五級，從出生至死亡、由健康狀態至疾病末期的全程照護。健保自 2003 年 3 月 10 日起實施「全民健康保險家庭醫師整合性照護制度試辦計畫」，2017 年 5 月 23 日止收案人數達 413 萬人，較前一年度增加約 153 萬人，參與院所數為 4,063 家、參與計畫之醫療群共計 526 群、醫師為 5,182 人[24]。

5. 自負差額之特殊材料給付

本保險給付之特殊材料，保險人得訂定給付上限及保險醫事服務機構得收取差額之上限；屬於同功能類別之特殊材料，保險人得支付同一價格（第 45 條第 1 項）。保險對象得於經保險醫事服務機構之醫師認定有醫療上需要時，選用保險人定有給付上限之特殊材料，並自付其差額（第 45 條第 2 項）。目前健保自付差額特材類別，計有義肢、特殊功能人工心律調節器、冠狀動脈塗藥支架、陶瓷人工髖關節、特殊功能人工水晶體等 12 項。

6. 不予給付項目及對象

為合理規劃保險給付，提供綜合性醫療服務，對於無關疾病治療或價格彈性大，易導致利用浮濫，或尚在醫學實驗階段之高科技醫療項目等，目前不予給付。

(1)不給付項目

---

[24] 黃振國，〈家庭醫師制度的現況與發展〉，台灣醫學會，http://www.fma.org.tw/2017/S-6-3.html，（2021 年 6 月 11 日瀏覽）。

健保法第 51 條規定 12 款不列入本保險給付範圍：依其他法令應由各級政府負擔費用之醫療服務項目（第 51 條第 1 款）；預防接種及其他由各級政府負擔費用之醫療服務項目（第 51 條第 2 款）；藥癮治療、美容外科手術、人工協助生殖技術、變性手術等（第 51 條第 3 款）；成藥、醫師藥師藥劑生指示藥品（第 51 條第 4 款）；人體試驗（第 51 條第 7 款）、病房費差額（第 51 條第 9 款）、掛號費（第 51 條第 10 款）；義齒、助聽器、輪椅等（第 51 條第 11 款）；其他**由保險人擬訂，經健保會審議，報主管機關核定公告之診療服務及藥物**（第 51 條第 12 款）。

⑵排除健保之適用

因戰爭變亂，或經行政院認定並由各級政府專款補助之重大疫情及嚴重之地震、風災、水災、火災等天災所致之保險事故，不適用本法（第 52 條）。

⑶不給付事項

健保法規定不予保險給付事項：住院治療經診斷並通知出院，而繼續住院之部分；不當重複就醫或其他不當使用醫療資源之保險對象，未依保險人輔導於指定之保險醫事服務機構就醫。但情況緊急時，不在此限。使用經事前審查，非屬醫療必要之診療服務或藥物等（第 53 條第 1～4 款）。

⑷屬給付項目但不予支付

對於特約醫事服務機構所申請之健保給付，經審查該診療或相關行為如有不當情形時，應不予支付，以杜浮濫。保險醫事服務機構申報非屬於住院診斷關聯群之案件，經審查有下列情形之一者，應不予支付不當部分費用並載明理由：治療與病情診斷不符；非必要之連續就診；非必要之檢查或檢驗；非必要之住院或住院日數不適當等（全民健康保險醫療費用申報與核付及醫療服務審查辦法第 19 條）。

㈦醫療費用支付

1.總額支付制度與協商

健保每年度醫療給付費用總額，由主管機關於年度開始 6 個月前擬訂其範圍，經諮詢健保會後，報行政院核定（第 60 條）。健保會應於各年度開始 3 個月前，在行政院核定總額範圍內，協議總額及其分配方式，報衛生福利部核定；不能於期限內協議訂定，由主管機關決定。健保會每年 9 月，進行次年度醫療給付費用總額協商　（第 61 條第 1 項）。總額支付制度 (global budget system) 亦稱「總額預算制度」，控制醫療費用於預算範圍內的制度。健保法明訂應實施總額支付制度，由付費者與醫事服務提供者，就特定範圍的醫療服務，預先以協商方式，訂定未來一段期間內健康保險醫療服務總支出。總額支付制度報行政院核定；成長率在既有基期上，每年約以 5% 為上限，成長數百億元（如表 22–4）。

表 22–4　健保醫療給付費用總額公告

年　度	總額金額(億元)	成長率	成長金額(億元)
2016	6,082.66	4.9%	282
2017	6,545	7.6%	463
2018	6,853	4.7%	308
2019	7,139.78	4.2%	286.78
2020	7,526	5.4%	386.22
2021	7,832.3	4.07%	360.3

資料來源：作者製表。

2. 總額支付基準／費用核付方式

保險醫事服務機構應依據醫療服務給付項目及支付標準、藥物給付項目及支付標準，向保險人申報其所提供之醫療服務之點數及藥物費用（第 62 條第 1 項）。前項費用之申報，應自保險醫事服務機構提供醫療服務之次月 1 日起 6 個月內為之。但有不可抗力因素時，得於事實消滅後 6 個月內為之（第 62 條第 2 項）。藥品費用經保險人審查後，核付各保險醫事服務機構，其支付之費用，超出預先設定之藥品費用分配比率目標時，……超出部分應自當季之醫療給付費用總額中扣除（第 62 條第 3 項）。

㈧保險醫事服務機構

1. 申請特約／每日公布保險病床／依規收費

醫事服務機構得申請保險人同意特約為保險醫事服務機構（第 66 條第 1 項前段）；前項醫事服務機構，限位於臺灣、澎湖、金門、馬祖（第 66 條第 2 項）。特約醫院設置病房，應符合保險病房設置基準；保險病房設置基準及應佔總病床比率，由主管機關定之（第 67 條第 1 項）。特約醫院應每日公布保險病床使用情形（第 67 條第 2 項）。

2. 不得自立名目收費／查核健保卡

保險醫事服務機構對本保險所提供之醫療給付，除本法另有規定外，不得自立名目向保險對象收取費用（第 68 條）。違反本條規定者，應退還已收取之費用，並按所收取之費用處以 5 倍之罰鍰（第 82 條）。

保險醫事服務機構應於保險對象就醫時，查核其健保卡；**未經查核者，保險人得不予支付醫療費用；已領取醫療費用者，保險人應予追還**。但不可歸責於保險醫事服務機構者，不在此限（第 69 條）。

3. 維護保險對象權益

保險醫事服務機構於保險對象發生保險事故時，應依專長及設備提供適當醫療服務或協助其轉診，不得無故拒絕其以保險對象身分就醫（第 70 條）。保險醫事服務機構於診療保險對象後，**應交付處方予保險對象**，於符合規定之保險醫事服務機構調劑、檢驗、檢查或處置（第 71 條第 1 項）。保險對象門診診療之藥品處方及重大檢驗項目，應存放於健保卡內（第 71 條第 2 項）。

㈨安全準備及行政經費

1. 安全準備來源／提存額度

本保險為平衡保險財務，應提列安全準備，其來源：⑴本保險每年度收支之結餘。⑵本保險之滯納金。⑶本保險安全準備所運用之收益。⑷政府已開徵之菸、酒健康福利捐。⑸依其他法令規定之收入（第 76 條第 1 項）。本保險年度收支發生短絀時，應由本保險安全準備先行填補（第 76 條第 2 項）。本保險安全準備總額，以相當於最近精算 1 個月至 3 個月之保險給付支出為原則（第 78 條）。

2. 安全準備運用方式

本保險之基金，得以下列方式運用：⑴公債、庫券及公司債之投資。⑵存放於公營銀行或主管機關指定之金融機構。⑶其他經主管機關核准有利於本保險之投資（第 77 條）。

三、罰　則

1. 不正當行為詐領保險給付

以不正當行為或以虛偽之證明、報告、陳述而領取保險給付、申請核退或申報醫療費用者，處以其領取之保險給付、申請核退或申報之醫療費用 2 倍至 20 倍之罰鍰；其涉及刑責者，移送司法機關辦理。保險醫事服務機構因該事由已領取之醫療費用，得在其申報之應領醫療費用內扣除。保險醫事服務機構有前項規定行為，其情節重大者，保險人應公告其名稱、負責醫事人員或行為人姓名及違法事實（第 81 條）。

2. 不予特約／永不特約

保險醫事服務機構違反第 68 條規定自立名目向保險對象收取費用，或有第 81 條第 1 項規定行為，保險人除依第 81 條及前條規定處罰外，並得視其情節輕重，限定其於一定期間不予特約或永不特約（第 83 條）。

3. 未扣繳補充保險費

扣費義務人未依第 31 條規定扣繳保險對象應負擔之補充保險費者，保險人得限期令其補繳外，並按應扣繳之金額處 1 倍之罰鍰；未於限期內補繳者，處 3 倍之罰鍰（第 85 條）。

4. 保險病床數未達基準或比率

特約醫院之保險病房未達第 67 條所定設置基準或應占總病床之比率者，依其不足數每床處新臺幣 1 萬元以上 5 萬元以下罰鍰，保險人並應令其限期改善；屆期未改善者，按次處罰（第 86 條）。

5. 違反投保順位／強制納保

保險對象違反第 11 條規定參加本保險者，除追繳短繳之保險費外，並處新臺幣 3 千元以上 1 萬 5 千元以下罰鍰。前項追繳短繳之保險費，以最近 5 年內之保險費為限（第 88 條）。保險對象不依本法規定參加本保險者，處新臺幣 3 千元以上 1 萬 5 千元以下罰鍰，並追溯自合於投保條件之日起補辦投保，於罰鍰及保險費未繳清前，暫不予保險給付（第 91 條）。

四、全民健保缺失與倫理探討

健保制度設計之良窳、法規執行是否偏頗、或健保給付之詐欺舞弊行為得否迅速有效稽查，以及健保財務收支是否平衡等，關係健保制度之永續經營。

㈠執法之缺失

1. 部分負擔違反健保法門診「原則定率／例外定額」規定

實施全民健保容易誘發民眾利用更多的醫療服務，產生「保險道德危險」的問題；為避免「不當就醫」，大多數實施健康保險的國家，採行醫療費用部分負擔制度。我國健保法第 47 條第 1 項規定，保險對象應自行負擔之「住院」費用比率。為減輕民眾負擔，對於急性病房住院 30 日以內、慢性病房住院 180 日以內，訂定每次及全年度應自行負擔金額上限，由衛福部每年依法公告，2021 年元旦起，同一疾病單次住院 4 萬 1 千元、全年累計住院 6 萬 9 千元為上限。

健保法對於保險對象應「門診」需自行負擔費用之額度，明文採「定率」制，於第 43 條第 1 項規定：保險對象應自行負擔門診或急診費用之 20%，居家照護醫療費用之5%。但不經轉診，於地區醫院、區域醫院、醫學中心門診就醫者，應分別負擔其30%、40%及50%。但如採取「定額」之方式收取部分負擔，僅應限於「必要時」，主管機關「得依診所及各級醫院前一年平均門診費用及第一項所定比率，以定額方式收取，並每年公告其金額（第43條第3項）。

然主管機關長期以來，不問是否必要，皆採取「定額」方式收取，不僅違反健保法所明定，門診「原則採定率」、「例外採定額」之規定，形成任意翻覆；且僅「居家照護醫療費用」，適用對其有利的「定率5%」，主管機關對於健保法第43條第1項之法律規定，**選擇性割裂適用，乃屬嚴重的違規行為**。

主管機關容許醫學中心破壞轉診制度，病人湧向醫學中心，造成基層萎縮近半，而醫學中心不斷擴床，忙於門診及住院病人，疏忽應負擔的研究、教學、訓練及急重症醫療責任，導致醫學教育環境惡化[25]。不經轉診結果，民眾小病任意往大醫院求診，雖負擔較高的部分負擔，但整體的醫療費用較小型醫院或診所高出甚多，而由全民買單。大醫院急診處常見人滿為患，病患須久候病床長達48小時，病情遭到延誤。**轉診制度如果是惡法，即應廢除；如可反轉健保生態、解決民眾急診壅塞問題及節約健保經費支出，則法定事項不去執行，即難脫免行政怠惰、甚至有觸法之嫌。**

2.總額逐年成長之商榷

實施總額支付制度之功過：⑴減少以量計酬誘因，醫療服務行為合理化。⑵提升專業自主權；加強付費者與醫療服務提供者雙方成本意識及權益平衡。行政院核定健保總額年度成長率之權責單位，係國家發展委員會（下稱國發會），歷年大都以「考慮人口老化問題、醫療服務成本、投保人口數成長等狀況」為由，核定總額範圍成長數個百分點。僅透過國發會的內部委員會議，大抵參照中央主管機關循例所擬訂的總額範圍，而予加減；致健保醫療給付

---

[25] 黃達夫，〈立即規劃第三代健保〉，《中國時報》，2010年8月3日，第A16版。

費用總額年年不斷成長，應負最大責任。

行政院每年度核定的醫療給付費用總額範圍，年年成長；健保論量計酬缺乏節約誘因，威脅健保財務，「收與支」的決策思考，並未基於平等的立場。例如國發會在2016年已知當年度由於一般健保費及補充健保費費率雙降結果，開始入不敷出，仍通過2017年健保醫療給付費用成長率，上限及下限訂在3.769～5.9%；然又提示衛福部應儘速啟動公式之檢討，評估調整之必要性，財務方能健全㉖。全民健保總額年年成長的作法，誠有商榷之必要。

重大傷病的範圍一再擴大，以及部分負擔的免除，與醫療浪費有潛在的關連性，有必要加以檢討。健保資源的使用，由儉入奢易，由奢入儉難；醫療資源的分配，有必要參考美國、加拿大、英國㉗等國經驗，以兼顧人民福祉之促進與資源分配之公平。

㈡政府稅入統支原則不應任由行政法規各個擊破

1.健保法強制政府每年負擔總經費36%

財政係國家為充足各種需要，所為籌措、管理及使用財源的一連串作用，為國家的經濟活動行為。英國經濟學人雜誌曾評比27個國家，臺灣健保費低廉，健康指標、醫療保健支出、醫療資源及醫療品質的成就，排名全球第二。**然全民健保的財務穩定與國家財政狀況，息息相關**，健保總額從1995年開辦時的2千億元，2021年快速成長至7,832億元；健保法第3條第1項又明定：政府每年度負擔本保險之總經費，不得少於每年度保險經費扣除法定收入後金額之36%。

我國財政收支1990年以來，幾乎連年呈現預算赤字，租稅負擔率逐年下降，從1980年超過20%，遞降至13%，低於多數OECD國家。我國財政收支長期財政失衡，舉債支應政務所需，債務逐年攀升，支出僵化、收入鈍化，

㉖ 〈健保亮紅燈　今年起入不敷出〉，《經濟日報》，2016年7月12日，第A6版。

㉗ 蔡甫昌，〈醫療資源分配和NICE經驗〉，前揭第三波健保改革研討會，第27–30頁。

財政危機日增；而健保財務制度，又強制政府至少應負擔 36%。由於健保保險費費基不具彈性，侷限於經常性薪資，當人口急遽老化，民眾就醫需求增加；醫療科技日趨精密且價昂，醫療費用增加，健保費用支出成長率超過保費收入成長率，造成財務缺口及失衡。

健保設計，論量計酬鼓勵醫療機構衝高業績；調整保險費費率時機，屢因政治因素延宕，使財務持續惡化。但任由行政法規各個擊破政府稅入統支大原則，先立法搶錢先贏，不但造成政府財政支出困境，更使得健保如吃下定心丸，健保總額年年成長不絕，毫無後顧之憂，也完全不用檢討節流問題、執法或政策偏差。長期照顧服務法 2017 年 1 月 26 日修正公布第 15 條第 2 項，新增第 1、2 款長照基金來源：「1.遺產稅及贈與稅稅率由 10% 調增至 20% 以內所增加之稅課收入。2.菸酒稅菸品應徵稅額由每千支（每公斤）徵收新臺幣 590 元調增至新臺幣 1,590 元所增加之稅課收入。」將長照基金來源，建立於稅源不穩定的「遺產稅及贈與稅」及「菸酒稅」之上，且將此所增加之稅收專供長照基金，不問長照基金是否已屬充裕，壟斷稅收；或樂於徵稅於民後不當散財，不收取使用長期照顧服務者部分負擔，以誇大政績。

2.政府不當減少健保財源且規避 36% 負擔

2015 年健保法施行細則、扣取及繳納補充保險費辦法，以及菸品健康福利捐分配及運作辦法等法規之修正，對於健保財務之影響深遠。例如：菸品健康福利捐分配及運作辦法於 2015 年 10 月 15 日修正，將原分配「70% 供全民健康保險之安全準備」，比例降為「50%」，致 2016 年預估菸捐收入依減少比例換算，健保收入一年減少約 61 億元[28]，被政府挪為他用。

人類免疫缺乏病毒傳染防治及感染者權益保障條例第 16 條原規定對於經檢查證實感染愛滋病患者強制治療之費用，明定由中央主管機關編列，核屬健保法第 51 條第 1 款所定「依其他法令應由各級政府負擔費用之醫療服務

---

[28] 〈立法院第 8 屆第 8 會期社會福利及衛生環境、財政兩委員會第 1 次聯席會議紀錄〉，《立法院公報》，第 104 卷第 84 期，2015 年 11 月，第 167 頁。

項目」，不列入本保險給付範圍。本條例於 2015 年 2 月 4 日修正公布，有關人類免疫缺乏病毒感染者，第 16 條第 3 項規定：自「確診開始服藥後 2 年內」，門診及住院診察費等治療相關之醫療費用、抗病毒之藥品費、藥品之藥事服務費、檢驗費及其他經中央主管機關指定之項目，「費用由中央主管機關予以全額補助」。第 16 條第 4 項明定有關前項費用於感染者「確診開始服藥 2 年後」，健保保險對象應自行負擔之費用及依健保法未能給付之檢驗及藥物，「應由中央主管機關編列預算支應之」。本條例自修正公布後 2 年施行，即自 2017 年 2 月 4 日施行，影響健保財務每年增加支出達 40 億元以上[29]。

衛福部於 2015 年 7 月 21 日上網預告修正健保法施行細則部分條文，擬刪除第 45 條涉及政府負擔健保財務 36% 之實質內涵，使健保財務每年短收百億元以上，健保會於 7 月 24 日召開委員會議，委員憂心將不利於健保穩健發展[30]，當日緊急連署臨時提案，希阻止涉及不利於健保財務之修法。惟衛福部仍於 2015 年 12 月 15 日發布修正健保法施行細則，其中第 45 條條文改為實質內涵修正，新增政府所依法負擔 9 項保費（約 72 億元）並溯自 2015 年 1 月 1 日生效。案經送請立法院查照，經立法院社會福利及衛生環境委員會於 2016 年 6 月 22 日召開會議予以審查，決議略以：修正案不同意溯及既往；9 項依法負擔項目，其中「失業被保險人及其眷屬健保費」及「經濟弱勢者健保費」2 項之保費補助（約 8 億元），不同意納入，予以排除。估計修正結果，政府健保應負擔部分，2016 年度即減少 107 億元[31]。

㈢無效醫療與低價值醫療之省思

我國面臨人口老化難題：65 歲以上人口在 2018 年 9 月達 338 萬 2433 人 (14.3%)，進入「高齡社會」；2019 年 6 月為 352 萬人 (14.9%)；2021 年 1 月

---

[29] 吳秀玲，《醫護健保與長照法規》，三民，2019 年 6 月，第 235–239 頁。

[30] 《第 2 屆 104 年第 7 次委員會議紀錄》，衛生福利部全民健康保險會，第 7 頁。

[31] 吳秀玲、葉明功、周淑婉，〈從法制面探討影響我國全民健康保險財務之因素〉，《中正財經法學》，中正大學財經法律學系，2017 年 1 月，第 14 期，第 261–262 頁。

底 65 歲以上人口數 380.4 萬人，佔總人口數比率達 16.2%[32]（如圖 22–3），預計將於 2025 年 65 歲人口佔比超過 20%，邁入「超高齡社會」。人口老化、醫療高科技設備、儀器、新藥，誘發使用需求，每人年平均門診次數逾 15 次；重大傷病表列項目有增無減，支出增加幅度遠高過於收入面。被保險人於就醫時，有選擇醫院和醫師的充分自由，且只需自付少許的部分負擔，容易導致重複就醫、檢查或用藥。

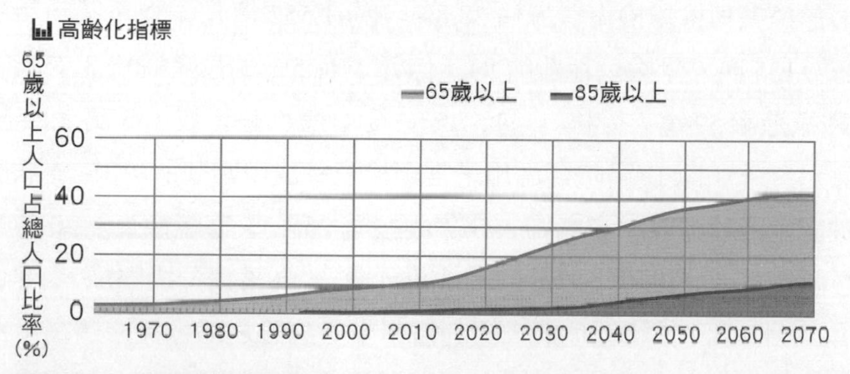

圖 22-3　我國人口高齡化指標

資料來源：國發會人口推估查詢系統[33]。

健保改革的四大重點：財務的永續、支付改革、醫療資源濫用、浪費，以及醫療品質提升。我國未落實轉診，縱容小病逕往大醫院求診造成無效醫療與浪費，醫院大型化，每千人急診病床超過 6 床，為美國 1 倍；住院病人三分之一入住醫學中心，為美國 3 倍。維生器、葉克膜 (ECMO) 常遭濫用：葉克膜實用、便宜，不限特定執照，故於臺灣興起。

不必要的檢驗檢查及用藥充斥，依據 WHO 多次報告顯示：美國 1 年 2

[32] 〈國情統計通報〉，第 37 號，2021 年 3 月 2 日，行政院主計總處，https://www.stat.gov.tw/public/Data/132162358VPAVQ8D.pdf（2021 年 5 月 30 日瀏覽）。

[33] 〈老年人口成長趨勢〉，國發會人口推估查詢系統，https://pop-proj.ndc.gov.tw/chart.aspx?c=5&uid=4110&pid=60（瀏覽日期：2021 年 7 月 28 日）。

兆美元的醫療支出，有一半以上浪費；歐洲總醫療支出的 5.3 兆美元中，6% 係可歸因於醫療疏失或作假。WHO 的報告估計，20% 至 40% 的醫療是浪費、無效率；許多醫師鼓勵病患接受自己不會採用的手術、不必要或有害的醫療措施，是醫界的黑暗面與醫療體制的詐欺。治療門檻降低，輕症病患所受的折磨就增加；醫院內心臟外科醫師若增 1 倍，心臟繞道手術的次數就會增加 9 倍㉞。**醫療體系的供給，創造出病患本身的需求**；健保詐欺的行為，不斷的腐蝕健保財務根基，枉顧民眾的醫療人權。

以 2016 年為例，當年健保總額為 6,082 億元，西醫總醫療費用約 3,924 億元，診療費與檢驗檢查費就佔 38.8%、約 1,552 億元：以電腦斷層檢查次數最多，135 萬人受檢、耗費約 84.4 億元，有 5% 的患者受檢 3 次以上。其次，磁振造影 59 萬人受檢，約 57.5 億元；腹部超音波 133 萬人檢查，約 14.6 億元。林口長庚醫院疑濫用子宮鏡檢查造成孕婦死胎，檢查病歷高達 72% 被認定為非必要；有名婦人 3 年內接受 25 次子宮鏡檢查，20 次被認定為非必要檢查，被健保署追回 2,089 萬元㉟。為落實分級醫療，健保署於 2017 年 4 月 15 日，將輕症病人逕赴醫學中心急診之部分負擔調高 1 百元。日本一些醫院急診，檢傷分類後有「拒絕輕症病人」的權利，值得參採。

根據經濟合作暨發展組織 (OECD) 統計，世界各國醫療費用皆有穩定上升的趨勢，為解決財務短絀，健康照護資源之重分配，成為政府必須面對的課題。減少低價值醫療的使用，除能降低非必要的醫療保健支出，更可確保健康照護品質之水準。有鑑於健保缺乏節約醫療資源的誘因，尤其論量計酬的支付制度，往往造成醫療服務供給者提供非必要的醫療給病患，因此，**醫療資源是否有效率利用的倫理問題，必須加以重視**。近年來，許多國家已開始關注「低價值醫療」(low-value care) 議題，思考哪些是具體的「專科中最常開立且昂貴，但無法實證能為病人提供助益的醫療程序」，將之列為不建議

㉞ 尤格．布雷西著、李中文譯，〈無效的醫療——拆穿用藥與手術的迷思〉，左岸文化事業，2009 年 11 月，第 14、62 頁。

㉟ 〈林口長庚濫用子宮鏡案　健保署追回 2089 萬元〉，自由時報電子報，2017 年 11 月 2 日。

執行的醫療處置，而發起「明智選擇」運動 (Choosing Wisely)，呼籲醫界應減少實施「低價值醫療」[36]。

為避免醫療浪費、實現醫療正義，我國有必要參與此項運動，提升醫護人員對於低價值醫療的認知。健保署為改善健保財務收支結構性失衡問題，採取對應措施：對於欠費有完整監控及催收機制、加強保險費查核作業；查處違規保險醫事服務機構、防杜不當申報費用，減少藥品重複開立；運用大數據分析系統，精準審查申報及時篩異，推廣健保資訊雲端查詢，減少不必要醫療行為及重複檢驗、檢查等醫療浪費[37]。

想一想

1. 依據民國 109 年修正的全民健康保險法，請列舉不給付的項目。(109 高考)
2. 部分醫院實行達文西手術，卻向健保申報手術給付，請申論其可能的違法事由與倫理考量？(108 高考)
3. 根據我國全民健康保險法之規定，主管機關得編列預算設置紓困基金，供經濟困難、無力繳納保險費之保險對象無息申貸或補助本保險保險費及應自行負擔之費用，其所謂「經濟困難之認定標準」為何？(106 普考)
4. 我國為何實施全民健保？法源依據為何？
5. 何謂總額制度？可控制（或反促進）費用成長？近幾年的健保總額每年幾千億元？
6. 重大傷病免部分負擔，是否合理？部分負擔應採定率負擔或定額負擔？
7. 何謂收支連動？健保費為何分一般及補充保費？費率各多少？

---

[36] 我國將「低價值醫療」定義為：「可能造成身、心靈與財務上不同程度的傷害，使醫療資源無法達到有效之運用，進而影響到健康照顧體系之運作」。郭語蓁、譚家惠，〈低價值醫療：國際經驗對台灣的啟示〉，《台灣衛誌》，第 40 卷第 2 期，2021 年 4 月，第 151–165 頁。

[37] 《衛生福利部全民健康保險會第 5 屆 110 年第 2 次委員會議資料》，2021 年 6 月 25 日，第 163 頁。

第二十三章

長期照顧服務法

許多國家面臨人口老化的問題，我國與日本同為世界上人口老化速度最快的國家之一，人口結構從「金字塔型」轉為「倒金字塔型」。我國在 2020 年 9 月總人口已開始負成長，人口自然增加數為「負」11,250 人；2021 年 1 月底 65 歲以上人口數 380.4 萬人，佔總人口數比率達 16.2%❶，預計將於 2025 年 65 歲人口佔比超過 20%，邁入「超高齡社會」。人口老化的社會，醫療支出或是長期照顧之財務負擔，都大幅成長，全世界先進各國及重要組織團體，世界衛生組織、歐洲聯盟、經濟合作發展組織等已投入長期照顧之建置與推動，並定為新 21 世紀重大國家社會政策發展方向。聯合國頒布「高齡者原則」，自立、參與、照護、自我實現、尊嚴等，關切老人福祉與弱勢族群之需求，制定相關保護法律並落實執行❷。

一、立法目的與法規沿革

我國為積極因應人口老化致疾病型態慢性化、健康問題障礙化、照顧內容複雜化及照顧時間長期化等問題，於 1998 年起陸續推動「建構長期照護先導計畫」、「新世代健康領航計畫」、「加強老人安養服務方案」、「照顧服務福利及產業發展方案」、「我國長期照顧十年計畫」及「長期照護服務網計畫」等各項方案。為使長期照顧制度完整及持續推行，需建立一套妥善機制，以籌措充足財源支應，考量社會保險制度具有風險分擔、自助互助精神，且其給付方式較具公平性及效率性，可避免社會資源浪費，2009 年底，前行政院

---

❶ 〈國情統計通報〉，第 37 號，2021 年 3 月 2 日，行政院主計總處，https://www.stat.gov.tw/public/Data/132162358VPAVQ8D.pdf（2021 年 5 月 30 日瀏覽）。

❷ 吳秀玲、蘇嘉宏，《醫事護理法規概論》，三民，2020 年 9 月，第 14 版，第 502–503 頁。

衛生署爰以社會保險理念為基礎，規劃長期照護保險制度，進行立法作業、相關的資源整備，已大致就緒，最後的規劃報告於 2016 年完成。衛生署研擬「長期照護保險法（草案）」，陳報行政院審查，立法原則採取：社會保險、全民納保、由健保署承辦、依失能程度核給給付等，以全民健康保險法為版本，尤其是保險對象、保險財務面之規定等，仿健保法最為人所詬病的 6 類 15 目等❸。「長期照護保險法（草案）」嗣經修正名稱及內容，2015 年 6 月 4 日行政院院會通過「長期照顧保險法（草案）」，草案共 10 章 81 條，規定強制納保並有罰則。惟因 2016 年 5 月新政府上臺，政策自次月起改弦易轍，暫緩保險制度之選擇，改以稅收取代長期照顧保險，推動「長期照顧十年計畫 2.0」（2017～2026 年），使有長期照顧需求者獲得基本服務。但長期照顧財源仰賴稅收，難保永續、穩定，政策應有檢討必要。

長期照顧制度無論採取「保險制」或「稅收制」，皆需充裕的長期照顧人力資源，提供長期照顧服務，服務的方式、內涵、人力的資格與能力等制度架構，應同時妥為規劃與推動。我國參考德國、日本等國家經驗，2009 年委託長期照護專業協會研擬法案，並與內政部邀請學者專家及相關團體討論，於 2010 年將長期照顧服務法（草案）函報行政院審查，2011 年 3 月經行政院函請立法院審議。法案版本多達 17 個，立法院社會福利及衛生環境委員會完成審議後，再歷經 9 次協商，於 2015 年 5 月 15 日完成三讀，同年 6 月 3 日制定公布長期照顧服務法（以下稱長照法），共 7 章 66 條條文，自公布後 2 年施行；以「健全長期照顧服務體系，提供長期照顧服務；確保照顧及支持服務品質；發展普及、多元及可負擔之服務；保障接受服務者與照顧者之尊嚴及權益」為立法目的（第 1 條第 1 項）。

長照法施行前，於 2017 年 1 月 26 日修正公布部分條文，以確保基金財源穩定，全部條文於 2017 年 6 月 3 日生效；初步建置長期照顧服務制度，對於照護人員、機構、品質，有妥適的規劃與管理措施❹。修正長照法第 15 條

---

❸ 吳秀玲、蘇嘉宏，同上註，第 512–513 頁。

第 1 項：增加「提供長照服務、擴增與普及長照服務量能」，以及「補助各項經費」，作為應設置特種基金之目的；同條第 2 項新增第 1、2 款長照基金來源：「1. 遺產稅及贈與稅稅率由 10% 調增至 20% 以內所增加之稅課收入。2. 菸酒稅菸品應徵稅額由每千支（每公斤）徵收新臺幣 590 元調增至新臺幣 1,590 元所增加之稅課收入。」修正條文調增所增加之稅課收入，作為長照服務之穩定財源。

依財政收支劃分法規定，遺產稅、贈與稅及菸酒稅為國稅，惟部分劃歸為地方財源。為充裕長照法第 15 條第 1 項所定特種基金財源，增訂第 3 項，明定依第 2 項第 1 款及第 2 款增加之稅課收入，不適用財政收支劃分法稅收劃分之規定。本條之修正，調高菸酒稅有關菸稅部分，可有效降低吸菸率，足收菸害防制之效果。但長期發展恐因吸菸率逐年下降，導致菸稅減少，長照之財源難保永續、穩定，最終仍須另籌更充足的財源，如營業稅或長照保險。第 15 條爰增訂第 4 項，要求主管機關於長照法施行兩年後檢討，以確保財源穩定。

長期照顧服務法於 2019 年 6 月 19 日再次修正公布第 14、24、34、39、47 條，增訂「設有機構住宿式服務之綜合式服務類長照機構」，應投保公共意外責任險，以及罰則。2021 年 6 月 9 日再度修正公布，增訂第 8 條之 1、32 條之 1、32 條之 2、39 條之 1、47 條之 1、48 條之 1 條文；並修正第 6、18、22、30、47、49、53、54、58、62、66 條；增修條文共計 17 條。法案本次修正重點：特約及給支付制度法制化、落實使用者付費原則，加速布建長照服務資源、放寬學校法人設置住宿式長照機構促進產學合作，強化長照服務品質，明定未立案長照機構違法樣態及罰則，以及長照員工納入勞健保範圍等，促進長照產業發展。

---

❹ 李玉春，〈長期照顧服務法之立法、修法與預期影響〉，《長期照顧法制之建構與實踐》，元照，2021 年 1 月，第 10–15 頁。

二、規範重點

長照法將「長期照顧」，定義為：身心失能持續已達或預期達6個月以上者，依其個人或其照顧者之需要，所提供之生活支持、協助、社會參與、照顧及相關之醫護服務（第3條第1款）。「身心失能者」指：身體或心智功能部分或全部喪失，致其日常生活需他人協助者（第3條第2款）。

㈠主管機關／目的事業主管機關權責

長照法所稱主管機關：在中央為衛生福利部；在直轄市為直轄市政府；在縣（市）為縣（市）政府（第2條）。中央與地方各有業務掌理事項，中央主管機關：提供長照服務，制定全國性長照政策、法規及長照體系之規劃、訂定及宣導；對地方政府執行長照之監督、協調事項；辦理長照機構評鑑；長照財源之規劃、籌措與長照經費分配等（第4條第1～11款）。地方主管機關：提供長照服務，制定轄內長照政策、長照體系之規劃、宣導及執行；執行中央主管機關訂定之長照政策、法規及相關規劃方案等（第5條第1～7款）。

涉及中央各目的事業主管機關職掌者，其權責依：教育、勞工、國軍退除役官兵輔導、建設／工務／消防、原住民族事務、科技研究事務、其他目的事業主管機關作劃分；長照法2021年6月9日修正公布增訂「經濟主管機關」，負責長照輔助器材、產品開發之規劃及推動等相關事項（第6條第7款）。

㈡長期照顧服務及體系

1.長照服務特定範圍公告及評估

中央主管機關得公告長照服務之特定範圍（第8條第1項）。民眾申請前項服務，應由照管中心或直轄市、縣（市）主管機關評估；直轄市、縣（市）主管機關應依評估結果提供服務（第8條第2項）。**接受醫事照護之長照服務**

者，應經醫師出具意見書，並由照管中心或直轄市、縣（市）主管機關評估（第 8 條第 3 項）。

醫師出具的意見書應載明：1.當事人姓名、出生年月日、性別、國民身分證統一編號及通訊地址。2.相關疾病診斷與近期治療現況。3.當事人身心狀態事項。4.當事人接受醫事照護服務時應注意之事項。5.其他有關事項或建議（長期照顧服務法施行細則第 2 條第 1 項）。

2.核定長照需要等級／服務應收部分負擔

為使長照服務資源合理使用，長照法 2021 年 6 月 9 日修正公布增訂第 8 條之 1：照管中心或直轄市、縣（市）主管機關應依第 8 條第 2 項之評估結果，按民眾失能程度核定其長照需要等級及長照服務給付額度（第 8 條之 1 第 1 項）。**民眾使用長照服務，應依前項核定之長照服務給付額度自行負擔一定比率或金額**（第 8 條之 1 第 2 項）。長照特約單位應向長照服務使用者收取應自行負擔之長照服務給付額度比率或金額，不得減免（第 8 條之 1 第 3 項）。

3.長照服務提供方式

長照服務提供方式：⑴居家式：到宅提供服務。⑵社區式：於社區設置一定場所及設施，提供日間照顧、家庭托顧、臨時住宿、團體家屋、小規模多機能及其他整合性等服務。⑶機構住宿式：以受照顧者入住之方式，提供全時照顧或夜間住宿等之服務。⑷家庭照顧者支持服務：定點、到宅等支持服務。⑸其他經中央主管機關公告之服務方式（第 9 條第 1 項）。長照法第 10 條至第 13 條則分別規範居家式、社區式、機構住宿式、家庭照顧者支持服務提供項目。

4.長照資源及需要調查／劃分長照服務網／限制設立或擴充

中央主管機關**應定期辦理長照有關資源及需要之調查**，並考慮多元文化特色，與離島偏鄉地區特殊處境，訂定長照服務發展計畫及採取必要獎助措施（第 14 條第 1 項）。為均衡長照資源之發展，**得劃分長照服務網區**，規劃區域資源、建置服務網絡與輸送體系及人力發展計畫，並得於**資源過剩區，**

限制長照機構之設立或擴充；於資源不足之地區，應獎助辦理健全長照服務體系有關事項（第 14 條第 2 項）。

5.設置特種基金及其來源

中央主管機關為提供長照服務、擴增與普及長照服務量能、提升服務品質與效率、均衡服務與人力資源及補助各項經費，應設置特種基金。基金來源：⑴遺產稅及贈與稅稅率由 10% 調增至 20% 以內所增加之稅課收入。⑵菸酒稅菸品應徵稅額由每千支（每公斤）徵收新臺幣 590 元調增至新臺幣 1,590 元所增加之稅課收入。⑶政府預算撥充。⑷菸品健康福利捐。……（第 15 條第 1 項）。

㈢長期照顧服務人員管理

1.長照服務人員

長照法第 3 條第 4 款將長照服務人員（以下稱長照人員）定義為：「指經本法所定之訓練、認證，領有證明得提供長照服務之人員。」「長照服務之提供，經中央主管機關公告之長照服務特定項目，應由長照人員為之（第 18 條第 1 項）。」衛生福利部 2018 年 5 月 17 日公告「長照服務特定項目：1.長照機構針對長照服務需要者提供之身體照顧服務、日常生活照顧服務、家事服務、臨時住宿服務、住宿服務、醫事照護服務。2.家庭照顧者支持服務提供之喘息服務。3.長照需要之評估服務」。

2.長照人員範圍與訓練及繼續教育

長照人員之訓練、繼續教育、在職訓練課程內容，應考量不同地區、族群、性別、特定疾病及照顧經驗之差異性（第 18 條第 2 項）。此外，長照人員應接受一定積分之繼續教育、在職訓練（第 18 條第 3 項）；長照人員之資格、訓練、認證、繼續教育課程內容、證明效期等有關事項辦法，由中央主管機關定之（第 18 條第 4 項）。

長期照顧服務人員訓練認證繼續教育及登錄辦法第 2 條：「經本法訓練、認證，領有證明得提供長期照顧服務之長照服務人員，其範圍如下：1.照顧服務人員：照顧服務員、教保員、生活服務員或家庭托顧服務員。2.居家服務督導員。3.社會工作師、社會工作人員及醫事人員。4.照顧管理專員及照顧管理督導。5.中央主管機關公告長照服務相關計畫之個案評估、個案管理及提供服務人員。」長照人員應自認證證明文件生效日起，每6年接受專業課程、專業品質、專業倫理、專業法規課程，積分合計達120點以上（長期照顧服務人員訓練認證繼續教育及登錄辦法第9條第1項）。

3.執業登錄與支援

長照人員非經登錄於長照機構，不得提供長照服務。但已完成第18條第4項的訓練及認證，並依其他相關法令登錄之醫事人員及社工人員，於報經主管機關同意者，不在此限（第19條第1項）。長照人員如未依規定完成登錄程序而提供長照服務；或證照效期屆滿，未完成證照之更新而提供長照服務，處新臺幣3千到1萬5千元罰鍰（第58條）。

長照人員的登錄及支援，應在事前完成。另，長照人員登錄內容異動時，應自異動之日起30日內，由該長照機構報所在地主管機關核定（第19條第3項）；長照機構違反本條項者，處新臺幣6千到3萬元罰鍰（第53條第1項第1款）。

4.違法行為之禁止

長照機構不得容留非長照人員提供第18條第1項之長照服務（第19條第2項）。違反者，處新臺幣1萬到5萬元罰鍰（第50條第2款）。

長照人員對於因業務而知悉或持有他人之秘密，非依法律規定，不得洩漏（第20條）。違反者，處新臺幣6千到3萬元罰鍰，並限期令其改善；屆期未改善且情節重大者，處1個月以上1年以下停業處分（第54條第1項）。

長照人員「執行業務時，如為不實之記載」；或「將長照人員證明租借他人使用」，處新臺幣6千到3萬元罰鍰，得併處1個月以上1年以下停業處分；情節重大者，並得廢止其證明（長照法第56條）。

㈣長期照顧服務機構之管理

1. 長照服務機構分類／限法人設立之原則與例外

長照機構依其服務內容，分類如下：「一、居家式服務類。二、社區式服務類。三、機構住宿式服務類。四、綜合式服務類。五、其他經中央主管機關公告之服務類」（第 21 條）。長期照顧服務法第 21 條第 3 款及設有機構住宿式服務之第 4 款、第 5 款長照機構，應以長照機構法人設立之（第 22 條第 1 項）。但**考量學校為教學、實習或研究之必要**，長照法 2021 年 6 月 9 日修正公布增訂第 22 條第 2 項例外規定：「公立長照機構」，或「設有長照相關科系之私立高級中等以上學校，**且僅以提供學校作為教學、實習及研究用途為限」者，不適用前項之規定**。第 1 項長照機構法人之設立、組織、管理及其他應遵行事項，另以法律定之。

2. 設立、擴充許可／不得委託經營

長照機構之設立、擴充、遷移，應事先申請主管機關許可（第 23 條）。非長照機構，不得使用長照機構之名稱（第 27 條）。私立長照機構經許可設立後，不得將全部或部分服務規模，委託他人經營（長期照顧服務機構設立許可及管理辦法第 18 條）。社區式、住宿式或綜合式長照機構之服務規模，最近 3 年之平均服務使用率或佔床率未達 60%，或最近一次主管機關評鑑不合格者，不得申請擴充（長期照顧服務機構設立許可及管理辦法第 21 條）。

3. 未經許可提供服務處置／轉介或安置

為處理未經申請許可設立，違規提供長照服務者，長照法 2021 年 6 月 9 日修正公布增訂第 39 條之 1 規定：主管機關對未依第 23 條規定許可設立而提供長照服務者，應派員進入該場所檢查。受檢查者不得規避、妨礙或拒絕，並應提供必要之文件、資料或其他協助（第 39 條之 1 第 1 項）。主管機關人員執行前項檢查時，應出示有關執行職務之證明文件或顯示足資辨別之標誌（第 39 條之 1 第 2 項）。主管機關對於服務對象，應予轉介或安置（第 39 條之 1 第 3 項）。

4.停、歇業備查

長照機構停業、歇業、復業或許可證明登載事項變更，應於事實發生日前30日內，報主管機關核定（第25條第1項）。停業期間最長不得超過1年。必要時得申請延長1次，期限為1年；逾期應辦理歇業（第25條第2項）。歇業應於停業期滿之日起30日內辦理；逾期未辦理者，主管機關得逕予廢止其設立許可（第25條第3項）。

5.置專任業務負責人與代理

長照機構應設置業務負責人一人，對其機構業務負督導責任（第30條第1項）；**業務負責人應為專任**，其資格及其兼任職務情事由中央主管機關定之（第30條第2項）。長照機構之業務負責人因故不能執行業務，應指定符合業務負責人資格者代理之。代理期間超過30日，應報所在地主管機關核定（第31條第1項）。代理期間，不得逾1年（第31條第2項）。長期照顧服務機構設立標準（下稱機構設立標準）第2條：長照機構應置符合長照服務人員資格之業務負責人一人，綜理長照業務，除本標準另有規定外，應為專任。

居家式服務類長照機構業務負責人，應具備下列資格之一：師級以上醫事人員、社會工作師：具有2年以上長期照顧服務（以下簡稱長照服務）相關工作經驗（機構設立標準第3條第1款）。護理師或護士：護理師：具2年以上臨床護理相關工作經驗；護士：具4年以上臨床護理相關工作經驗（機構設立標準第3條第2款）。……。高級中等學校護理、老人照顧相關科、組畢業：具5年以上長照服務相關工作經驗（機構設立標準第3條第5款）。

有下列情事之一者，不得擔任長照機構業務負責人：有施打毒品、暴力犯罪、性騷擾、性侵害行為，經緩起訴處分或有罪判決確定；曾犯詐欺、背信、侵占罪或貪污治罪條例之罪，經判處有期徒刑1年以上之刑確定。但受緩刑宣告或易科罰金執行完畢者，不在此限。或有本法第44條所定遺棄、身心虐待、歧視、傷害、違法限制使用者人身自由等行為，經查證屬實；行為違法或不當，其情節影響長照服務使用者權益重大，經查證屬實（機構設立標準第 9 條第 1 項)。

6.名稱使用、變更限制／廣告內容限制

長照機構由政府機關（構）設立者，應於長照機構前冠以該政府機關（構）之名稱；由民間設立者，應冠以私立二字（第 26 條第 1 項)。長照機構應於其場所，以明顯字體依前項規定標示其名稱，並應加註機構類別及其服務內容（第 26 條第 2 項)，以利民眾區辨。非長照機構，不得為長照服務之廣告（第 29 條第 1 項)；違反者，處新臺幣 1 萬到 5 萬元罰鍰（第 51 條第 2 項)。長照機構之廣告，以下列事項為限：⑴長照機構名稱、設立日期、許可證明字號、地址、電話及交通路線。⑵長照機構負責人之姓名、學歷及經歷。⑶長照人員之專門職業及技術人員證書或本法所定之證明文件字號。⑷服務提供方式及服務時間。……⑹主管機關核定之收費標準等（第 29 條第 2 項)。

7.長照特約單位／為長照人員投保

長照法 2021 年 6 月 9 日修正公布增訂第 32 條之 1 規定：提供第 10 條至第 13 條規定之長照服務者，得與直轄市、縣（市）主管機關簽約為長照特約單位；長照特約單位之申請資格、程序、審查基準、特約年限、續約條件、不予特約之條件、違約之處理及其他相關事項之辦法，由中央主管機關定之。並增訂第 32 條之 2 規定：長照特約單位應為所僱長照人員，依勞工保險條例、勞工職業災害保險及保護法、就業保險法、全民健康保險法及勞工退休金條例規定，辦理參加相關保險，並按月提繳退休金（第 32 條之 2 第 1 項)。

8.訂定醫療服務契約／收費規定／保存紀錄

機構住宿式服務類之長照機構，應與能及時接受轉介或提供必要醫療服務之醫療機構訂定醫療服務契約（第 33 條)。長照機構收取費用，應開給載明收費項目及金額之收據（第 1 項)。長照機構不得違反前條收費規定，超額或擅立項目收費（第 36 條第 2 項)。長照機構應將其設立許可證明、收費、服務項目及主管機關所設之陳情管道等資訊，揭示於機構內明顯處所（第 37 條)。

長照機構應督導其所屬登錄之長照人員，就其提供之長照服務有關事項製作紀錄（第 38 條第 1 項）。前項紀錄有關醫事照護部分，除依醫事法令之規定保存外，應由該長照機構至少保存 7 年（第 38 條第 2 項）。

㈤接受長期照顧服務者權益保障

1. 投保公共意外責任險／轉介、安置

機構住宿式服務類之長照機構，應投保公共意外責任險，確保長照服務使用者之生命安全（第 34 條第 1 項）；應投保之保險範圍及金額，由中央主管機關會商目的事業主管機關定之（第 34 條第 2 項）。長照機構歇業或停業時，對長照服務使用者應予以適當之轉介或安置；無法轉介或安置時，由主管機關協助轉介安置，長照機構應予配合（第 41 條第 1 項）。

2. 書面契約／隱私權保護／侵權行為之禁止

長照機構於提供長照服務時，應與長照服務使用者、家屬或支付費用者簽訂書面契約（第 42 條第 1 項）。未經長照服務使用者之書面同意，不得對其進行錄影、錄音或攝影，並不得報導或記載其姓名、足資辨別身分之資訊；……（第 43 條第 1 項）。長照機構於維護長照服務使用者安全之必要範圍內，得設置監看設備，不受前項之限制，並應告知長照服務使用者、其法定代理人或主要照顧之最近親屬（第 43 條第 2 項）。長照機構及其人員應對長照服務使用者予以適當之照顧與保護，不得有遺棄、身心虐待、歧視、傷害、違法限制其人身自由或其他侵害其權益之情事（第 44 條）。

㈥爭議處理會

長照機構「因管理之明顯疏失，情節重大，致接受長照服務者傷亡」或「所屬之長照人員提供長照服務，違反本法規定，且情節重大，並可歸責於該機構」，廢止其設立許可時，「情節之認定，應由主管機關召開爭議處理會調查，並應給予受調查者陳述意見之機會；爭議處理會之組成，由中央主管機關定之。」（第 59 條第 2 項）以符正當法律程序。長照法施行細則第 11 條

至第 14 條，則規範爭議處理會之組成、任期、爭議處理會委員會議之議事規定，以及守密與迴避事宜。

三、長照 2.0 新作為

長照 1.0 服務對象以失能者為主，為照顧更多有長照需求的民眾，縮減長者失能的時間，整合後端醫療需求，衛福部積極規劃長照十年 2.0 計畫（2017～2026 年），以長照十年計畫 (1.0) 為基礎，延伸長照服務體系及服務主體，以整合方式提供預防與延緩失能照護方案；延伸出院準備計畫，轉銜在宅醫療與居家安寧服務。長照 2.0 擴大服務對象、擴增服務項目、發展創新服務，整合醫療長照和預防保健資源；優化社區初級預防功能。

相關推動內容：擴大服務對象及項目方面：長照 1.0 主要照顧因老化而失能之服務對象，長照 2.0 為照顧更多有長照需求的民眾，服務對象從 4 類擴大成 8 類，服務人數預估自 51.1 萬人增至將近 73.8 萬人❺（如圖 23–1）。

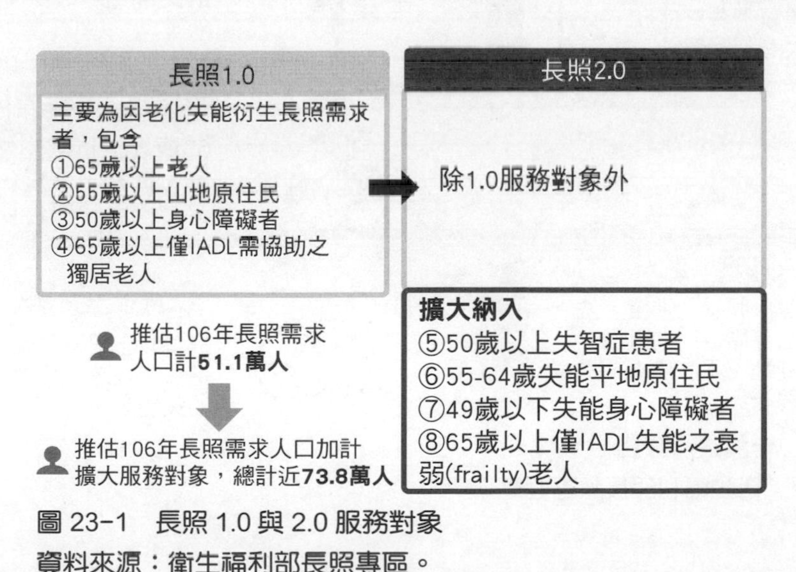

圖 23–1　長照 1.0 與 2.0 服務對象

資料來源：衛生福利部長照專區。

❺ 簡慧娟，〈長照 2.0 新作為前瞻、創新、整合——老人社區照顧政策〉，《國土及公共治理季刊》，第 5 卷第 3 期，2017 年 9 月，第 114–121 頁。

在服務項目方面，除繼續推動長照 1.0 所提供之照顧服務（居家服務、日間照顧及家庭托顧）、交通接送、餐飲服務、輔具購買、租借及居家無障礙環境改善、居家護理、居家及社區復健、喘息服務、長期照顧機構服務等多項服務外；另擴增 9 項服務，包括：失智症照顧服務、小規模多機能服務、家庭照顧者支持服務據點、社區預防性照顧、預防或延緩失能之服務、銜接出院準備服務、居家醫療，推動社區整體照顧服務體系、原住民族地區社區整合型服務等項目，以提供失能、失智症者整體之長照服務❻（如圖 23-2～8）。

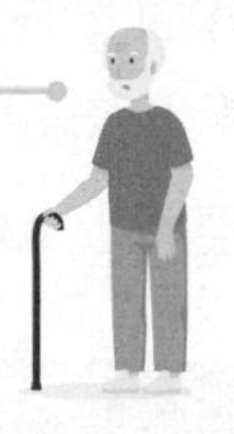

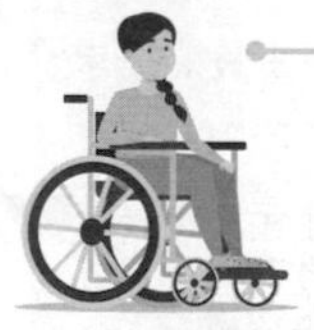

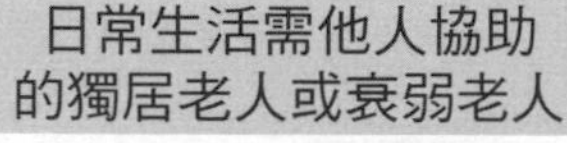

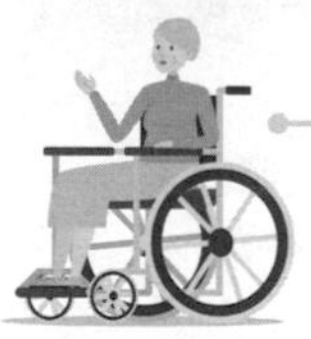

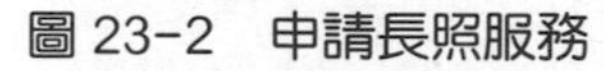
圖 23-2　申請長照服務
資料來源：衛生福利部長照專區❼。

❻ 簡慧娟，同上註，第 115–116 頁。

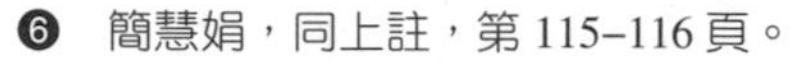
❼ 〈衛生福利部長照專區〉，衛生福利部，https://1966.gov.tw/LTC/cp-4495-48857-201.html（2021 年 7 月 28 日瀏覽）。

使用服務需要付費嗎？怎麼計算？

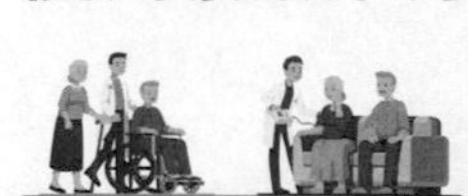

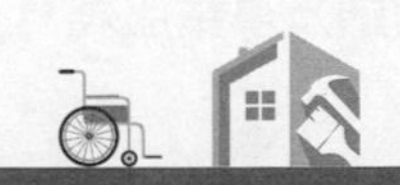

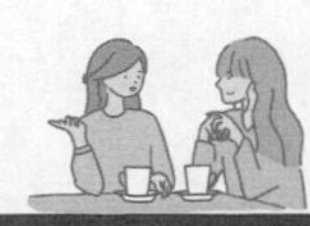

照顧及專業服務	交通接送服務	輔具及居家無障礙環境改善服務	喘息服務
依失能等級每月給付	依失能等級與城鄉距離每月給付	每3年給付	依失能等級每年給付
10,020-36,180元	1,680-2,400元	40,000元	32,340-48,510元
一般戶: 給付額度x 部分負擔比率 16% **中低收入戶:** 給付額度x 部分負擔比率 5%	**依距離遠近計算** **一般戶:** 給付額度x 部分負擔比率 21%~30% **中低收入戶:** 給付額度x 部分負擔比率 7%~10%	**一般戶:** 給付額度x 部分負擔比率 30% **中低收入戶:** 給付額度x 部分負擔比率 10%	**一般戶:** 給付額度x 部分負擔比率 16% **中低收入戶:** 給付額度x 部分負擔比率 5%

*請注意！長照住宿式機構服務使用者不能申請這四類長照服務　　*低收入戶由政府全額補助，免部分負擔

圖 23-3　使用長照服務

資料來源：衛生福利部長照專區。

109年12月1日起放寬
聘請外籍看護工家庭使用喘息服務對象條件

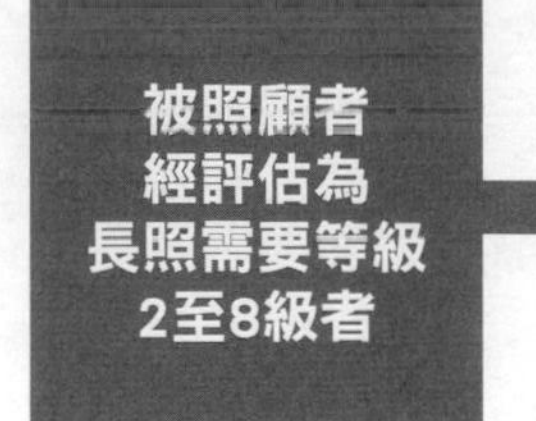

外籍看護工休假或因故請假
即可申請喘息服務！

這樣我就不擔心我家瑪莉
不在時，沒人照顧我了！

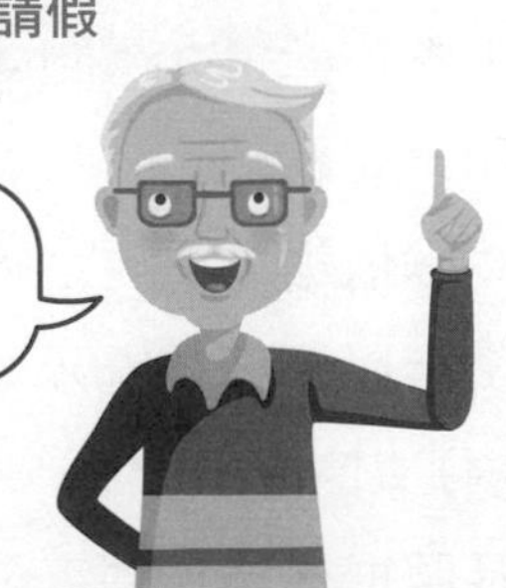

圖 23-4　長照喘息服務

資料來源：衛生福利部長照專區。

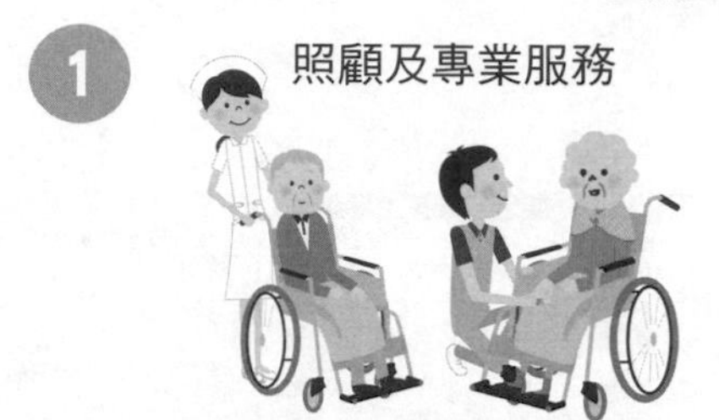

圖 23-5　長照四包服務-1
資料來源：衛生福利部長照專區。

2
交通接送服務
協助往返醫療院所就醫或復健

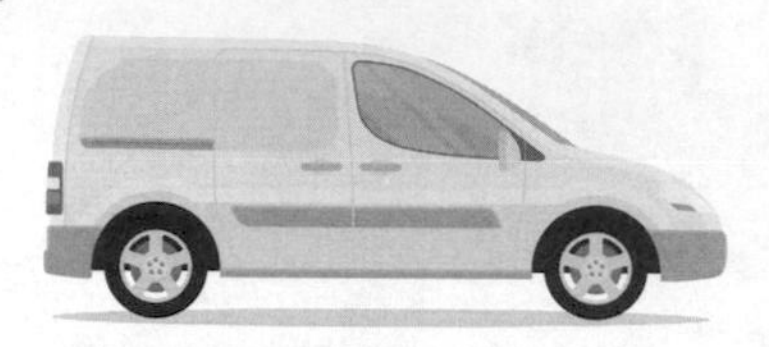

圖 23-6　長照四包服務-2
資料來源：衛生福利部長照專區。

3
輔具與居家無障礙環境改善服務

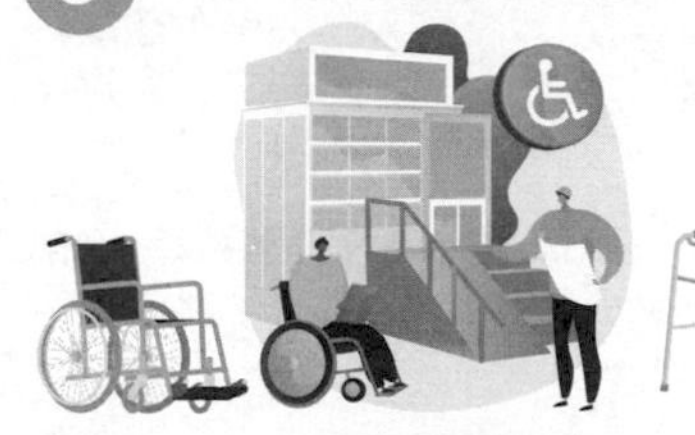

圖 23-7　長照四包服務-3
資料來源：衛生福利部長照專區。

4
喘息服務
提供家庭照顧者獲得休息時間

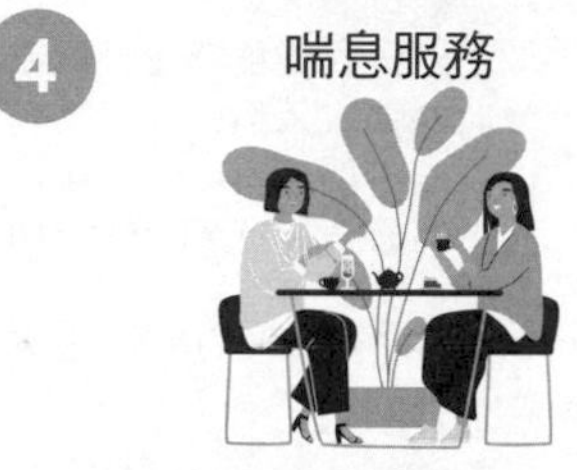

圖 23-8　長照四包服務-4
資料來源：衛生福利部長照專區。

四、罰　則

1.長照機構違反第 44 條侵權行為

⑴處新臺幣 6 萬到 30 萬元罰鍰，並公布其名稱及負責人姓名（第 47 條第 1 項第 4 款）。

⑵除依第 1 項規定處罰外，並**限期令其改善；**屆期未改善者，處 1 個月以上 1 年以下停業處分，**停業期滿仍未改善者，得廢止其設立許可**（第 47 條第 3 項）。情節重大者，得逕行廢止其設立許可（第 47 條第 4 項）。

長照機構經直轄市、縣（市）主管機關撤銷或廢止其設立許可時，應繳回設立許可證書；未繳回者，直轄市、縣（市）主管機關應逕予註銷之。長照機構歇業或受撤銷、**廢止設立許可處分者，應將其招牌拆除**（長期照顧服務機構設立許可及管理辦法第 28 條）。

2. 未經許可設立為長照機構

⑴有下列情形之一者，處其負責人新臺幣 6 萬到 30 萬元罰鍰及公布其名稱、負責人姓名，並得按次處罰：違反第 23 條許可設立規定，提供長照服務；違反第 39 條之 1 第 1 項規定，規避、妨礙或拒絕主管機關查核；違反第 39 條之 1 第 3 項規定，**未配合主管機關辦理轉介或安置**（第 47 條之 1 第 1 項）。

⑵對其服務對象有遺棄、身心虐待、歧視、傷害、違法限制其人身自由或其他侵害其權益之情事：處其負責人新臺幣 10 萬到 50 萬元罰鍰及公布其名稱、負責人姓名，並得按次處罰（第 47 條之 1 第 2 項）。

⑶有前項情事致服務對象死亡者：處其負責人新臺幣 20 萬到 100 萬元罰鍰及公布其名稱、負責人姓名。

3. 擅自減免部分負擔／違反收費規定

長照特約單位違反第 8 條之 1 第 3 項規定者，處新臺幣 3 萬到 15 萬元罰鍰，並限期令其追收擅自減免之費用（第 49 條第 1 項）。

長照機構違反第 36 條第 1 項之規定者，應限期令其改善；屆期未改善者，處新臺幣 6 千 3 萬元罰鍰（第 55 條）。違反第 36 條第 2 項規定者，處新臺幣 3 萬到 15 萬元罰鍰，並限期令其將超收或擅自收取之費用退還（第 49 條第 2 項）。

4. 違反加保義務

長照特約單位違反第 32 條之 2 規定者，未依法為所僱長照人員加保各類保險，依違反各該法律規定處罰，經處罰仍未依規定辦理者，得停止派案；情節重大者，並得終止特約（第 48 條之 1）。

5. 僱用未受訓個人看護

長照機構僱用未接受長照法第 64 條第 1 項規定訓練之個人看護者，處新臺幣 3 千到 1 萬 5 千元罰鍰（第 57 條）。

6. 違反隱私保護規定

長照機構違反第 43 條第 1 項隱私保護規定者，處新臺幣 6 千到 3 萬元罰鍰，並限期令其改善；屆期未改善且情節重大者，處 1 個月以上 1 年以下停業處分（第 54 條第 1 項）。

7. 明顯管理疏失致傷亡

長照機構有下列情形之一者，**得廢止其設立許可：因管理之明顯疏失，情節重大，致接受長照服務者傷亡；**所屬之長照人員提供長照服務，違反本法規定，且情節重大，並可歸責於該機構；受停業處分而不停業（第 59 條第 1 項）。

五、相關法律：長期照顧服務機構法人條例

長期照顧服務機構法人條例於 2018 年 1 月 31 制定公布全文 47 條;並自公布日施行。本條例係依據長期照顧服務法第 22 條第 1 項及第 4 項之授權制定，**以「規範長期照顧服務機構法人之設立、組織及管理」為立法目的**（第 1 條）。所稱主管機關，「在中央為衛生福利部；在直轄市為直轄市政府；在縣（市）為縣（市）政府」（第 2 條）；所稱「長期照顧服務機構法人（以下稱長照機構法人）」，「指提供機構住宿式服務，並依本條例設立之長照機構財團法人及長照機構社團法人（第 3 條）」。長照機構法人所設立之長照機構，始得提供機構住宿式服務。但法律另有規定者，不在此限（第 5 條）；長照機構法人經主管機關許可，除設立長照機構外，並得設立社會福利機構或提供經中央主管機關公告之服務 （第 6 條），以利長照未來資源分布及多元性發展。

長照機構法人所設立之機構，其相互間之財務及會計帳務應獨立（第 9 條）；長照機構法人應設董事會，置董事長一人，並以董事長為其代表人（第 10 條第 1 項）。為確保長照機構法人財務及經營之穩定性，第 16 條爰限制風險較高之投資行為；**長照機構法人之財產，應以法人名義登記或儲存**（第 17 條第 1 項），並規定「**長照機構法人不得為保證人**（第 18 條第 1 項）。長照機構法人之資金，不得貸予任何人，亦不得以其資產為任何人提供擔保（第 18 條第 2 項）」。長照機構法人違反第 18 條第 1 項規定為保證人者，由主管機關

處新臺幣 10 萬到 50 萬元罰鍰，並限期令其改善；屆期未改善者，得按次處罰。其所為之保證，並由行為人自負保證責任（第 37 條第 1 項）。

依本條例設立之長照機構法人，始得使用長照機構法人或類似之名稱。長照機構法人名稱，不得使用與他長照機構法人相同或易於使人誤認與政府機關、其他公益團體有關之名稱（第 21 條第 1 項到 2 項）。違反第 21 條長照機構法人名稱使用規定者，由主管機關處新臺幣 2 萬到 10 萬元罰鍰，並限期令其改善；屆期未改善者，並得按次處罰（第 40 條）。

長照機構法人辦理不善、違反法令或設立許可條件者，主管機關得視其情節予以糾正、限期整頓改善、停止其全部或一部之業務或廢止其許可（第 22 條第 1 項）。長照機構財團法人應提撥其前一會計年度收支結餘之 10% 以上，辦理有關研究發展、長照宣導教育、社會福利；另應提撥 10% 以上辦理提升員工薪資待遇及人才培訓（第 28 條第 1 項）。

六、長期照顧的倫理探討

㈠健康專業人員倫理困境日趨複雜

護理之家存在許多倫理問題，包括：臨終照護的決策、約束的使用與資源的缺乏。研究發現，91% 的護理之家工作人員，將倫理問題描述為「負擔」；90% 的人在日常工作中遇到倫理問題。護理之家工作人員的三大倫理挑戰：**資源不足 (79%)、臨終問題 (39%) 和強迫 (33%)**。

為改善系統的倫理工作，大多數員工建議進行倫理教育 (86%)，以及有倫理討論的時間 (82%)。為了在護理之家中建立一種照護文化，必須更加關注日常倫理問題，並在日常會議與討論中，納入倫理規範❽。隨著知識和技術的發展，健康專業人員面臨的倫理困境變得越來越複雜，出現有關「生活品質」、「誰有權做出生死決定」的問題。健康專業人員在長期照顧領域中，

❽ Bollig, G., Schmidt, G., Rosland, J. H. (2015). Ethical challenges in nursing homes－Staff's opinions and experiences with systematic ethics meetings with participation of residents' relatives. *Scandinavian Journal of Caring Science*. https://doi.org/10.1111/scs.12213.

為老人、病人或其家屬提供服務，缺乏資源與臨終問題，是倫理上的挑戰，工作人員因而希望系統地進行倫理探討，以幫助在機構住民的決策中達成共識，應儘可能鼓勵居民參與居民倫理會議❾。

㈡解決長期照顧機構倫理困境步驟

在醫學倫理學中，依尊重自主權、善意、不傷害 (nonmaleficence) 與正義的原則，討論疑難案件已變得很普遍，此些倫理觀念或原則，提供適當臨床行為的準則❿。許多認知障礙者及其家屬服務的機構，有跨科照顧等倫理困境：從**日常的緊張關係**（例如，機構對個人選擇的限制與隱私權），**到生死攸關的醫療決定的衝突，包括：知情同意、保密、隱私、利益衝突與倡導等倫理問題**。

解決長期照顧機構倫理困境的步驟略以：釐清倫理問題；闡明相關利益相關者的情況、價值與目標；釐清與能力相關的決策權及相關政策；進行介入以促進對倫理上合理選擇的考慮；評估困境的解決方案。美國 1987 年「護理之家改革法案」明確規定，護理之家必須保護和促進住民的權利。受保護權利的例子包括受到尊重、參加活動、不受歧視、不受虐待與忽視、獲得適當醫療照護以及獲得社會服務的權利。

㈢住民對住民侵犯人權之倫理挑戰

住民之間相互侵犯、對抗的行為出現，包括同儕欺凌：打、踢、捏、使用下流的話語、不想要的親密接觸。同儕欺凌是住民間侵犯的一種特殊形式，是一種「涉及權力或力量失衡的故意、重複性侵犯行為」，以及針對特定個人或一群人「持續性的負面人際行為」經驗。老人之間的同儕霸凌，通常不涉

---

❾ Wilson, C. C., Netting, F. E. (1986). Ethical issues in long-term care for the elderly. *Health Values*. 10 (4): 3–12. PMID: 10311576.

❿ Kuczewski, M. G. (1999). Ethics in long-term care. Are the principles different? *Theor Med Bioeth*. 20 (1): 15–29. doi: 10.1023/a:1009967723214.

及身體的侵犯，最常見的受害類型是「關係的侵犯」，如：閒聊、喊名字、排斥在外與迴避，乃導致阻礙同儕關係及社會聯結形成的非身體攻擊。

身體的侵犯 (Physical Aggression) 與關係侵犯 (Relational Aggression)，對於被侵犯者帶來負面影響，如社會孤立、焦慮、現有的心理健康狀況的惡化；身體侵犯也會造成身體傷害，如：骨折、功能下降、憂鬱、焦慮與創傷後壓力障礙。然侵犯者也會遭受負面後果，可能無法生活在自己選擇的設施中而被送往精神病院，或需接受高劑量的精神藥物，致產生過度鎮靜的有害副作用。護理之家也有責任保護侵犯者的權利，故從侵犯者和被侵犯者的角度平衡人權，會導致倫理挑戰⓫。現實存在的難題，就是要找出觸發侵犯行為的因素，並不容易；即使確定觸發因素，可能需要進行嘗試與錯誤過程，始能發現哪些介入措施，可以有效地防止行為再次發生。

㈣面對失智症患者之倫理

長期照顧機構當中，特別是失智症照護機構的工作人員，每天都會面臨艱難的倫理決定，照顧者必須考慮患者的保密性、藥物濫用的可能性等利弊，權衡其需求。倘若患者無法表達自己的意願，則指定的決策者必須介入並做出困難的決定；決策者必須拋棄自己的需求和欲望，並執行他們認為患有失智症的人會做的事情。

由於長期照顧本身具有「逆選擇」之特性，愈弱勢、失能者，愈需長期照顧服務，長期照顧服務市場的存在與發展，「公共資金」的投入，乃扮演關鍵因素。而「公共資金」的來源，如純以稅收支應，恐有「搭便車」及財源不穩之負面效果；若採社會保險制度，如何設計長期照顧保險法制，以達財務自給自足與永續經營，必需及早提出對策。

⓫ Kusmaul, N., Bern-Klug, M., Bonifas, R. (2017). Ethical Issues in Long-term Care: A Human Rights Perspective. *Journal of Human Rights and Social Work*. 2 (3): 1–12. DOI: 10.1007/s41134-017-0035-2.

想一想

1. 人口高齡化的趨勢下，長期照護的需求日益迫切，立法院三讀通過「長期照顧服務法」因應。何謂長期照顧？本法的立法目的、主管機關為何？中央主管機關為促進長照事業發展，應設置長照服務發展基金，該基金額度至少為新臺幣多少元？基金來源為何？（104 普考）
2. 依據「長期照顧服務法」第 9 條規定，長照服務依其提供之方式，可區分為哪五大類型？（104 高考）
3. 國內部分長照機構對長期照顧服務法第 22 條及第 62 條規範內容，陳情表達不同意見。試問上開條文內容為何？其立法精神與業界陳情之爭議焦點為何？（105 高考）
4. 請以我國長期照顧服務法之規範，比較社區式與機構住宿式長照服務項目之差異？（106 高考）
5. 請列舉與長期照顧相關的法案為何？請舉出三種法案對應之主管單位以及轄下所屬的長照機構類型如何？（108 普考衛生行政）
6. 依據衛生福利部現階段的施政目標，請說明在健全福利服務體系，優先照顧弱勢族群方面的重要策略。（109 高考）
7. 長照機構於發生何種事由時，主管機關得廢止其設立許可？請逐一詳述之。（105 普考）

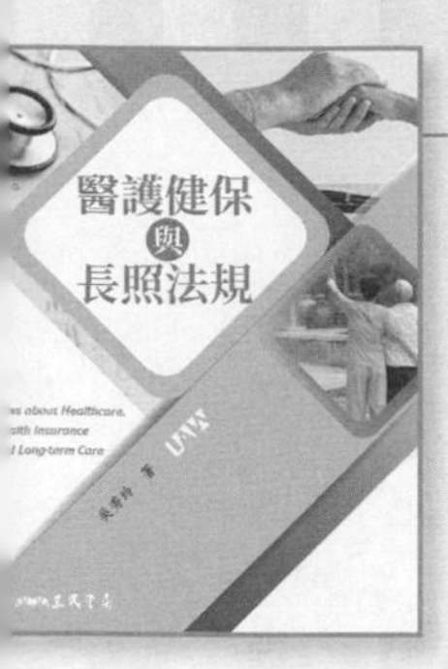

醫護健保與長照法規

吳秀玲／著

本書針對醫事人員的專業法規、醫療與護理機構的法規範、健保和長照的法律問題、傳染病和愛滋防治，以及器官移植、安寧緩和醫療和醫療爭議議題，加以介紹分析。本書側重於前開醫護健保長照管制法規、實務運作之論述，並檢討現行法規之缺失、提出修法建議，以維護民眾醫療權益。

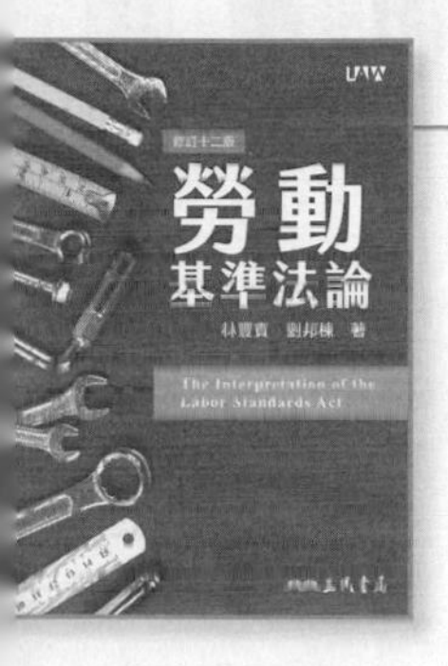

勞動基準法論

林豐賓、劉邦棟／著

勞動基準法從工資、休假到退休，處處規範民眾的勞資關係，就單一法律而言，與民眾如此切身，影響如此普遍且深遠的，目前還沒有其他可比擬。本書作者長期服務於公職及學界，以其法律專業素養和豐富的勞工行政經歷，兼顧法理與實務撰寫本書。希望能讓有心鑽研這部實用法者，不論是為準備考試、實務運用或學科研習，都可從中獲益，收事半功倍之效。

國家圖書館出版品預行編目資料

公共衛生法規與倫理／吳秀玲,許君強著.——初版一刷.——臺北市：三民，2021
面； 公分

ISBN 978-957-14-7290-4（平裝）
1.公共衛生 2.衛生法規

412 110014637

公共衛生法規與倫理

作　　者｜吳秀玲　許君強
責任編輯｜李律衡
美術編輯｜江佳炘

發 行 人｜劉振強
出 版 者｜三民書局股份有限公司
地　　址｜臺北市復興北路 386 號 (復北門市)
　　　　　臺北市重慶南路一段 61 號 (重南門市)
電　　話｜(02)25006600
網　　址｜三民網路書店 https://www.sanmin.com.tw

出版日期｜初版一刷 2021 年 10 月
書籍編號｜S586520
I S B N｜978-957-14-7290-4